影像鉴别诊断一目了然系列

超声
鉴别诊断一点通

刘艳君　马春燕　主编

化学工业出版社
·北京·

图书在版编目（CIP）数据

超声鉴别诊断一点通 / 刘艳君，马春燕主编 .
北京 ：化学工业出版社，2025. 2. -- （影像鉴别诊断一
目了然系列）. -- ISBN 978-7-122-47000-3

Ⅰ . R445.1

中国国家版本馆 CIP 数据核字第 2025WL5029 号

责任编辑：赵玉欣　王新辉　　　　　　装帧设计：关　飞
责任校对：李雨晴

出版发行：化学工业出版社
　　　　　（北京市东城区青年湖南街 13 号　邮政编码 100011）
印　　装：河北尚唐印刷包装有限公司
787mm×1092mm　1/16　印张 20½　字数 518 千字
2025 年 5 月北京第 1 版第 1 次印刷

购书咨询：010-64518888　　　　　　　售后服务：010-64518899
网　　址：http://www.cip.com.cn
凡购买本书，如有缺损质量问题，本社销售中心负责调换。

定　　价：128.00 元　　　　　　　　　版权所有　违者必究

编写人员名单

顾　　问　王学梅

主　　编　刘艳君　马春燕

副 主 编　李　响　汪惠鹏　李　潭

编　　者　（按姓名拼音排序）

白　洋　卞东林　陈　昕　程慧芳　程艳彬

方　毅　郭　洁　韩　舒　韩　杨　黄　崑

黄琨博　计子瑶　康　姝　李　珺　李　楠

李　平　李诗文　李　潭　李　响　李杏哲

李雨萌　刘皇亮　刘　文　刘艳君　娄　喆

马春燕　邱　悦　桑　亮　宛伟娜　汪惠鹏

王　静　王晓冰　王学梅　王　盈　王永槐

杨加敏　杨　茹　张立敏　张义侠　张云飞

赵　磊　赵文静

编写秘书　计子瑶　李杏哲　王　静　王俊力　朱　晴

前言 >>>

　　《超声鉴别诊断一点通》是"影像鉴别诊断一目了然系列"的一个分册，沿袭丛书统一的写作风格：从疾病的相似好发部位、病变特点和超声表现出发，将各种需要考虑的常见疾病及部分少见病、罕见病以表格形式分别列出，并将超声诊断和鉴别诊断要点逐一加以介绍，针对超声医学专业学生、规培医生和年轻医生们在临床实践中经常面临的难题，如缺乏检查思路、图像切面扫查不全，以及面对不同疾病出现相似的超声表现不知该如何考虑诊断和培养临床思维，我们着重应用典型病例的超声图像展示病变特点，并加入必要的鉴别诊断重点切面图像、其他影像及标本图像，以期体现《超声鉴别诊断一点通》的主旨思想。

　　全书共 18 章，按照系统分布，涵盖了超声基础，以及心脏、血管、腹部、妇科、浅表器官疾病等，以及介入性超声及超声新技术，并配有大量典型超声图像。

　　本书是编者们多年临床实践的总结和凝练，言简意赅，图文并茂，适合影像医学专业、超声医学专业从业人员作为案头参考，也可作为临床医师了解超声特点、掌握超声鉴别诊断的参考书。

　　感谢参与编写的全体成员的辛苦付出。

　　由于编者学识所限，文中难免存在疏漏之处，敬请读者朋友们批评指正。

编者

2024 年 12 月

目录 >>>

第 3 章　血管疾病的鉴别诊断   **67**

第1章

超声诊断基础 »»»

1.1 诊断超声的物理特征

1.1.1 超声的定义

振动的传播称为波或波动。波分为电磁波和机械波两大类。

声波是声源产生的振动通过弹性介质传播的一种机械波。当声波传入人的耳内并引起鼓膜振动时，人就能感觉到声音。声波的频率单位为赫兹（Hz），即每秒钟振动 1 次为 1Hz。声波频率的高低取决于声源的振动频率。人的听觉感受范围为 20～20000Hz。

超声波是频率大于 20000Hz，超过人耳听觉感受范围的高频率振动。诊断用超声频率为 1～20MHz（$1MHz=10^6Hz$），最常用的是 3～10MHz，目前经血管内导管式探头的频率已达 80MHz。

1.1.2 超声的物理参数

1.1.2.1 波长、声速、频率、周期

在一个振动周期内波动传播的距离称为波长。传播超声波的媒介物质称作介质；声速指声波在介质中单位时间内传播的距离，单位是米／秒（m/s）或毫米／微秒（mm/μs）。频率为质点在单位时间内振动的次数。周期是声波向传播方向移动一个波长所需的时间。波长（λ）、声速（c）、频率（f）三者的关系如下式。

$$\lambda = c/f \text{ 或 } c = f\lambda$$

在同一个介质中声速是固定的，因此频率与波长成反比，频率越高，波长越短。

1.1.2.2 声压、声强

超声波在介质中传播方向的垂直平面上，每单位面积所承受的压力称为声压（P）。

$$P = \rho c V$$

式中，ρ 为介质密度；c 为声速；V 为质点振动速度。

声强是单位时间内通过垂直于传播方向单位面积上的超声能量。声强（I）与声压（P）的平方成正比，与介质密度（ρ）和声速（c）的积成反比。

$$I = P^2/\rho c$$

声强的单位是瓦 / 米²（W/m²）。声强的物理意义亦即单位时间内在介质中传递的超声能量，与超声功率的定义不同。

1.1.2.3　声特性阻抗

超声波在介质中传播时受到介质密度与硬度的影响，物理学上称为声特性阻抗。相同频率的超声波在不同介质中传播，声速不同。不同介质有不同的声特性阻抗，反映该介质的声学特性。其关系如下式：

$$Z = \rho c$$

式中，Z 为声特性阻抗，单位是瑞利 [kg/(m²·s)]；c 为声速，单位为米 / 秒（m/s）；ρ 为介质密度，单位是千克 / 米³（kg/m³）。

人体正常组织的密度、声速和声特性阻抗见表 1-1-1。

表 1-1-1　人体正常组织的密度、声速和声特性阻抗

介质名称	密度 /(g/cm³)	声速 /(m/s)	声特性阻抗 /[1×10⁶kg/(m²·s)]
空气（22℃）	0.00118	344	0.0004
水（37℃）	0.9934	1523	1.513
血液	1.055	1570	1.656
脑脊液	1.000	1522	1.522
羊水	1.013	1474	1.493
肝脏	1.050	1570	1.648
肾脏	1.038	1561	1.62
肌肉	1.074	1568	1.684
人体软组织（平均值）	1.016	1500	1.590
脂肪	0.955	1476	1.410
颅骨	1.658	3360	5.570

1.1.3　超声的传播特点

1.1.3.1　反射、透射

超声在传播过程中，入射至两种声特性阻抗不同的介质分界面时，传播方向发生改变，一部分能量返回第一界面，称为反射；另一部分能量穿过界面进入深层介质，称为透射。界面两侧的声特性阻抗差越大，反射的能量越大。大界面的反射服从光反射定律，即入射声束和反射声束在同一平面上、入射声束与反射声束在法线两侧、入射角与反射角相等。

1.1.3.2　折射

由于人体各种组织、脏器中的声速不同，声束在透过组织界面时，声束前进方向发生改

变，称为折射。折射效应可使测量及超声导向准确性两个方面产生误差。

1.1.3.3　散射、绕射

超声波在传播过程中，遇到小于波长的微粒时，经相互作用后，大部分能量继续向前传播，小部分能量激发微粒振动，向各个空间方向分散辐射，称为散射。

超声的散射无方向性，回声能量甚低，但散射回声来自脏器内部的细小结构，是形成脏器内部图像的声学基础之一。各型多普勒血流仪也是利用血液中红细胞在声场内散射体运动的多普勒效应，获得人体血流的多普勒频移信号。

1.1.3.4　声衰减

超声波在介质中传播时，入射的声能随着传播距离增加由强变弱的过程称为声衰减。衰减的形式可分为扩散衰减、散射衰减和吸收衰减。扩散衰减是指声束轴向周围扩散而引起的声能减小；散射衰减是指散射使入射超声能量中的一部分向各空间方向分散辐射；吸收衰减主要由介质的黏滞性在声场中的"内摩擦"、弹性迟滞、热传导和弛豫吸收等原因产生。

1.1.4　超声的分辨率

分辨率为超声诊断中极为重要的技术指标，根据基本分辨率（单一声束线上所测出的分辨两个细小目标的能力）分为三类。

（1）轴向分辨率　亦称纵向分辨率，是在声束传导的轴线上能够分辨的两点之间最小纵深距离。轴向分辨率的优劣影响靶标在深浅方向的精细度。通常 3～3.5MHz 探头的轴向分辨率在 1mm 左右。

（2）侧向分辨率　指在与声束轴线垂直的平面上，在探头长轴方向的分辨率。声束越细，侧向分辨率越高。在声束聚焦区，3～3.5MHz 探头的侧向分辨率应在 1.5～2mm。

（3）横向分辨率　又称厚度分辨率，指在与声束轴线垂直的平面上，在探头短轴方向的分辨率。实际上是探头在厚度方向上的声束宽度，它与探头的曲面聚焦及距换能器的距离有关。横向分辨率越高，图像上反映组织的断面情况越真实。

1.1.5　超声的生物效应与安全剂量

超声波是一种机械能，达到一定剂量的超声波在生物体内传播时，经一定的相互作用，可引起生物体的功能或结构发生变化，这便是超声的生物效应。引起损伤的机制分为机械机制和热机制。在高强度超声（40mW/cm^2）下，经 5min 照射，生物体即可出现组织空化现象，造成组织损伤或改变生物组织的性质。超声检查的安全性是由超声剂量和照射时间决定的，在人体组织中对超声敏感的有中枢神经系统、视网膜、视神经、生殖腺、早孕期胚芽及 3 个月内早孕胎儿颅脑、胎心等。对这些脏器进行超声检查，每一受检切面上的固定持续观察时间不应超过 1min，并应鼓励超声切面往复扫查，使进入某区组织的平均声能量下降。可允许相隔 2～3min 后再至先前感兴趣的切面固定观察，其持续观察时间仍不应超过 1min。对妊娠 6～8 周的孕妇进行超声时照射总时间宜在 5min 以内。正确控制超声功率及照射时间，安全是可以保障的。

1.2 超声多普勒技术

1.2.1 超声波的产生与接收

在现代超声诊断技术中，超声波的产生主要利用某些晶体的特殊物理性质——压电效应。当这类晶体受到外界压力或拉力时，晶体的两个表面出现电位差，机械能转变为电能。反之，当受到交变电场的作用时，晶体将出现机械性压缩和膨胀，电能转变为机械能。这种电能与机械能互相转变的物理现象，称为压电效应。具有压电效应的晶体称为压电晶体。

压电晶体是超声换能器（探头）的主要元件，将压电晶体装入各种形式的外壳，加上面材（阻抗匹配层）和背材（背衬阻尼层）引出电缆即为换能器。利用压电晶体的电能与机械能相互转变的性质，探头既可作为超声波的发生器，又可作为超声波的接收器。

1.2.2 超声诊断仪器类型

1.2.2.1 A型

A型为振幅调制型。单条声束在传播途中遇到各个界面所产生的一系列散射和反射回声，在示波屏时间轴上以振幅高低表达。A型超声诊断仪采用单声束取样分析法，不能形成直观图形。另外，示波屏上所显波形振幅因受非线性放大及显示压缩等影响，不与真正的回声振幅成正比关系（相差甚大），现极少应用。

1.2.2.2 B型

B型为辉度调制型。基本原理为将单条声束传播途径中遇到的各个界面所产生的一系列散射和反射回声，在示波屏时间轴上以光点的辉度表达。光点的亮度与回声反射的强度有关，即回声反射强度越大，光点越明亮，各条顺序声束线上的光点群依次分布构成二维超声断面图像。目前，常用的B型超声（B超）诊断仪均为实时扫查成像。

1.2.2.3 M型

M型为活动显示型。其原理为单声束取样获得界面回声，以辉度调制，水平方向代表时间，垂直方向代表深度，反映体内各层组织的一维空间结构。以往用于诊断心脏病及胎动、胎心心律测定。自从扇形扫查出现并发展完善后，M型超声已不常用。

1.2.2.4 脉冲多普勒

脉冲多普勒为临床广泛使用的超声诊断技术。脉冲多普勒血流仪发射和接收信号是由一块晶体完成的，仪器以一定频率间隔发射短脉冲超声波，每秒发射的短脉冲个数称脉冲重复频率（pulse repeat frequency，PRF），一般在5～10kHz。

脉冲多普勒技术所测流速值受到脉冲重复频率的限制。换能器在发出一组超声脉冲之后，要经过一定时间延迟后才能发出下一组超声脉冲。否则，将引起识别上的混乱。所以，每组发射的时间间隔必须足够长，亦即脉冲重复频率相应降低，这就限制了采样的最大深度。根据取样定理，脉冲重复频率必须大于多普勒频移（f_d）的2倍，才能显示频移的方向和大小，即$f_d < 1/2 PRF$。

所允许接收的最大频移值，即脉冲重复频率的1/2（1/2PRF），称为奈奎斯特极限，当多普勒频移超过这一极限时，就会出现大小和方向的伪差，称为频移失真。因而，在选择使用脉冲重复频率时，在考虑分辨率的同时，必须兼顾探测深度和血流速度。

1.2.2.5　连续多普勒

连续多普勒是将发射和接收超声的压电晶体并列安装在探头内，其中一个晶体片连续不断地发射声束，并用另一个晶体片同时接收反射和散射的多普勒回波。由于发射和接收都是持续的，所以被接收的回声能量比脉冲波大、灵敏度高。同时，因为没有时间间隔，所以声束所穿过的部位血流运动情况均可被接收，可以实时地检出任何部位的高速血流。

但是，连续多普勒没有距离分辨能力，所接收的是整个声束通道上多普勒回声的混合频谱，显示其中最高者，不能判断回声确切部位，在某种程度上限制了其临床应用。

目前，大部分仪器都把连续多普勒与脉冲多普勒组合在一起，两种功能兼而有之。在测量高速血流出现混叠时，可方便地转换到连续多普勒，既可检测高速血流，又可对其来源准确定位。

1.2.2.6　彩色多普勒血流显像

彩色多普勒血流显像（color Doppler flow imaging，CDFI）是在多点选通式多普勒技术的基础上发展起来的一种新型多普勒超声技术。现代彩色多普勒血流显像仪不仅集所有超声诊断功能于一身，而且能够显示空间血流信息并进行实时分析，进一步拓宽了超声诊断在临床的应用范围。

（1）原理　脉冲多普勒探测的只是一维声束上超声多普勒血流信息，它的频谱显示表示流经取样容积的血流速度变化。为了做到实时显示，必须保证足够的图像帧数，因此在彩色多普勒血流显像技术中采用了自相关技术，其主要优点是具有较高的数据处理速度，可在2ms的时间内，处理来自众多取样点的大量多普勒频移信号，迅速测出血流速度、血流方向和速度方差。这种高速的数据处理是实现彩色血流实时显像的必要条件。

（2）显示方法　用自相关技术处理后获取的资料，输入彩色编码器转换成彩色，以速度和加速度模式显示。采用国际照明委员会规定的彩色图，以红、绿、蓝三色作为基色，其他颜色则由三基色混合而成，包含以下内容。

① 血流方向：血流方向以颜色表示，朝向探头运动产生的正向多普勒频移常用红色，背离探头运动产生的负向多普勒频移常用蓝色。

② 血流速度：血流速度与红、蓝两种颜色的亮度成正比，流速越高色彩越亮，流速越低色彩越暗。

③ 血流性质：为了区别正常血流与异常血流，当速度方差超过仪器所规定的阈值时，掺和绿色显示，表明有湍流存在：速度方差值越大，绿色的亮度越大；反之，速度方差值越小，绿色的亮度就越小。绿色的混合比例与湍流程度成正比，正向湍流的颜色接近黄色（红＋绿），反向湍流的颜色接近青色（蓝＋绿）。高速湍流时则显示彩色镶嵌图形。

1.2.2.7　彩色多普勒能量显像

（1）原理　彩色多普勒能量显像（color Doppler energy imaging，CDEI）是以血流中红细胞的密度、散射强度为信息来源，以强度（振幅）的平方值表示其能量而得到能量曲线。根据相关技术计算，将多普勒能量频谱的总积分进行彩色编码，形成二维彩色血流图像叠加到二维灰阶图像上。其显示的参数与CDFI不同，不是速度和加速度，而是与流动红细胞数目多少相对应的能量信号，从另一角度描述了体内血流状态。

（2）特点　在CDEI中，彩色信号的色彩和亮度代表多普勒信号能量的大小，此能量大小与红细胞的数目有关，与CDFI相比具有以下特点。

① 相对不依赖 θ 角的变化，能量信号的显示不受探测角度因素的影响。

② 无彩色混叠和频移倒错。

③ 显示的彩色血流不依赖于流速、方向。

④ 血流显示的灵敏度较 CDFI 高 3 倍以上。

但是 CDEI 不显示血流方向及速度信息，这些资料数据的获取，必须转换到频移图像上观测。而且由于对低速血流灵敏度高，心脏搏动和呼吸运动对 CDEI 可造成闪烁伪像，在靠近心脏和肺的部位常难以获得清晰的图像。

1.2.2.8　三维超声成像

三维超声成像分为静态三维超声成像和动态三维超声成像，动态三维超声成像把时间因素加进去，用整体显像法重建感兴趣区域准确实时活动的三维图像（又称四维）。体元模型法是目前最为理想的动态三维超声成像技术，可对结构的所有组织信息进行重建。在体元模型法中，三维物体被划分成依次排列的小立方体，一个小立方体就是一个体元。一定数目的体元按相应的空间位置排列即可构成三维立体图像。

1.2.2.9　造影谐波成像

声波在人体传播时通常是由一组不同频谱成分的频率所组成。除基波（基频）外，还有频率为数倍于基波频率的谐波（谐频），诸如二次谐波、三次谐波。谐波中频率为基波 2 倍的振动波为二次谐波。二次谐波成像技术包括造影谐波成像和组织谐波成像。

造影谐波成像是向体内注入超声造影剂，造影剂中的微泡平均直径 2.5μm，可以通过肺循环进入人体组织。微泡在声场交替声压作用下，发生收缩和膨胀，产生机械性共振现象，呈现较强的超声非线性效应，使散射信号明显增强。这些信号中既有基波又有谐波，在谐波成像系统中，二次谐波被接受，基波被排斥，从而有效抑制不含造影剂的组织回声，提高信噪比，改善图像质量。

1.2.2.10　超声弹性成像

超声弹性成像是一种无创检测组织硬度的技术，能够反映组织的生物力学特性，有助于病变的早期发现和准确诊断。其基本原理是对组织施加激励，并监测由此引发的组织反应，依据对组织剪切形变和弹性回复力相关参数的检测进行生物力学特性的测量和显示。激励可以是静态/准静态的，也可以是动态的。静态/准静态激励是通过手法或振动器加压，或由于心跳、血管搏动、呼吸使组织变形。动态激励包括脉冲式振动和连续式振动，可以在体表以机械方式产生，或者利用声辐射力在体内产生。

根据所测的物理参数不同，超声弹性成像可以分为应变成像和剪切波成像。应变成像是通过分析组织应变或位移变化情况来估算组织的硬度，不能提供组织弹性模量的定量值。剪切波成像是基于剪切波速度的测量和成像方法，根据公式 $E = 3\rho c^2$ 计算出组织的杨氏模量值，其中 c 为剪切波速度，ρ 为组织密度，能够定量地反映组织的硬度，单位用 kPa 表示。

1.3　常见超声成像伪像

图像伪像为超声断面图像与其相应的解剖断面图像之间存在的差异，表现为声像图中回声信息特殊的增加、减少或失真。主要有以下几种。

1.3.1 多次反射

多次反射产生的伪差又称"多重反射""多重回声"。混响效应和振铃效应均属于多次反射。

（1）混响效应　当声束扫查体内平滑大界面时，部分反射回波不为探头所接受，而往返于探头表面与反射体之间。如此显示2次或3次逐渐减弱的图像，可在较大液性暗区的前壁下方隐约显示大界面上方重复、移位的图形。胆囊、膀胱、大囊肿可因混响效应影响对前壁的检查，而被误认为壁增厚、分泌物或肿瘤，还可能使某些前壁病变如胆囊隆起性病变、膀胱癌漏诊（图1-3-1）。

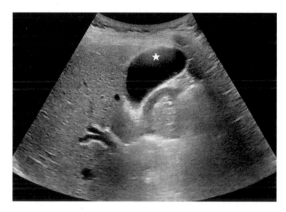

图1-3-1　混响效应

二维超声显示胆囊前壁受混响伪像影响显示不清（☆）

（2）振铃效应　在软组织与含气组织（肺、胃肠道等）交界处，界面前后声特性阻抗相差悬殊，声波近于全部反射，不能透入第二介质。此时声波在此界面与探头发射面之间往返振荡，形成有一定间距的多次反射，或为杂乱的强反射。超声扫查金属异物、金属避孕环时其后方尾随一串由宽变窄似彗星尾状的光亮回声，称振铃现象，也叫彗尾征，也可见于胆囊壁上的胆固醇结晶（图1-3-2）。

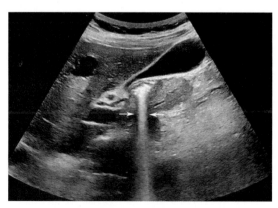

图1-3-2　振铃效应

二维超声显示十二指肠内气体后方可见振铃效应（➡）

（3）克服多次反射所产生的图像伪像的方法

①涂以充足的耦合剂，使探头与皮肤紧密接触。

②增加近区抑制，表浅部位可加用水囊或耦合块，尽量中区成像。

③适当加压并调整声束投射方向和角度。

1.3.2 侧壁失落效应

探测断面为环形物体时，因声束相对侧壁入射角过大，使反射声束偏离声源，反射回声不能接收而产生回声失落现象，致使两侧壁在声像图上不显示（图1-3-3）。

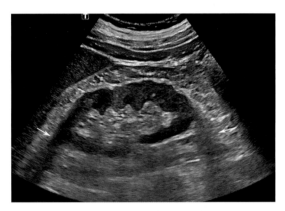

图1-3-3 侧壁失落效应

二维超声显示肾脏两侧可见侧壁失落效应（ ➡ ）

1.3.3 旁瓣效应

旁瓣效应即第一旁瓣成像重叠效应。主瓣一般处于声源中心，主瓣周围具有对称分布的小瓣（称旁瓣）。旁瓣声轴与主瓣声轴间形成大小不同的角度，主瓣在扫查成像时，旁瓣亦可同时成像，与主瓣图像重叠形成复杂的图像伪像。旁瓣伪差常在显示子宫、胆囊、膈等处时发生，声束遇到过高的反射体时可出现披纱征，如充盈膀胱暗区内或结石前缘狗耳状弧形线条、胆囊腔内结石披纱状回声等（图1-3-4），适当降低增益可使伪差减少。

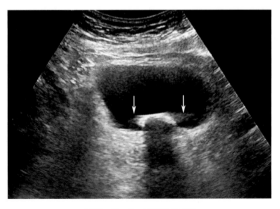

图1-3-4 旁瓣效应

二维超声显示膀胱结石两侧呈披纱征（ ➡ ）

1.3.4　镜像效应

镜像效应只在大而光滑的界面上产生，与光学镜像的产生原理相似，可见于膈附近。当声束遇到膈时，膈将声波反射到与之接近的肿块上，肿块的反射回声沿原路经过膈再次反射回探头，由探头接收成为虚像，显示镜面两侧距离相等、形态相似的声像图（图1-3-5）。

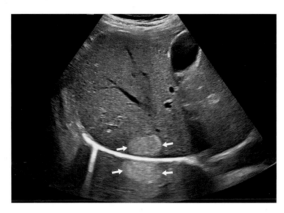

图1-3-5　镜像效应

自右肋缘下向上扫查右肝和膈时，声束遇到膈 - 肺界面产生镜面伪像，膈上出现对称性肝实质及肝血管瘤回声（➡）

1.3.5　声束厚度效应

声束厚度效应又称部分容积效应。超声断面所显示的图像是该断层容积中一定厚度范围内信息的叠加，其厚度等于探头声束的宽度。扫描声束越宽，断层容积中信息重叠现象越严重。

声束厚度效应可导致临床超声测量误差，也可能将器官外反射物误认为器官内病理改变，易将弧形或圆形薄壁误认为异常回声。正常腹部大血管、肝外胆管、肾盂和肝、肾小囊肿，因部分容积效应常可显示内部有细小光点，出现类似血栓、胆管炎、肾盂肾炎以及囊内出血、感染的图像伪像（图1-3-6）。超声引导穿刺时，位于靶标边缘的穿刺针可显示为已进入靶内的假象。在操作中做纵横相互垂直断面扫查，并侧动探头，改变声束方向，从不同角度观察对比，可以鉴别上述情况。

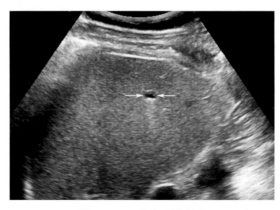

图1-3-6　声束厚度效应

二维超声显示肝的小囊肿内出现许多点状回声，来自小囊肿旁的肝实质（➡）

1.3.6 后壁增强效应

　　声束在传播过程中随深度的增加而不断衰减，图像显示由浅而深逐渐暗淡。为了使声像图深浅部位显示均匀，超声诊断仪均设有深度增益补偿（DGC）调节系统。在常规调节的DGC 系统中，断面中透声性好的结构或病变声衰减甚小的区域，与周围组织相比则补偿过大，成为过补偿区，其后壁亦因补偿过高而回声增强，称为后壁增强效应，但其后方须有足够的散射体存在方可显示。后壁增强效应见于充满液体的膀胱、囊肿、脓肿等，是鉴别囊性和实性肿物的标志之一（图 1-3-7）。

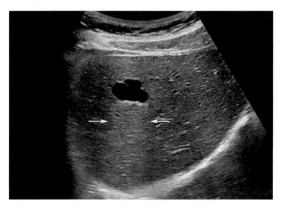

图1-3-7　后壁增强效应
二维超声显示肝囊肿后方回声增强（ ➡ ）

1.3.7 声影

　　声影是声束通过较大声衰减结构时，声能被大量吸收、回声急剧减弱所形成的，表现在强回声后方平直条状衰减暗区。见于高反射、高吸收系数的物体，如气体、骨骼、结石、钙化、瘢痕的后方（图 1-3-8）。

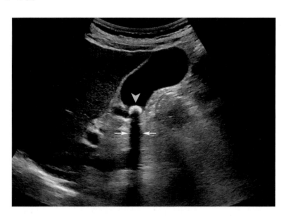

图1-3-8　声影
二维超声显示胆囊结石（ ▶ ）强回声伴后方声影（ ➡ ）

1.3.8 声速失真伪像

　　超声图像处理假设人体软组织中的声速为恒定的 1540m/s。在超声临床应用中，超声束可能会遇到各种组织，如空气、液体、脂肪、软组织和骨骼。不同组织声速并不一样，当声速以比假定的 1540m/s 慢得多或快得多的速度通过组织时，返回的声波将需要更长或更短的时间才能返回到探头。但是计算机仍然以假定的 1540m/s 速度计算，距离 = 速度 × 时间，速度不变，时间变长或变短，距离也就变长或变短，因此超声图像会显示组织向前或向后移位的假象，即声速失真伪像（图1-3-9）。

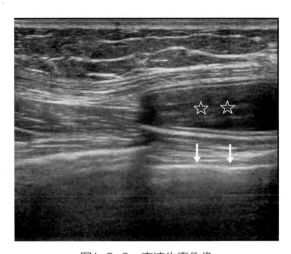

图1-3-9　声速失真伪像

二维超声显示超声波穿过乳房假体时（ ☆ ），声速变慢，后方的胸膜线向后移位（ → ）

（汪惠鹏　刘艳君）

第2章

心脏疾病的鉴别诊断 ▶▶▶

2.1　先天性心脏病的鉴别诊断

先天性心脏病（congenital heart disease，CHD）简称先心病，是指在胚胎发育过程中形成的、出生时即存在的多种类型心脏畸形病变。先心病所涉及的心血管解剖结构异常与血流动力学改变十分复杂，可为单一的异常，也可为多种异常同时存在。根据血流动力学及病理生理变化，先心病可分为发绀型和非发绀型，也可根据有无分流分为无分流型（如肺动脉狭窄、主动脉缩窄）、左至右分流型（如房间隔缺损、室间隔缺损、动脉导管未闭）和右至左分流型（如法洛四联症、大血管错位）。本节将具有相似病变或相似血流动力学改变的先心病进行整理归纳，以便更好地鉴别。

2.1.1　房间隔缺损的鉴别诊断

项目	继发孔型房间隔缺损（图2-1-1）	卵圆孔未闭（图2-1-2）	心内膜垫缺损（图2-1-3）	无顶冠状静脉窦综合征（图2-1-4）	完全型肺静脉异位连接（图2-1-5）	部分型肺静脉异位连接（图2-1-6）	下腔静脉血流（图2-1-7）
发病率	占所有先心病的10%～30%	人群发生率为20%～30%	占所有先心病的4%～5%	占所有先心病的0.01%	占所有先心病的1.5%～3%	占所有先心病的1.5%～3%	—
临床特点	通常于青年期之后出现活动后心悸、气短	通常无异常表现，部分患者出现不明原因卒中、头痛等	差异明显，完全型和严重的部分型1岁以内即出现心力衰竭	通常于青年期之后出现活动后心悸、气短	患者发育不良、易疲劳，多数在出生后1年内即出现症状	1～2支肺静脉异位连接常于青年期之后出现症状；3支肺静脉异位连接较早出现肺动脉高压和右心衰竭	无相关临床表现
二维超声	右心通常增大；房间隔连续性中断，中央型位于房间隔中部卵圆窝处，静脉窦型位于上、下腔静脉入口处；肺动脉通常增宽	心腔内径正常；经胸超声心动图敏感度低，经食管超声心动图往往可清晰显示房间隔卵圆窝的形态结构	部分型：右心增大；原发孔型房间隔缺损表现为房间隔下部十字交叉处连续中断，二尖瓣、三尖瓣环位置平齐；完全型：心内膜垫十字交叉结构消失，共同房室瓣	右心增大；冠状静脉窦顶部部分或完全缺如，冠状静脉窦口增宽；肺动脉增宽	右心增大，通常左心极小；4支肺静脉均未与左心房连接，左心房后方可见共同肺静脉干，汇入右心房、冠状静脉窦、体静脉，引流部位扩张；肺动脉增宽	右心增大；1～3支肺静脉未与左心房连接，汇入右心房、冠状静脉窦、体静脉，引流部位扩张；肺动脉增宽	各心腔内径正常，房间隔中部假性连续性中断

项目	继发孔型房间隔缺损（图2-1-1）	卵圆孔未闭（图2-1-2）	心内膜垫缺损（图2-1-3）	无顶冠状静脉窦综合征（图2-1-4）	完全型肺静脉异位连接（图2-1-5）	部分型肺静脉异位连接（图2-1-6）	下腔静脉血流（图2-1-7）
CDFI	缺损处收缩期至舒张期左向右分流	偶见斜行穿过房间隔少量左向右分流信号，结合右心声学造影有助于提高检出率	部分型：缺损处房水平左向右分流，可伴二尖瓣、三尖瓣反流。完全型：心房、心室水平左向右或双向分流，共同房室瓣反流	左心房血流经冠状静脉窦水平分流入右心房	显示共同肺静脉引流部位，确定有无引流口的狭窄；确定存在心房水平右向左分流及分流束宽度	可帮助显示肺静脉走行、引流部位，确定有无引流口狭窄	房间隔处显示假性过隔血流束，血流无汇聚，追查下腔静脉回流见其冲击房间隔后折返
频谱多普勒	房间隔分流频谱呈"三峰状"，肺动脉瓣口血流速度加快，伴或不伴肺动脉高压	一般不伴肺动脉高压	多伴肺动脉高压	伴或不伴肺动脉高压	多伴较明显的肺动脉高压	伴或不伴肺动脉高压	不伴肺动脉高压
备注	剑突下双心房切面有利于准确判断缺损位置	有时与继发孔型小房间隔缺损不易鉴别，可行经食管超声心动图检查	易与无顶冠状静脉窦综合征、肺静脉异位连接至冠状静脉窦混淆	注意与肺静脉异位连接相鉴别，后者左心房较小	4支肺静脉可引流入不同部位，应注意混合型的存在	可与房间隔缺损合并存在，尤其当房间隔缺损患者肺动脉高压与缺损大小不相符时应注意	—

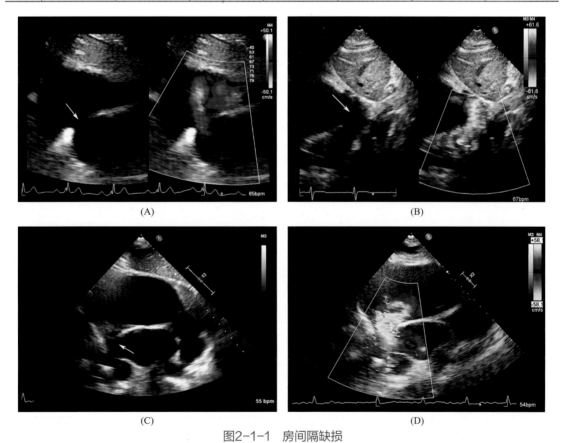

(A)　　　　　　　　　　　　　　　　　(B)

(C)　　　　　　　　　　　　　　　　　(D)

图2-1-1　房间隔缺损

（A）中央型：剑突下双心房切面显示缺损位于房间隔中部（→），CDFI显示左向右分流；（B）下腔静脉窦型：缺损位于下腔静脉入口处（→），CDFI显示左向右分流；（C）、（D）上腔静脉窦型：缺损位于上腔静脉入口处（→），CDFI显示左向右分流

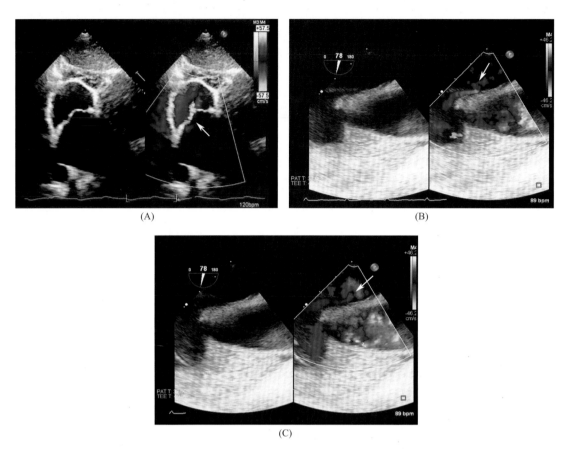

(A)

(B)

(C)

图2-1-2　卵圆孔未闭

（A）经胸超声心动图剑突下双心房切面显示房间隔中部斜行左向右分流束（——）；（B）、（C）经食管超声心动图显示卵圆孔未闭房水平双向、斜行分流束，B为左向右（——），C为右向左（——）

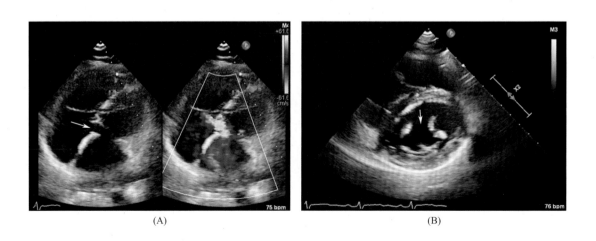

(A)

(B)

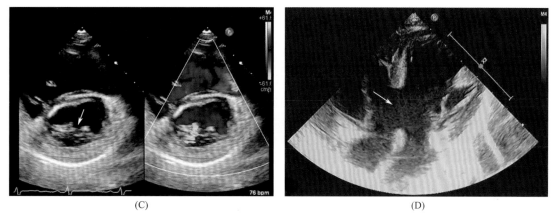

(C)   (D)

图2-1-3　心内膜垫缺损

（A）原发孔型房间隔缺损，胸骨旁四腔心切面见房间隔下部连续中断（➡），CDFI 显示缺损处左向右分流；（B）二尖瓣水平左室短轴切面显示舒张期二尖瓣前叶裂（➡）；（C）收缩期二尖瓣关闭时经裂缺处（➡）反流信号；（D）完全型心内膜垫缺损，心尖四腔心切面显示十字交叉消失（➡），一组共同房室瓣

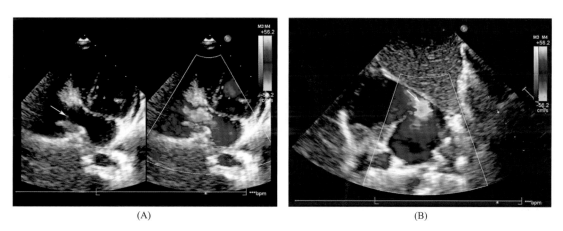

(A)   (B)

图2-1-4　无顶冠状静脉窦综合征

（A）冠状静脉窦长轴切面显示冠状静脉窦增宽（➡），左心房血流经冠状静脉窦分流入右心房；（B）剑突下双心房切面显示经冠状静脉窦口房水平左向右分流（➡）

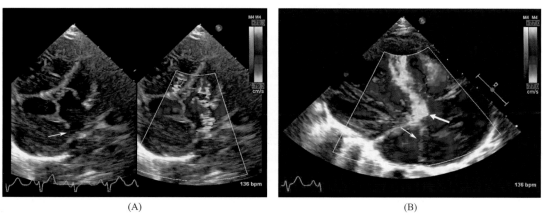

(A)   (B)

图2-1-5

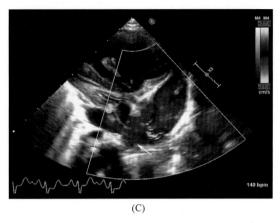

(C)

图2-1-5 完全型肺静脉异位连接

（A）心尖四腔心切面示右心显著增大，左心明显减小，房间隔连续中断（ → ），心房水平右向左分流；（B）右心室流入道切面显示冠状静脉窦增宽，汇入右心房口处血流速度略加快（ → ），三尖瓣前向血流速度加快（ ➡ ）；（C）追踪探查冠状静脉窦见共同肺静脉与其连接（ → ）

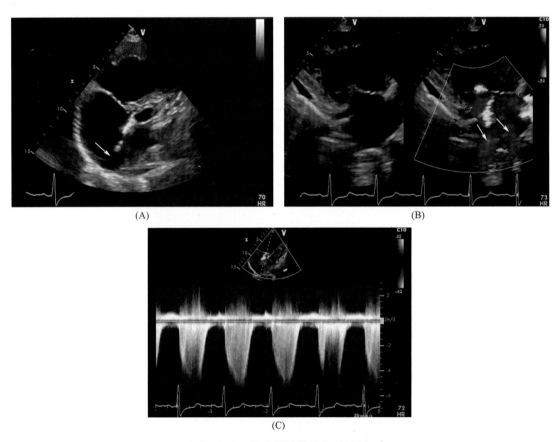

(A)　　　　　　　　　　　　　　(B)

(C)

图2-1-6 部分型肺静脉异位连接

（A）胸骨旁四腔心切面显示房间隔后上方连续中断（ → ）；（B）右室流入道切面显示2支肺静脉直接引流入右心房（ → ）；（C）三尖瓣反流频谱峰速度约4.6m/s，提示重度肺动脉高压

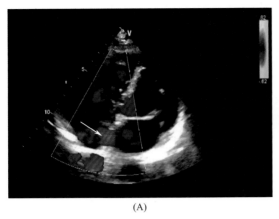
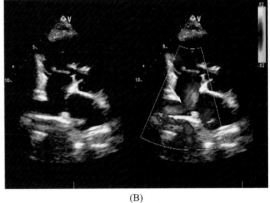

(A)　　　　　　　　　　　　　　　　　(B)

图2-1-7　下腔静脉血流

（A）胸骨旁四腔心切面 CDFI 显示房间隔中部假性过隔血流束（➡）;（B）追踪探查显示假性过隔血流束为下腔静脉回流冲击房间隔卵圆窝处折返所致（➡）

2.1.2　室间隔缺损的鉴别诊断

项目	室间隔缺损（图 2-1-8）	主动脉窦瘤破裂（图 2-1-9）	右心室流出道狭窄（图 2-1-10）	双腔右心室（图 2-1-11）	心肌梗死（心梗）后室间隔穿孔（图 2-1-12）	肺动脉瓣生理性反流（图 2-1-13）	三尖瓣反流（图 2-1-14）
发病率	占所有先心病的20%～30%	占所有先心病的1%～2%	单发较少见，占所有先心病的0.18%～2%	占所有先心病的1%～2.6%	多发生在急性心肌梗死1周内，发生率约为1%并呈下降趋势	正常人群中约75%可以探查到微量生理性反流	正常人群中通常可以探查到轻度以下的生理性反流，严重反流多为继发性
临床特点	小缺损一般无症状，大缺损则影响生长发育，严重肺动脉高压时出现发绀；胸骨左缘第3、4肋间及收缩期Ⅲ～Ⅳ级杂音	窦瘤破裂前一般无症状，破裂时可出现突然剧烈的心前区疼痛、呼吸困难，破入心包可发生猝死；心前区闻及连续性杂音	临床症状取决于狭窄的程度和合并畸形；胸骨左缘第2、3肋间闻及收缩期Ⅲ～Ⅳ级杂音	临床症状取决于狭窄的程度和合并畸形；多数症状较轻，严重患者可出现心悸、气短	穿孔前有剧烈胸痛，随后病情突然恶化；心尖部听诊新出现收缩期杂音	无特异性临床表现	生理性三尖瓣反流无特异性表现，功能性三尖瓣反流与原发病变有关
二维超声	通常左心室增大；室间隔连续中断。①膜周型：发生于主动脉短轴9～12点；②嵴内型：发生于主动脉短轴12点；③干下型：发生于主动脉短轴12～2点；④左心室-右心房通道；⑤肌部。肺动脉增宽	左心增大；主动脉窦壁呈瘤样扩张，壁薄，见破口；右冠状窦瘤最多见，左冠状窦瘤极少见；主要破入右心室流出道、右心室、右心房；肺动脉增宽	①隔膜型：右心室流出道内细线状回声，连于前壁及室上嵴，中央为一小孔；②肌型：室上嵴部位心肌环形肥厚，使流出道明显狭窄	流入道和流出道之间粗大肌束，从前壁延伸至室间隔，将右心室分隔为近三尖瓣的高压腔和近肺动脉瓣的低压腔，有明确的狭窄交通口，高压腔室壁增厚	左心室增大；室间隔变薄，运动减弱、消失或矛盾运动；室间隔局部（梗死处）连续性中断，前间壁心梗发生在心尖部，下壁心梗易发生在后间隔基底部	肺动脉瓣结构无明显异常	功能性三尖瓣反流表现为右心房、右心室扩大，三尖瓣环扩张，瓣叶结构通常无明显异常改变
CDFI	五彩镶嵌的收缩期左向右分流	五彩镶嵌的全心动周期主动脉到破入心腔的分流	右心室流出道内狭窄处收缩期变细的射流束，可延续至肺动脉	右室腔内五彩镶嵌的射流束	收缩期穿孔部位左向右分流	舒张期源于肺动脉瓣闭合线细小反向血流，有时靠近内侧主动脉	收缩期源于三尖瓣口的反流束，有时靠近室间隔

项目	室间隔缺损 （图2-1-8）	主动脉窦瘤破裂 （图2-1-9）	右心室流出道狭窄 （图2-1-10）	双腔右心室 （图2-1-11）	心肌梗死（心梗）后室间隔穿孔 （图2-1-12）	肺动脉瓣生理性反流 （图2-1-13）	三尖瓣反流 （图2-1-14）
频谱多普勒	收缩期高速左向右分流，肺动脉高压时分流速度减低	全心动周期高速分流频谱	狭窄处收缩期高速血流频谱	收缩期高速频谱	高速分流频谱	舒张期反流，峰值速度一般＜2.2m/s	无右室流出梗阻及肺动脉高压时，反流峰值＜2.8m/s
备注	—	可与室间隔缺损并存	可与室间隔缺损合并存在或作为法洛四联症之一	可与室间隔缺损合并存在	—	靠近内侧壁反流束需与干下型室间隔缺损鉴别	隔叶瓣根部反流束需与室间隔缺损、主动脉窦瘤破入右心房鉴别

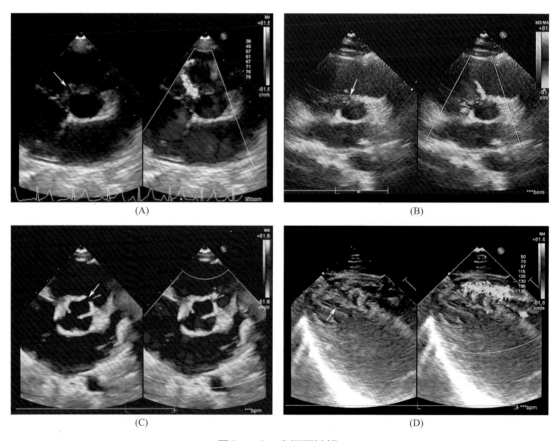

(A) (B) (C) (D)

图2-1-8　室间隔缺损

（A）膜周型：缺损位于主动脉短轴11点钟方位（ → ）；（B）嵴内型：缺损位于主动脉短轴12点钟方位（ → ）；（C）干下型：缺损位于主动脉短轴1点钟方位（ → ）；（D）肌部多发缺损（ → ）

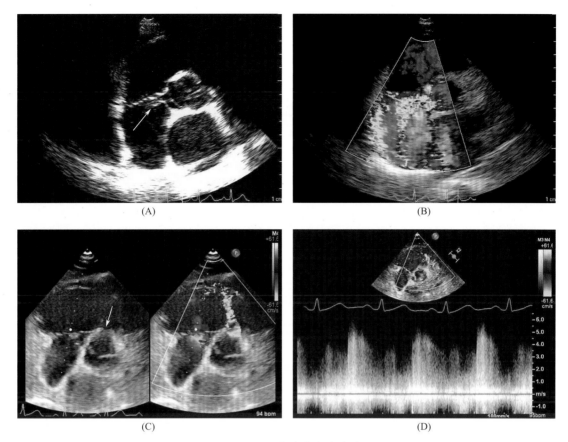

(A)

(B)

(C)

(D)

图2-1-9　主动脉窦瘤破裂

（A）二维超声显示主动脉无冠状窦呈瘤样突入右房，顶端有破口（➡）；（B）CDFI 显示破口处主动脉至右心房五彩镶嵌的分流信号；（C）二维超声显示右冠状窦呈瘤样突入右心室流出道，瘤壁纤薄，有破口（➡），CDFI 显示破口处主动脉至右心室流出道五彩镶嵌的分流信号；（D）连续多普勒测及收缩及舒张期连续高速分流频谱

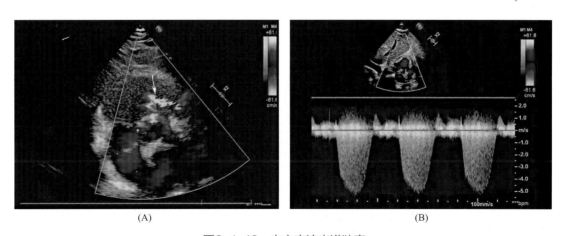

(A)

(B)

图2-1-10　右心室流出道狭窄

（A）右心室流出道长轴切面 CDFI 显示室上嵴及右心室流出道前壁心肌肥厚，流出道变窄，血流变细、明亮（➡）；（B）连续多普勒测及右心室流出道高速射流频谱

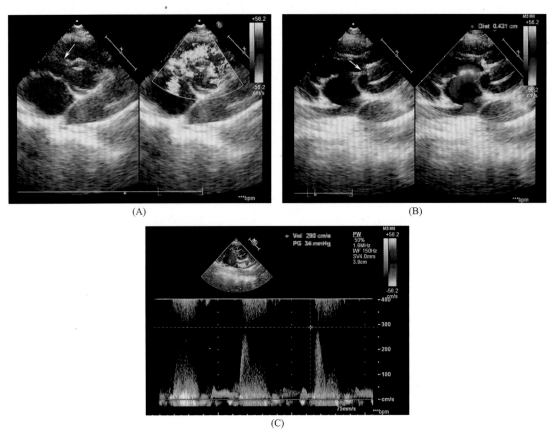

(A)

(B)

(C)

图2-1-11　双腔右心室

（A）主动脉根部短轴切面显示右心室内粗大肌束致右心室腔局部变窄（➡），血流变细、呈五色镶嵌；（B）合并室间隔膜周部缺损（➡），左心室至右心室高压腔内分流；（C）分流频谱峰值较低，约2.9m/s

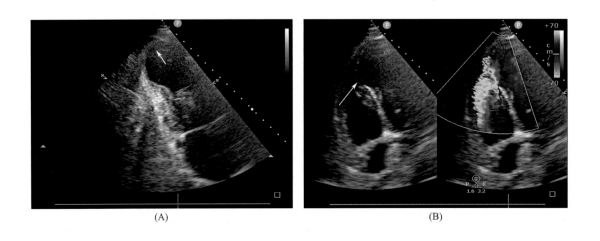

(A)

(B)

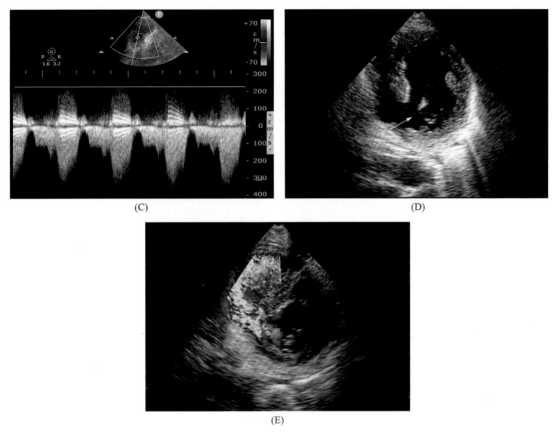

(C)   (D)

(E)

图2-1-12　心肌梗死后室间隔穿孔

（A）心尖二腔心切面显示急性前壁心肌梗死后心尖部室壁瘤形成（➡）；（B）心尖四腔心切面二维超声显示室间隔心尖部穿孔（➡），CDFI显示较宽的收缩期左向右分流束；（C）连续多普勒测及破裂处分流频谱；（D）另一患者左心室短轴切面显示急性下壁心肌梗死后间隔基底部穿孔（➡）；（E）CDFI显示大量左向右分流信号

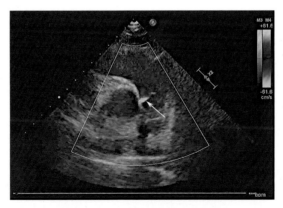

图2-1-13　肺动脉瓣生理性反流

主动脉短轴切面CDFI显示肺动脉舒张期少量反流信号，反流束靠近主动脉侧（➡）

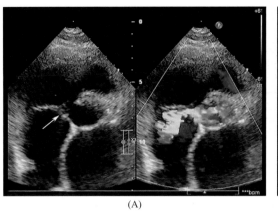
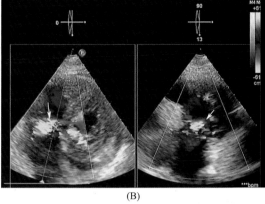

(A)　　　　　　　　　　　　　　　　(B)

图2-1-14　三尖瓣反流

（A）主动脉短轴切面二维超声显示三尖瓣隔叶瓣根部室间隔疑似连续中断（———→），CDFI显示收缩期"分流"；（B）3D X-Plane模式显示"分流"实为三尖瓣反流（———→）

2.1.3　动脉导管未闭的鉴别诊断

项目	动脉导管未闭（图2-1-15）	主动脉肺动脉间隔缺损（图2-1-16）	肺动脉瓣狭窄（图2-1-17）
发病率	占所有先心病的10%～20%	占所有先心病的0.15%～0.2%	占所有先心病的8%～10%
临床特点	小型动脉导管未闭可无症状，大型动脉导管未闭可影响生长发育，后期可合并肺动脉高压；胸骨左缘第2、3肋间连续机器样杂音	多数患者有呼吸困难、发育营养不良，早期出现心力衰竭；胸骨左缘第2、3肋间连续机器样杂音	取决于狭窄的程度和合并畸形，轻中度狭窄早期可无明显症状，严重者出现症状较早、较重，极少数可猝死；胸骨左缘第2、3肋间收缩期喷射性杂音
二维超声	左心增大；降主动脉与肺动脉干之间异常管状沟通；肺动脉增宽；合并肺动脉高压后可表现右心增大	左心增大；升主动脉与肺动脉干之间的管壁出现回声中断；主动脉、肺动脉增宽	肺动脉瓣增厚、粘连，开放幅度减小，呈圆拱形，肺动脉干狭窄后扩张；严重时右室壁增厚
CDFI	全心动周期自降主动脉向肺动脉干分流，肺动脉高压者，可伴右向左分流	全心动周期自升主动脉向肺动脉干分流，肺动脉高压者，可伴右向左分流	瓣口五彩镶嵌的射流束
频谱多普勒	连续性高速左向右分流，肺动脉高压者，分流速度降低或出现右向左分流	连续性高速左向右分流，肺动脉高压者，分流速度降低或出现右向左分流	收缩期高速射流频谱
备注	重度肺动脉高压时导管分流速度显著降低，此时易漏诊	—	需与动脉导管未闭肺动脉内的快速血流鉴别

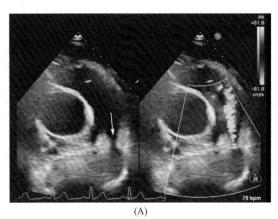
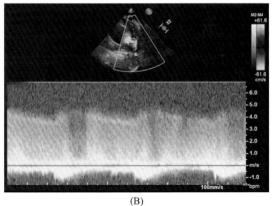

(A)　　　　　　　　　　　　　　　　(B)

图2-1-15　动脉导管未闭

（A）肺动脉干长轴切面二维超声显示降主动脉与肺动脉干分叉部管状沟通（———→），CDFI显示降主动脉至肺动脉内的分流信号；（B）连续多普勒测及全心动周期高速分流频谱

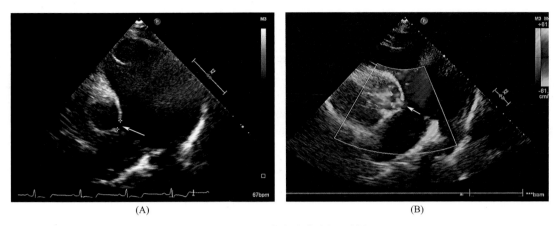

(A)   (B)

图2-1-16　主动脉肺动脉间隔缺损

（A）肺动脉干长轴切面二维超声显示升主动脉与肺动脉干间隔连续中断（——➤），肺动脉扩张；（B）CDFI显示肺动脉干至升主动脉内低速分流（——➤）

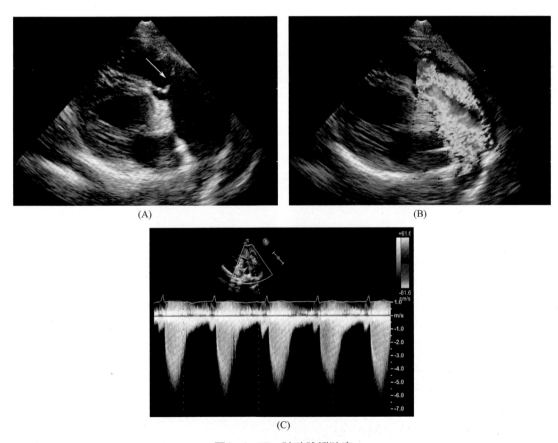

(A)   (B)

(C)

图2-1-17　肺动脉瓣狭窄

（A）右心室流出道切面二维超声显示肺动脉瓣增厚、粘连，开放受限，呈圆顶状（——➤），肺动脉干中远段增宽；（B）CDFI显示肺动脉瓣口五彩镶嵌湍流信号，冲击肺动脉干分叉后在肺动脉干内形成旋流；（C）频谱多普勒显示肺动脉瓣口收缩期高速湍流频谱

2.1.4　圆锥动脉干畸形的鉴别诊断

项目	法洛四联症 （图2-1-18）	右心室双出口 （图2-1-19）	完全型大动脉转位 （图2-1-20）	共同动脉干 （图2-1-21）
发病率	占所有先心病的12%～14%	占所有先心病的1%～3%	占所有先心病的5%～10%	占所有先心病的0.5%～3%
临床表现	患儿一般进食困难，生长发育迟缓，活动能力和耐力差，有不同程度的发绀			
二维超声	①室间隔上部较大连续中断；②主动脉前移骑跨于缺损之上，骑跨率为50%左右；③右室壁弥漫增厚；④右心室流出道、肺动脉瓣、肺动脉瓣环或肺动脉狭窄，也可呈混合性狭窄，大动脉关系正常	①室间隔上部较大连续中断；②两条大动脉完全或绝大部分（一条完全、另一条大部分）发出于解剖学右心室，大动脉关系异常；③约一半患者合并肺动脉狭窄	①心房与心室连接正常、大动脉与心室连接异常且主动脉、肺动脉关系异常；②大多数伴有室间隔缺损	室间隔续性中断，仅见一条大动脉增宽，骑跨于缺损之上，根据肺动脉发出部位分4型。①Ⅰ型：主肺动脉起自共同动脉干左右侧壁；②Ⅱ型：左、右肺动脉分别起自共同动脉干起始部后壁；③Ⅲ型：左、右肺动脉分别起自共同动脉干起始部侧壁；④Ⅳ型：左、右肺动脉均缺如，肺循环由支气管动脉等供应
CDFI	室水平双向分流，右心室流出道至肺动脉狭窄处血流变细，并见收缩期五彩镶嵌的湍流信号	室水平左向右为主的分流，合并肺动脉狭窄时狭窄处血流变细，并见收缩期五彩镶嵌的湍流信号	室水平双向、低速分流，合并肺动脉狭窄时见收缩期五彩镶嵌的湍流信号	共同动脉干同时接受左、右心室的血流，室水平的双向低速分流
频谱 多普勒	室间隔缺损处低速分流频谱，右心室流出道至肺动脉狭窄部位高速湍流频谱，评估狭窄程度	室水平左向右为主的分流频谱，肺动脉狭窄部位快速湍流频谱，评估狭窄程度	狭窄部位的湍流频谱，评估狭窄程度	评估共同动脉干及肺动脉内血流速度
备注	—	骑跨率较大的法洛四联症血流动力学与右心室双出口相似	右心室双出口伴肺动脉瓣下室间隔缺损，其血流动力学与完全型大动脉转位相似	有研究者认为，Ⅳ型应属于肺动脉闭锁或者法洛四联症最严重类型

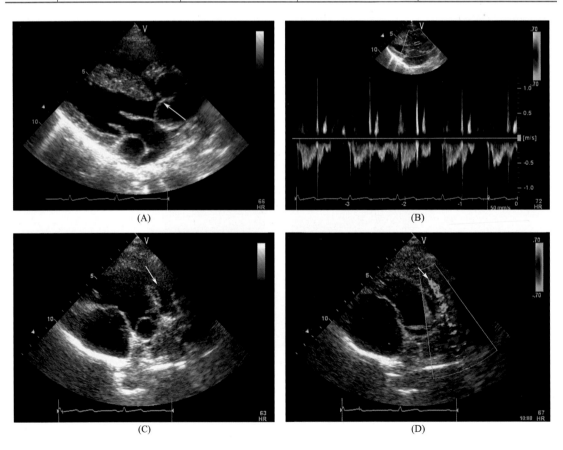

(A)　(B)

(C)　(D)

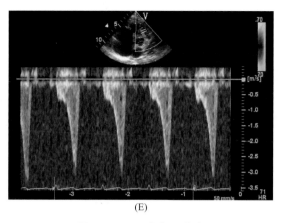

(E)

图2-1-18 法洛四联症

（A）左心室长轴切面二维超声显示室间隔上部连续中断，主动脉骑跨于缺损之上（→）；（B）频谱多普勒显示室间隔缺损处双向低速分流频谱；（C）大动脉短轴切面二维超声显示膜周部大缺损，右室壁增厚，右心室流出道变细（→）；（D）CDFI显示右心室流出道血流变细、明亮（→）；（E）频谱多普勒显示右心室流出道狭窄的收缩期血流频谱，速度加快，峰值后移

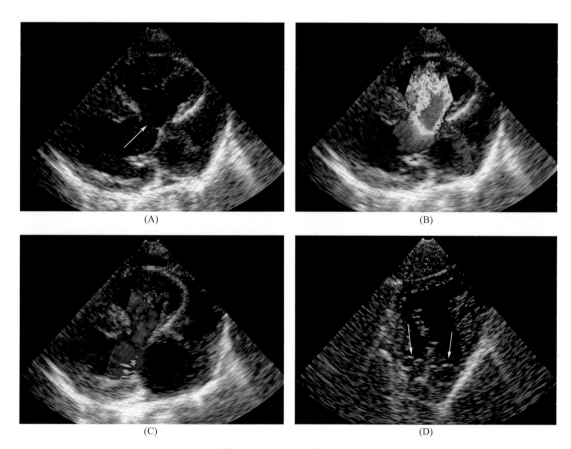

图2-1-19 右心室双出口

（A）左心室长轴切面二维超声显示室间隔上部较大连续中断（→），主动脉与左心室之间无正常连接；（B）、（C）CDFI显示连续中断处双向分流，主要为左向右分流；（D）剑突下切面二维超声显示两条大动脉平行发自右心室（→）

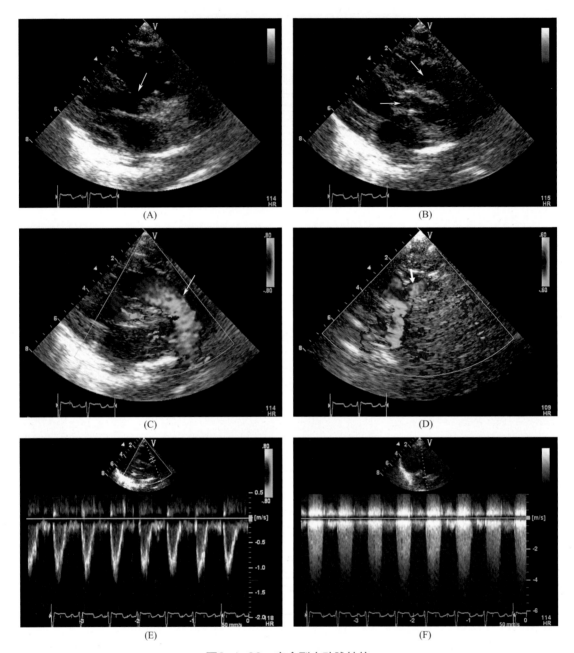

图2-1-20 完全型大动脉转位

（A）左心室长轴切面二维超声显示室间隔上部较大连续中断（➡），未能显示主动脉与左心室连接；（B）非标准长轴切面二维超声显示两条大动脉平行发出，分别起自左、右心室（➡）；（C）、（D）CDFI显示前方为主动脉，起自右心室（➡），移行为主动脉弓并有头臂动脉发出（➡）；（E）显示主动脉瓣口血流频谱，速度在正常范围；（F）显示肺动脉瓣狭窄的高速湍流频谱

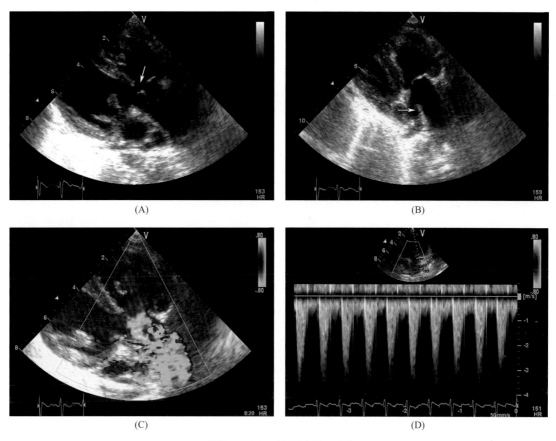

图2-1-21 共同动脉干I型

（A）左心室长轴切面二维超声显示室间隔上部较大连续中断，一条大动脉骑跨于缺损之上（➡️）；（B）二维超声显示肺动脉主干由共同动脉干左后方发出（➡️）；（C）CDFI显示左、右心室血均流入共同动脉干，共干内血流五彩镶嵌，且可见发出的肺动脉内血流信号；（D）频谱多普勒显示共同动脉干内快速血流频谱

2.1.5　左冠状动脉异常起源于肺动脉的鉴别诊断

项目	左冠状动脉异常起源于肺动脉（图2-1-22）	冠状动脉-肺动脉瘘（图2-1-23）
发病率	占所有先心病的0.25%~0.5%	占所有先心病的0.3%
临床表现	左冠状动脉异常起源，如无充分侧支循环形成，多于1年内夭折，侧支循环良好的可活过婴儿期，伴心肌缺血症状，早期出现心力衰竭	分流量小时可无特异性表现，分流量较大时可出现心肌缺血症状
二维超声表现	左心增大；左冠状动脉未于正常的主动脉窦发出，而是与肺动脉连接	冠状动脉起源正常，分流量大时相应的冠状动脉（通常为右冠状动脉）增宽，远端走行迂曲，瘘管开口于肺动脉干内，二维超声一般不易发现
CDFI	主动脉压力高于肺动脉，血流经侧支循环逆流入肺动脉，肺动脉内见逆行血流信号，多为连续性，舒张期为主，心肌内出现丰富的血流信号	显示肺动脉内细小分流，有助于诊断，如瘘口比较粗大，可显示冠状动脉走行，心肌内不出现大量的血流信号
备注	可行冠状动脉CT血管成像（CTA）检查有助于确诊	

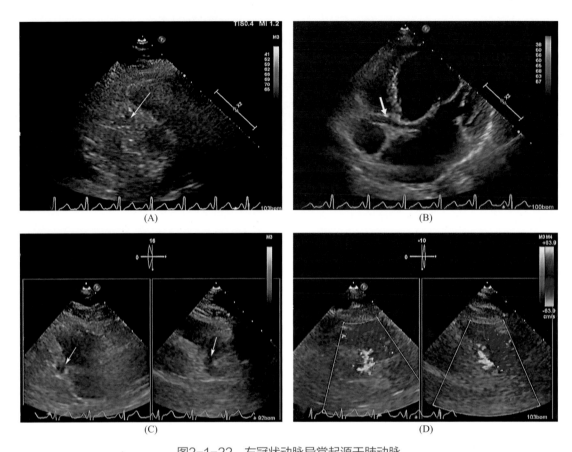

(A)

(B)

(C)

(D)

图2-1-22 左冠状动脉异常起源于肺动脉

（A）、（B）主动脉短轴切面二维超声显示未见左冠状动脉发出，右冠状动脉增宽（➡），并发出分支走行于房室沟（➡），左心增大；（C）、（D）二维超声显示左冠状动脉起自肺动脉干（➡），CDFI显示冠状动脉血流反向流入肺动脉

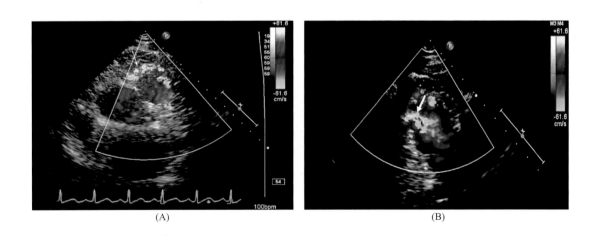

(A)

(B)

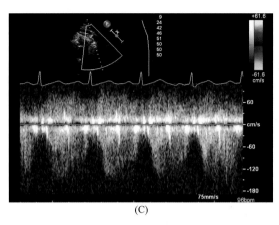

(C)

图2-1-23　右冠状动脉-肺动脉瘘

（A）、（B）CDFI 显示右冠状动脉发出后其粗大分支迂曲走向肺动脉（➡），并由瘘口入肺动脉干内（➡）；（C）频谱多普勒显示肺动脉干内舒张期为主的源自瘘口的分流频谱

（马春燕　程艳彬　杨　茹）

2.2 主动脉瓣疾病的鉴别诊断

2.2.1 主动脉瓣狭窄的鉴别诊断

主动脉瓣狭窄是常见的心脏瓣膜病，属于左心室出口狭窄疾病的一种，左心室出口狭窄还可见于主动脉瓣下、瓣上，上述部位狭窄均会引起左心室血流流出受阻，左心室 - 主动脉间压力阶差增加，致左心室心肌肥厚、心力衰竭等。超声检查应重点鉴别左心室血流流出梗阻的部位，且注意上述部位狭窄是否同时存在，不要遗漏对升主动脉及主动脉弓降部的探查，以及有无合并其他心内畸形。此外，主动脉口的狭窄还应与梗阻性肥厚型心肌病相鉴别。

项目	主动脉瓣狭窄 （图 2-2-1）	先天性主动脉瓣下狭窄 （图 2-2-2）	先天性主动脉瓣上狭窄 （图 2-2-3）	梗阻性肥厚型心肌病 （图 2-2-4）
病因	先天性（二叶式或单叶瓣）、退行性、风湿性病变	先天性心脏病	先天性心脏病	常染色体显性遗传的原发性心肌病
二维超声	主动脉瓣叶增厚、回声增强，有效瓣口面积减小。 先天性：瓣叶数目异常； 退行性：瓣叶基底部和中央钙化； 风湿性：交界部粘连、融合	①隔膜型：主动脉瓣下 2cm 内、室间隔左心室面膜样回声，呈半月形、马鞍形或环状等。 ②管型（纤维肌型）：少见。左心室流出道肌性肥厚、隧道样	①沙漏型：最常见。窦管交界附近主动脉壁局限环状增厚，突入管腔，远端可有窄后扩张。 ②隔膜型：瓣上隔膜。 ③管型：升主动脉发育不良	①左心室心肌非对称性肥厚：室间隔基底部肥厚。 ②二尖瓣收缩期前向运动（SAM 征）：加重左心室流出道狭窄引起的动力性梗阻
主动脉瓣	异常	可正常，或因长期受快速血流冲击有增厚、变形，关闭不全	可正常或增厚	一般正常

项目	主动脉瓣狭窄 （图2-2-1）	先天性主动脉瓣下狭窄 （图2-2-2）	先天性主动脉瓣上狭窄 （图2-2-3）	梗阻性肥厚型心肌病 （图2-2-4）
CDFI 血流汇聚 （梗阻部位）	主动脉瓣水平	左心室流出道内、主动脉瓣下水平	主动脉瓣上、窦管交界处	左心室流出道
频谱多普勒 （CW）	相对轻度狭窄，峰值出现在收缩早期；较严重的狭窄，频谱曲线峰值出现在收缩中期；随狭窄程度加重，达峰时间逐渐延长			收缩中-晚期加速，频谱峰值后移，呈倒匕首状频谱
备注	先天性：二叶式主动脉瓣常合并升主动脉扩张；可合并其他先天性心脏病。 风湿性：常伴随二尖瓣疾病	可合并室间隔缺损、主动脉缩窄、动脉导管未闭、房室间隔缺损等	冠状动脉可早期受累；可合并室间隔缺损、主动脉缩窄、二尖瓣畸形等；当合并肺动脉及其分支狭窄、智力障碍、小精灵面容时，称为威廉姆斯（Williams）综合征	—

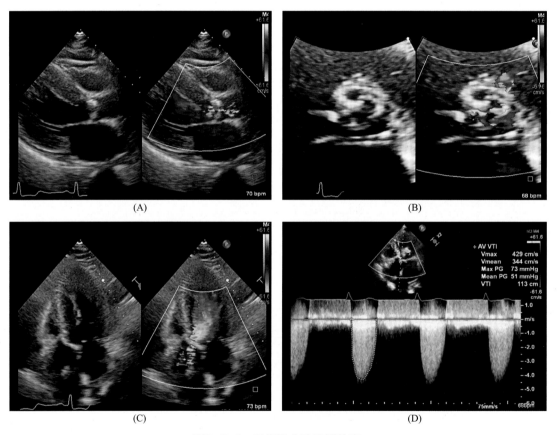

（A）　　　　　　　　　　　　　　　　　　　　　（B）

（C）　　　　　　　　　　　　　　　　　　　　　（D）

图2-2-1　退行性主动脉瓣狭窄

（A）左心室长轴切面二维超声显示主动脉瓣增厚、回声增强，开放受限，左心室心肌肥厚，左心房增大，CDFI显示跨瓣口处血流加速汇聚；（B）主动脉根部短轴切面ZOOM模式显示主动脉瓣为三叶，均有增厚，开口面积减小；（C）心尖五腔心切面显示彩色血流加速位于瓣水平；（D）连续多普勒频谱显示跨瓣血流速度及压差

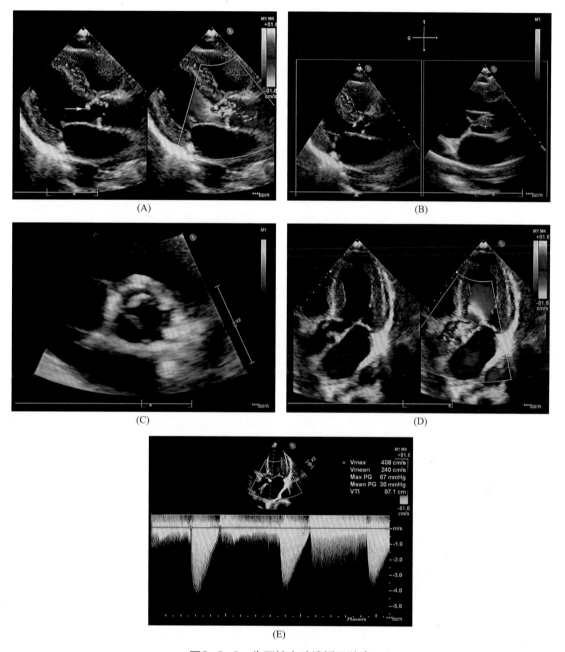

图2-2-2　先天性主动脉瓣下狭窄

（A）左心室长轴切面二维超声显示主动脉瓣下纤维隔膜强回声（➡），突入左心室流出道，左心室心肌肥厚，CDFI显示跨隔膜处血流加速汇聚；（B）左心室长轴切面3D X-Plane模式显示隔膜正面观，位于左心室流出道前壁，呈半圆形；（C）主动脉根部短轴切面ZOOM模式显示主动脉瓣为三叶，有轻微增厚，开放幅度尚好；（D）心尖五腔心切面显示彩色血流加速位于瓣下隔膜处，主动脉瓣开放幅度尚好；（E）连续多普勒频谱显示跨隔膜处血流速度及压差

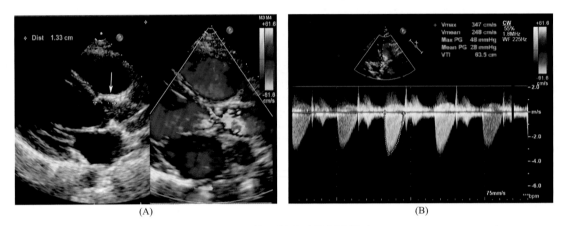

(A)   (B)

图2-2-3　先天性主动脉瓣上狭窄

（A）左心室长轴切面二维超声显示距主动脉瓣上约 13.3mm 处，升主动脉管壁肌性强回声突入管腔（➝），CDFI 显示该处血流加速汇聚；主动脉瓣回声纤细，跨主动脉瓣水平血流无加速。（B）连续多普勒频谱显示跨肌性狭窄处血流速度及压差

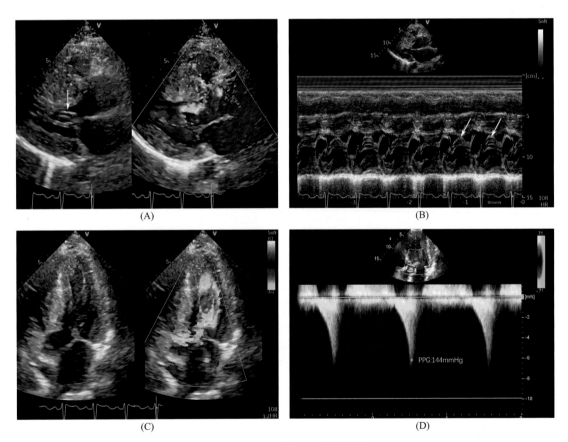

(A)   (B)

(C)   (D)

图2-2-4　梗阻性肥厚型心肌病

（A）左心室长轴切面二维超声显示左心室心肌不均匀肥厚，室间隔基底部显著肥厚，二尖瓣收缩期前向运动（➝），CDFI 显示该处、左心室流出道内血流加速汇聚；左心房增大。（B）M 型超声示 SAM 征（➝）。（C）心尖五腔心切面二维超声示室间隔心肌显著肥厚、SAM 征，CDFI 显示左心室流出道内彩色血流加速汇聚，二尖瓣少量反流。（D）连续多普勒频谱显示左心室流出道梗阻特征性匕首样频谱

2.2.2　主动脉瓣反流的鉴别诊断

主动脉瓣反流是由主动脉瓣和/或主动脉根部疾病导致的升主动脉的血液反流入左心室。超声检查时，除了对主动脉瓣反流的病因进行诊断，应注意观察反流束的来源，某些主动脉瓣旁疾病如主动脉-左心室隧道、主动脉根部假性动脉瘤的超声表现类似主动脉瓣反流，尤其上述疾病合并主动脉瓣反流时，应仔细鉴别，避免漏、误诊。

项目	主动脉瓣反流 （图2-2-5、图2-2-6）		主动脉-左心室隧道 （图2-2-7）	主动脉根部假性动脉瘤 （图2-2-8）
病因	主动脉瓣本身病变：退行性病变，先天性二叶、四叶式，感染性心内膜炎，风湿性等	主动脉根部疾病：特发性主动脉根部扩张、马方综合征、夹层动脉瘤、风湿免疫性疾病等	先天性心脏病，罕见	感染性心内膜炎
二维超声	主动脉瓣增厚、钙化、数目异常；赘生物附着；瓣叶增厚、交界部粘连	主动脉根部扩张；窦管结合+升主动脉扩张；窦部+窦管结合扩张；瓣环扩张	主动脉根部与左心室间存在主动脉瓣旁的异常通道。左心室长轴切面为首选切面；主动脉右冠瓣前方隧道，延伸至室间隔，开口于右冠瓣下	主动脉瓣周脓肿；主动脉瓣周液性暗区与左心室流出道相通
主动脉瓣	异常	瓣叶受牵拉、关闭不全	可伴有变形或病变	大多存在病变，如赘生物附着等征象
CDFI 异常血流起源	主动脉瓣环内的瓣口；若瓣叶穿孔，反流源自瓣体		源自主动脉瓣环外：收缩期血流经主动脉瓣及隧道流向升主动脉，舒张期血流自升主动脉经隧道流入左心室	源自瓣周
主动脉瓣反流	有		可伴有	通常伴反流和/或狭窄
频谱多普勒 （CW）	主动脉瓣口左心室流出道侧探及舒张期反流频谱		隧道处探及往返于主动脉与左心室间的异常血流频谱	主动脉瓣周探及异常血流频谱
备注	主动脉瓣本身病变和主动脉根部疾病可合并，且互相影响，加重主动脉瓣反流		可合并其他先天性心脏畸形，如二叶式主动脉瓣、动脉导管未闭、肺动脉瓣狭窄、室间隔缺损等	常存在心脏基础病变，如二叶式主动脉瓣、室间隔缺损、动脉导管未闭等

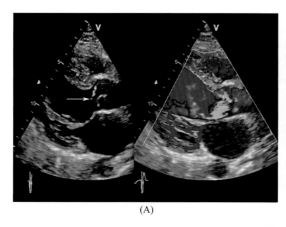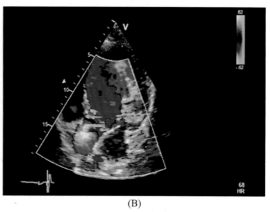

(A)　　　　　　　　　　　　　　　(B)

图2-2-5

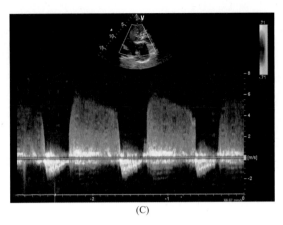

(C)

图2-2-5　主动脉瓣脱垂

（A）左心室长轴切面二维超声显示主动脉右冠瓣舒张期脱入左心室流出道（➡），与无冠瓣对合错位，CDFI 显示源自该对合缝隙处主动脉瓣重度反流，左心增大，左心室心肌肥厚；（B）心尖五腔心切面显示主动脉瓣重度偏心性反流，冲击二尖瓣前叶；（C）主动脉瓣反流频谱

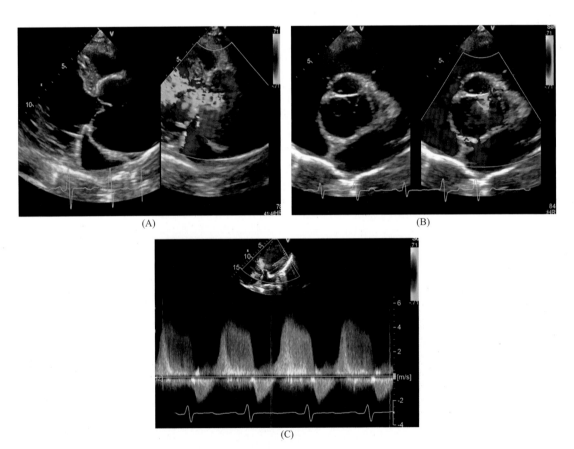

(A)　　　　　　　　　　　　　(B)

(C)

图2-2-6　主动脉根部瘤（马方综合征）

（A）左心室长轴切面二维超声显示主动脉根部球形扩张，窦管结合部消失，CDFI 显示主动脉瓣口处重度反流；（B）主动脉根部短轴切面二维超声显示主动脉瓣为三叶，被动牵拉而变薄、增大，关闭时中心可见对合缝隙，CDFI 显示瓣口处重度反流；（C）主动脉瓣反流频谱

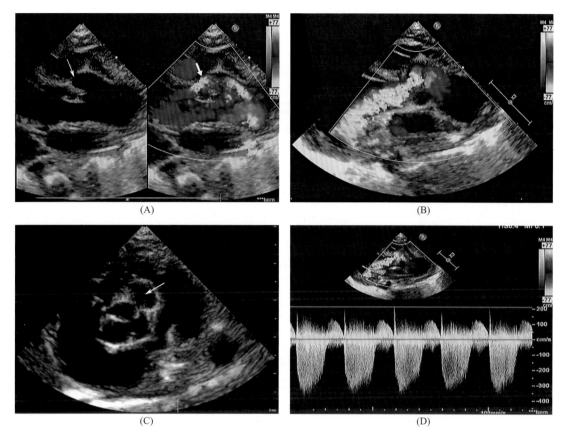

图2-2-7 主动脉-左心室隧道

（A）左心室长轴切面二维超声显示主动脉根部与左心室间存在一通道（ → ），CDFI 显示收缩期血流经该通道进入升主动脉（ → ）；（B）左心室长轴切面 CDFI 显示舒张期升主动脉血流经隧道反流入左心室；（C）主动脉根部短轴切面二维超声显示主动脉瓣前方与右心室流出道间的隧道短轴切面（ → ）；（D）隧道处往返血流频谱

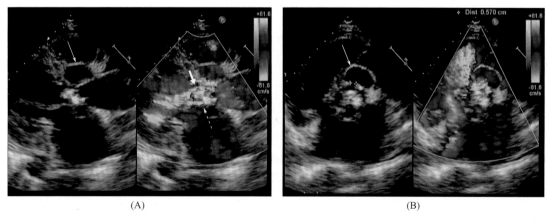

图2-2-8

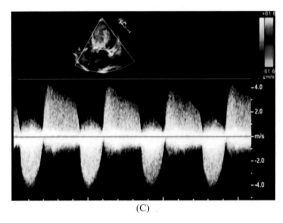

(C)

图2-2-8　主动脉根部假性动脉瘤

（A）左心室长轴切面二维超声显示主动脉右冠窦前方囊腔样无回声（→），可见一破口与左心室流出道相通，CDFI显示舒张期血流由该假性动脉瘤破口进入左心室流出道（→），另可见主动脉瓣反流（--→），主动脉瓣附着不规则强回声赘生物；（B）主动脉根部短轴切面显示该假性动脉瘤（→）及破口；（C）假性动脉瘤破口处及跨主动脉瓣血流频谱

（陈　昕）

2.3　二尖瓣疾病的鉴别诊断

2.3.1　二尖瓣反流类疾病的鉴别诊断

根据导致二尖瓣反流的基本病因分为原发性二尖瓣反流（又称为器质性二尖瓣反流，因二尖瓣器质性病变导致）和继发性二尖瓣反流（又称为功能性二尖瓣反流，因左心室或左心房的扩大或功能不全导致继发闭合不全）。

2.3.1.1　常见原发性二尖瓣反流——二尖瓣脱垂的鉴别诊断

原发性二尖瓣反流最常见的原因是黏液样退行性变，瓣叶黏液样变性最常见的表现是二尖瓣脱垂。根据临床特点、影像学结果及术中表现，二尖瓣脱垂分为两种类型：纤维弹性缺乏症（fibroelastic deficiency，FED）和巴洛综合征（Barlow syndrome）。

项目	FED（图2-3-1）	巴洛综合征（图2-3-2）
好发人群	老年（＞60岁）	中青年（＜60岁）
病理改变	二尖瓣瓣叶的病理特征为结缔组织生成受损，即弹力蛋白、胶原蛋白和蛋白聚糖缺乏，局部腱索延长或断裂导致二尖瓣脱垂，但脱垂或连枷的小叶可表现为黏液样变性	二尖瓣瓣叶的病理特征为胶原和弹性纤维断裂，中间海绵侧由于蛋白多糖的积聚而膨胀，并渗透到心室侧的胶原纤维层，此外心房层和心室层形成纤维组织
二维超声	①瓣环：不扩张或轻中度扩张；瓣环随心动周期的动态变化接近正常。②瓣叶：单一节段小叶脱垂，脱垂的瓣叶可伸长、增厚。③腱索：腱索伸长，常可发生断裂	①瓣环：明显扩张、扁平化，可伴钙化；失去正常的收缩期瓣环缩小的动态特征；常伴瓣环分离，此时出现收缩中晚期瓣环扩张。②瓣叶：弥漫性冗长、增厚（≥3mm），松软波浪状，多节段小叶脱垂。③腱索：延长和变薄（有时断裂）或增粗（经常钙化）。④瓣环分离时后内乳头肌和二尖瓣环相邻节段纤维化。⑤可同时累及三尖瓣，甚至累及主动脉瓣、肺动脉瓣
CDFI	单叶脱垂表现为偏心性反流，背离脱垂小叶	偏心性反流/双叶脱垂反流可能为中心性反流

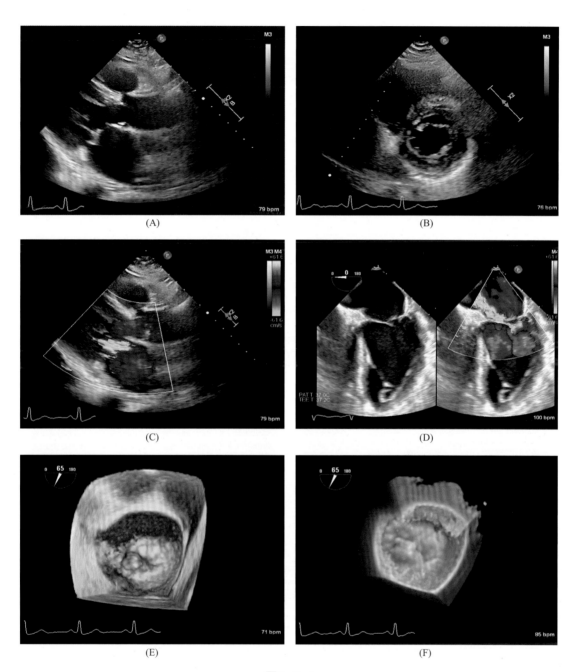

图2-3-1

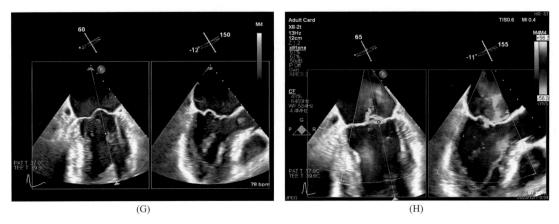

(G)　　　　　　　　　　　　　　　　　　　(H)

图2-3-1　二尖瓣脱垂（FED）

（A）胸骨旁左心室长轴切面显示二尖瓣后叶收缩期局限性脱向左心房侧；（B）胸骨旁二尖瓣短轴切面显示二尖瓣前后叶无增厚；（C）胸骨旁左心室长轴切面 CDFI 显示收缩期沿二尖瓣前叶走行的偏心性反流；（D）经食管超声心动图（TEE）4CH 切面显示二尖瓣后叶 P2 区局限性脱垂；（E）经食管超声心动图 3D-ZOOM 一般模式显示二尖瓣左心房面观示二尖瓣后叶局限性脱垂；（F）经食管超声心动图 3D-ZOOM True VUE 成像模式显示二尖瓣左心房面观示二尖瓣后叶局限性脱垂；（G）经食管超声心动图 X-Plane 模式显示二尖瓣后叶局限性脱垂；（H）经食管超声心动图 X-Plane Color 显示源于脱垂区域的单束反流

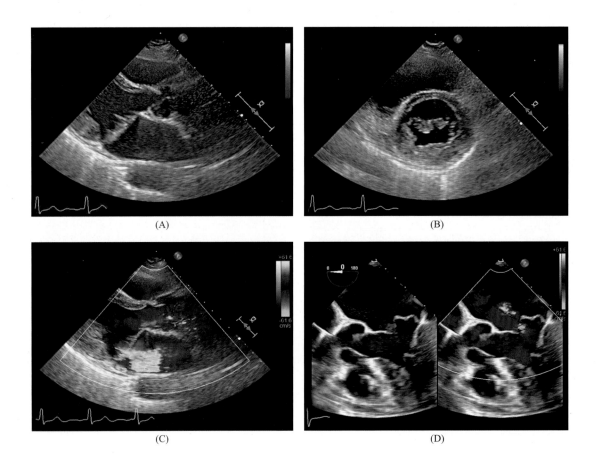

(A)　　　　　　　　　　　　　　　　　　　(B)

(C)　　　　　　　　　　　　　　　　　　　(D)

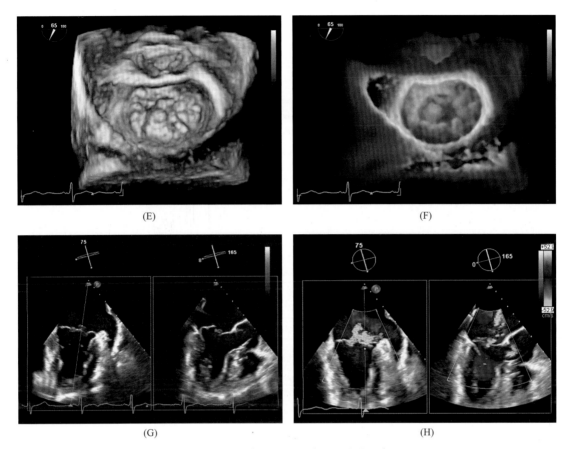

图2-3-2　二尖瓣脱垂（巴洛综合征）

（A）胸骨旁左心室长轴切面显示二尖瓣前后叶增厚，收缩末期整体脱向左心房侧；（B）胸骨旁二尖瓣短轴切面显示二尖瓣前后叶弥漫性增厚、冗长；（C）胸骨旁左心室长轴切面CDFI显示收缩期略偏向左心房后壁走行的反流；（D）TEE 5CH切面显示二尖瓣后叶长大，呈波浪状脱向左心房侧；（E）TEE 3D-ZOOM一般模式显示二尖瓣左心房面观示二尖瓣前后叶多区域脱垂；（F）TEE 3D-ZOOM True VUE成像模式二尖瓣左心房面观显示二尖瓣前后叶多区域脱垂；（G）TEE X-Plane模式显示二尖瓣前后叶多区域脱垂；（H）TEE X-Plane Color显示源于多处脱垂区域的多束反流

2.3.1.2　继发性二尖瓣反流的鉴别诊断

项目	室性功能性二尖瓣反流（图2-3-3）	房性功能性二尖瓣反流（图2-3-4）
好发人群	缺血性、非缺血性心脏病	房颤、射血分数保留型心力衰竭
主要机制	腱索栓系	瓣环扩张
超声表现	①左心室大小：扩大，常球形扩张；②左心房大小：正常或扩大；③左心室整体收缩功能：减低（EF＜50%）；④左心室局部室壁运动：下后壁运动异常/整体运动异常；⑤二尖瓣瓣环：正常或扩张；⑥瓣叶运动：受限；⑦乳头肌位置：向下、向后移位；⑧瓣叶对合点：瓣环下方	①左心室大小：正常；②左心房大小：明显扩大；③左心室整体收缩功能：正常（EF≥50%）；④左心室局部室壁运动：正常；⑤二尖瓣瓣环：扩张；⑥瓣叶运动：正常/后叶受限；⑦乳头肌位置：正常；⑧瓣叶对合点：瓣环水平

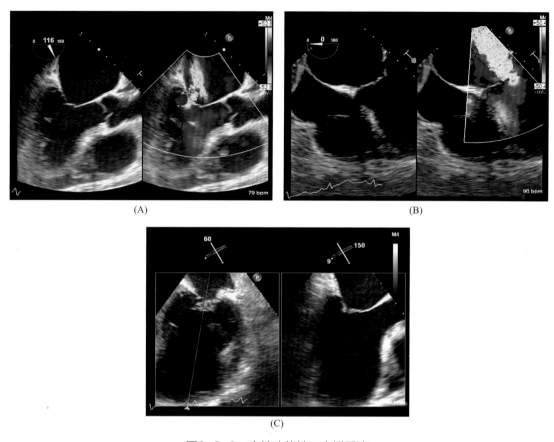

(A)

(B)

(C)

图2-3-3 室性功能性二尖瓣反流

（A）TEE LVOT 切面显示收缩期腱索对瓣叶的栓系；（B）TEE 4CH 切面显示左心室明显增大，呈球形扩张，左心房亦增大；（C）TEE X-Plane 模式显示瓣叶对合点位于瓣环下方

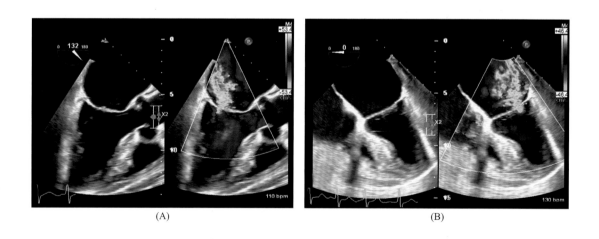

(A)

(B)

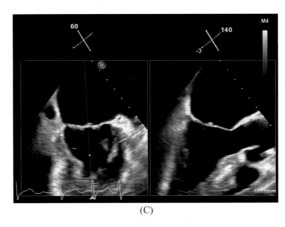

(C)

图2-3-4　房性功能性二尖瓣反流

（A）TEE LVOT 切面显示明显扩张的瓣环；（B）TEE 4CH 切面显示左心房明显增大，左心室大小正常；（C）TEE X-Plane 模式显示瓣叶对合点位于瓣环水平

2.3.2　二尖瓣狭窄类疾病的鉴别诊断

二尖瓣狭窄包括先天性二尖瓣狭窄和后天性二尖瓣狭窄。易导致二尖瓣狭窄的先天性二尖瓣畸形包括先天性二尖瓣狭窄、二尖瓣瓣上环、降落伞式二尖瓣、拱形二尖瓣；成年人常见的二尖瓣狭窄主要有两种类型：风湿性二尖瓣狭窄和钙化性退行性二尖瓣狭窄。风湿性二尖瓣狭窄是发展中国家最常见的二尖瓣狭窄病因，然而，在发达国家，以二尖瓣环和小叶钙化进展为特征的钙化性退行性二尖瓣狭窄的患病率正在增加。

2.3.2.1　二尖瓣狭窄的先天性疾病

项目	典型二尖瓣狭窄	发育不良型二尖瓣狭窄	二尖瓣瓣上环（图2-3-5）	典型降落伞式二尖瓣（图2-3-6）
二维超声	①瓣叶增厚、开放呈圆顶样，瓣叶边缘常有卷曲，有结节样突起；二尖瓣交界部粘连甚至无明显交界。②两种特殊的亚型：一个或多个腱索直接附着于左心室游离壁或室间隔上，或者瓣叶与乳头肌之间仅有极短的腱索，甚至瓣叶与乳头肌直接相连（即拱形二尖瓣）。③二尖瓣乳头肌之间的距离缩短，位置靠近或基底融合（即典型二尖瓣狭窄与降落伞式二尖瓣之间的过渡型）	①二尖瓣环明显减小；瓣叶增厚，瓣口面积明显减小。②腱索缩短但无增粗。③乳头肌两组，但明显小于正常	①二尖瓣左心房面部分或完整的纤维环，附着于二尖瓣环上方（距离瓣环 2~3mm）或瓣膜上（瓣内环，二尖瓣环下 3~5mm，即二尖瓣通道内）；②合并降落伞式二尖瓣时腱索常增粗、缩短并附着于同一乳头肌	①所有腱索附着于同一乳头肌，腱索通常缩短、增粗，少见延长、松弛。②多为仅有一组乳头肌，或虽有两组，但其中一组明显退化/发育不良；也可存在两组乳头肌，但分布可以有多种变化，如两组乳头肌位置直接靠拢
CDFI血流汇聚（梗阻部位）	二尖瓣口水平	二尖瓣口水平	二尖瓣口上方	可在二尖瓣口水平及下方形成梗阻
备注	常伴主动脉缩窄、主动脉瓣狭窄	伴有左心室腔减小、左心室流出道梗阻等左心室发育不良的其他表现	很少单独存在（占4%），常与其他二尖瓣异常尤其是降落伞式二尖瓣合并存在	与二尖瓣瓣上环、主动脉瓣下狭窄、主动脉瓣狭窄、主动脉瓣上狭窄、主动脉缩窄等并存，是Shone综合征的组成部分

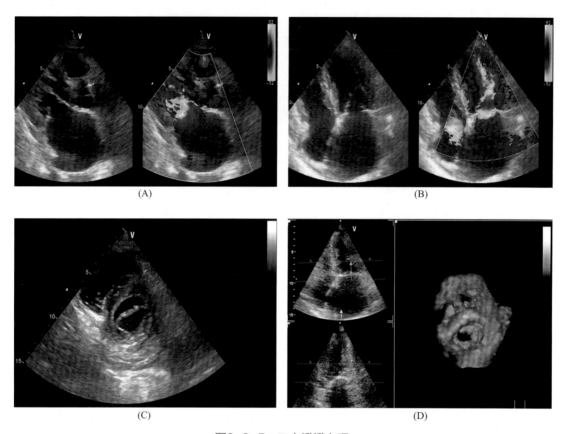

图2-3-5 二尖瓣瓣上环

（A）胸骨旁左心室长轴切面二维超声显示二尖瓣瓣内环，CDFI显示位于瓣口上方的血流加速汇聚；（B）心尖四腔心切面二维超声显示二尖瓣前后瓣叶上隔膜回声突向二尖瓣流入道内，CDFI显示位于瓣口上方的血流加速汇聚；（C）胸骨旁二尖瓣口水平短轴切面二维超声显示二尖瓣叶开放良好；（D）3D-TTE左心房面观显示二尖瓣瓣内环形隔膜

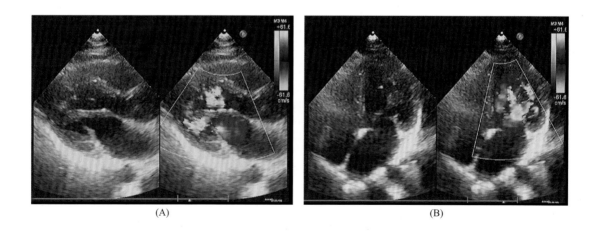

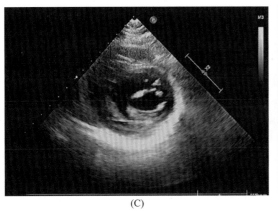
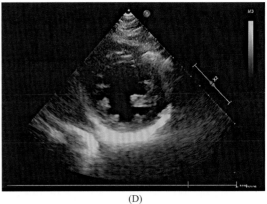

(C)

(D)

图2-3-6　降落伞式二尖瓣

（A）胸骨旁左心室长轴切面二维超声显示腱索增粗，向同一方向走行，CDFI显示血流于瓣口下方腱索水平加速汇聚；（B）心尖四腔心切面二维超声显示前外乳头肌连于二尖瓣前后叶，CDFI显示血流于瓣口下方腱索水平加速汇聚；（C）胸骨旁二尖瓣口水平短轴切面二维超声显示二尖瓣瓣口偏心；（D）乳头肌基底部短轴切面二维超声显示前外乳头肌发育良好，后内乳头肌发育不良

2.3.2.2　二尖瓣狭窄的后天性疾病

项目	风湿性二尖瓣狭窄（图2-3-7）	钙化性退行性二尖瓣狭窄（图2-3-8）
好发人群	多见于年轻的风湿性心脏病患者	多见于高血压、糖尿病、冠心病、慢性肾病的老年患者或终末期肾病的年轻患者
病理解剖特征	常见病变包括瓣叶边缘增厚和挛缩；交界部融合；腱索融合和缩短；若钙化，则多出现在瓣叶边缘	二尖瓣环钙化，瓣叶基底部增厚（主要位于后瓣环-后叶根部），进一步向瓣体部延伸，甚至延伸至左心房、左心室心肌；一般情况不会累及瓣叶边缘；无瓣叶之间的粘连现象，交界部无融合；通过减少瓣环面积和限制小叶的活动发生梗阻
二维超声	①瓣缘增厚、回声增强，交界部粘连，瓣口呈"鱼口样"；②早期前叶瓣体运动保留，前瓣瓣缘、后叶活动受限；③腱索增粗、缩短、融合	①后瓣环-后叶根部-瓣体增厚、回声增强，无交界部粘连，瓣口呈"新月形"；②钙化较重的二尖瓣环失去收缩期正常的运动，瓣根部（特别是后叶瓣根部）活动受限，瓣缘活动度一般正常；③腱索增粗，但无融合
CDFI血流汇聚（梗阻部位）	漏斗状狭窄，狭窄位于瓣口处	隧道样狭窄，狭窄产生于二尖瓣瓣环和小叶基部水平

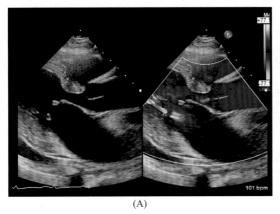
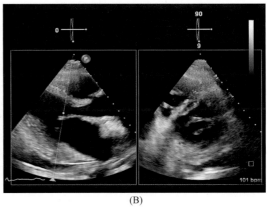

(A)

(B)

图2-3-7

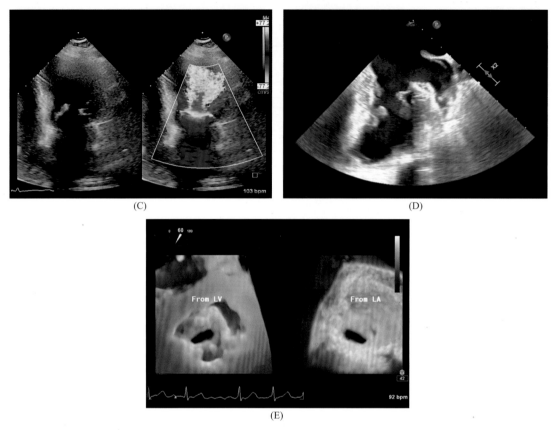

(C)　　　　　　　　　　　　　　　　　(D)

(E)

图2-3-7　风湿性二尖瓣狭窄

（A）胸骨旁左心室长轴切面二维超声显示二尖瓣瓣尖增厚、回声增强；（B）3D-TTE X-Plane 模式中二尖瓣短轴切面显示交界部融合，瓣口呈"鱼口样"；（C）心尖四腔心切面二维超声显示二尖瓣整体呈漏斗样狭窄，CDFI 显示血流加速汇聚于瓣口水平；（D）TEE 交界连合切面二维超声显示瓣下腱索增粗、缩短、融合；（E）TEE 3D-ZOOM 模式显示二尖瓣口呈"鱼口样"

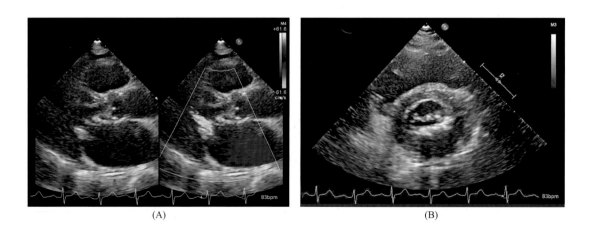

(A)　　　　　　　　　　　　　　　　　(B)

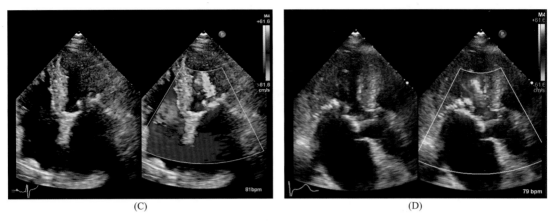

(C)   (D)

图2-3-8 钙化性退行性二尖瓣狭窄

（A）胸骨旁左心室长轴切面二维超声显示后瓣环 - 后叶瓣根部 - 瓣体增厚、钙化，前叶瓣根部增厚；（B）胸骨旁二尖瓣短轴切面二维超声显示交界部无融合，瓣口呈"新月形"；（C）心尖四腔心切面二维超声显示二尖瓣整体呈隧道样狭窄，CDFI 显示血流加速汇聚于瓣根水平；（D）心尖位左心室长轴切面二维超声显示二尖瓣腱索增粗，但无缩短、融合

2.3.3 二尖瓣附加回声的鉴别诊断

项目	感染性心内膜炎（图 2-3-9）	非细菌性血栓性心内膜炎（图 2-3-10）
好发人群	二尖瓣退行性变（包括二尖瓣脱垂和二尖瓣环钙化）、风湿性二尖瓣病变及静脉吸毒患者	恶性肿瘤（腺癌）、自身免疫性风湿病（系统性红斑狼疮、抗磷脂抗体综合征）、败血症、烧伤
病理 / 病理生理	赘生物是感染性心内膜炎最重要的病理改变，主要由病原体（细菌、真菌、立克次体）、血小板、纤维素和坏死的瓣膜组织组成	无菌性血小板血栓沉积：与高凝状态下的内皮损伤有关，高凝状态会促进血小板、血栓和炎症分子在心脏瓣膜上的沉积
常见临床表现	发热、新发的杂音、栓塞（Osler 结节、Janeway 损害和 Roth 斑）	栓塞率 50%～76%，栓塞的主要部位是中枢神经系统
二维超声	①附着部位：血流冲击的部位，如二尖瓣关闭不全时瓣叶的左心房面、左心房心内膜多见，可位于瓣尖、瓣叶或心内膜表面的任何部位；②活动度：有自主活动度和形变；③大小、形态：无定型、不规则、大小不等、有蒂或无蒂（通常蒂较窄）；④回声：急性期回声偏低、慢性期回声偏高；⑤瓣膜：不均匀增厚，具有侵袭性特征，可发生瓣叶穿孔、瓣膜瘤和腱索断裂，也可伴有瓣周脓肿、假性动脉瘤、瘘管等并发症，各瓣膜均可受累，甚至同时受累	①附着部位：通常沿二尖瓣闭合缘分布，常在前后叶间形成"对吻征"，可存在于左心房面（常见）、左心室面，甚至瓣下结构；②活动度：基底宽，无自主活动度；③大小、形态：形态规则，大小从小于 0.1cm（常见）到大于 2cm 不等，呈疣状、粒状、息肉状，也可为聚集状或簇状；④回声：均匀或不均匀回声；⑤瓣膜：弥漫性增厚（腱索也可以出现增厚、钙化），主要累及瓣叶边缘，但无交界部融合，非细菌性血栓性心内膜炎不具有典型的侵袭性特征，通常瓣膜无破坏、穿孔，也不伴有局部并发症，如脓肿、假性动脉瘤或瘘管，几乎只累及二尖瓣和主动脉瓣
CDFI	通常可见前后叶对合处和 / 或穿孔处的大量反流；在感染性心内膜炎的慢性期，瓣膜纤维化和挛缩也会导致反流	可导致二尖瓣反流，多为轻度

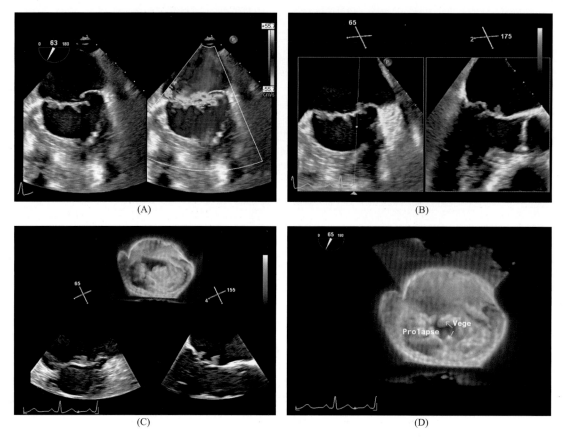

图2-3-9 感染性心内膜炎

（A）TEE 交界连合切面二维超声显示腱索断裂，二尖瓣脱垂，CDFI 显示大量反流；（B）TEE X-Plane 模式 LVOT 切面显示二尖瓣后叶脱垂，前叶瓣体左心房面附加回声；（C）TEE 3D-ZOOM 模式 LVOT 切面显示后叶瓣缘、前叶瓣体左心房面附加回声；（D）TEE 3D-ZOOM 模式显示二尖瓣后叶 P1-P2 区脱垂，后叶瓣缘、前叶瓣体左心房面均可见附加回声

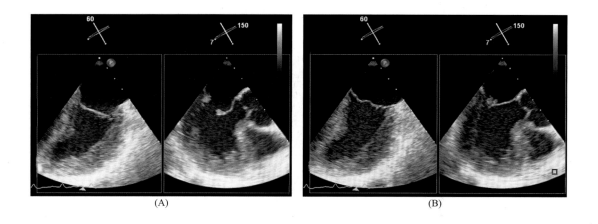

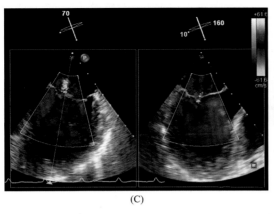

(C)

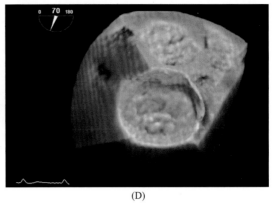

(D)

图2-3-10 非细菌性血栓性心内膜炎

（A）TEE X-Plane 模式 LVOT 切面显示二尖瓣前、后叶瓣缘附加回声（舒张期）；（B）TEE X-Plane 模式 LVOT 切面显示二尖瓣前、后叶瓣缘附加回声（收缩末期），呈"对吻征"；（C）TEE X-Plane 模式 CDFI 显示二尖瓣前、后叶对合处少量反流；（D）TEE 3D-ZOOM 模式显示二尖瓣前、后叶对合缘处附加回声"聚结状"，呈"对吻征"

（李　楠）

2.4　心肌病的鉴别诊断

心肌病是心肌结构和功能异常的一种心肌疾病，需排除冠状动脉疾病、高血压、心脏瓣膜病和先天性心脏病导致的心肌异常，最常见的心肌病包括扩张型心肌病、肥厚型心肌病及限制型心肌病。

2.4.1　扩张型心肌病的鉴别诊断

项目	扩张型心肌病（图 2-4-1）	缺血性心肌病（图 2-4-2）	应激性心肌病（图 2-4-3）	围产期心肌病（图 2-4-4）
病因	遗传因素、感染、毒素暴露、自身免疫反应等	冠心病引起心肌长期慢性缺血	应激状态	遗传因素、炎症、异常免疫应答、异常血流动力学反应、营养不良等
好发人群	各个年龄段和性别	中老年男性	绝经后女性	晚婚晚育、多胎多产、妊娠高血压、子痫的孕妇
临床特点	心肌酶学无升高；冠状动脉 CTA/造影示血流通畅	心肌酶在急性心肌梗死时明显升高；冠状动脉 CTA/造影示其狭窄或闭塞	心肌酶轻中度升高；冠状动脉 CTA/造影示血流通畅	心肌酶无升高；冠状动脉 CTA/造影示血流通畅
超声特征	①二维超声：大心腔，小瓣口，心肌运动弥漫性减低；②左心室射血分数：减低，难以恢复	①二维超声：左心增大，左心室心肌运动呈节段性减低；②左心室射血分数：减低，难以完全恢复	①二维超声：左心室中下部心腔扩张，心肌收缩运动弥漫性减低，其范围常超出单支冠状动脉供血分布的区域。左心室基底段心肌收缩运动可代偿性增强。左心室收缩期呈"章鱼篓"样改变。②左心室射血分数：早期减低，1～2 周后恢复正常	①二维超声：左心增大，左心室心肌收缩运动弥漫性减低；②左心室射血分数：减低，部分患者可完全恢复
备注	预后较差	预后较差	预后良好	大多数预后良好

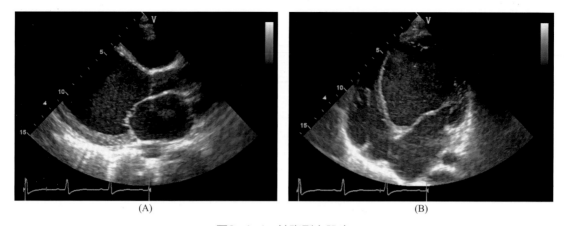

(A)   (B)

图2-4-1　扩张型心肌病

（A）左心室长轴切面二维超声显示全心扩大，左心显著，左心室壁相对变薄；（B）心尖四腔心切面二维超声显示二尖瓣开放幅度减小，呈"大心腔，小瓣口"

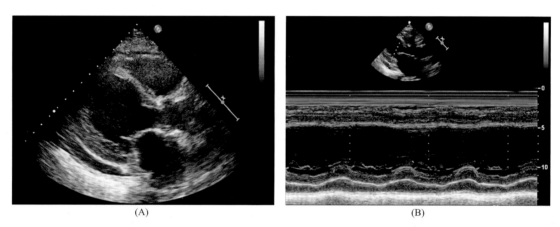

(A)   (B)

图2-4-2　缺血性心肌病

（A）左心室长轴切面二维超声显示左心室前间壁心肌变薄，心肌回声增强，左心增大；（B）M型超声显示左心室前间壁心肌收缩运动明显减低

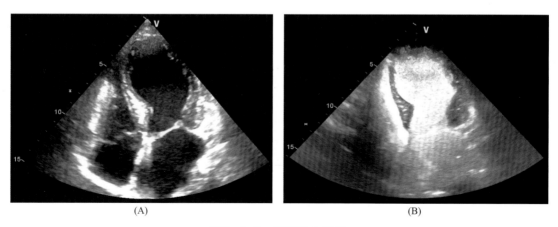

(A)   (B)

图2-4-3　应激性心肌病

（A）、（B）心尖四腔心切面二维超声及声学造影检查显示左心室中下部心腔扩张、心肌收缩运动减低，基底段心肌收缩运动增强，左心室收缩期呈"章鱼篓"样改变

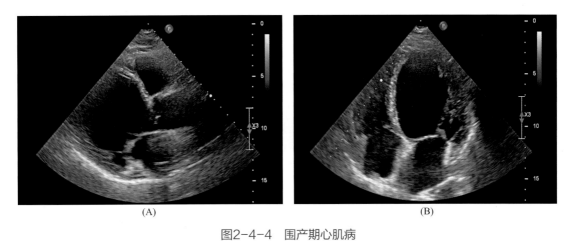

图2-4-4 围产期心肌病

（A）、（B）左心室长轴切面及心尖四腔心切面二维超声显示围产期心肌病（孕妇）患者左心显著增大

2.4.2 肥厚型心肌病的鉴别诊断

项目	肥厚型心肌病 （图 2-4-5）	高血压心脏病 （图 2-4-6）	主动脉瓣狭窄 （图 2-4-7）	心肌淀粉样变性 （图 2-4-8）	法布里病 （图 2-4-9）
病因	编码肌小节结构蛋白的基因突变	高血压	主动脉瓣退行性改变、风湿性改变、先天性畸形	异常折叠蛋白分子构成不溶性纤维沉积物（淀粉样蛋白）并沉积在心脏组织中	编码溶酶体水解酶α-半乳糖苷酶 A 的 GLA 基因突变
好发人群	男性发病率略高于女性	老年人、超重和肥胖者、合并慢性肾病的患者等	老年人、先天性瓣膜畸形者、风湿性心脏病史者、慢性肾病患者、高胆固醇和高血压患者	男性发病率略高于女性	男性患病率高于女性，有法布里病家族史的人群风险较高
临床特点	具有高度异质性，心源性猝死、心力衰竭和卒中是三大主要死亡原因	因长期高血压对心脏造成一系列病理生理变化	呼吸困难、胸痛、晕厥、心悸、乏力和心脏杂音	心电图低电压与左心室肥厚程度不相匹配	四肢疼痛、皮肤血管角质瘤、肾功能衰竭、心肌肥厚、角膜混浊等多系统症状
超声特征	①左心室：多为不对称性增厚；②右心室：可伴游离壁增厚；③心房：左心房扩张；④瓣膜：瓣叶可冗长、脱垂、对合不良；⑤其他：乳头肌异常，SAM 征阳性，左心室流出道梗阻	①左心室：多为弥漫对称性增厚，左心室增大；②右心室：无特殊异常改变；③心房：有时扩张；④瓣膜：无特殊异常改变	①左心室：对称性增厚，左心室略扩大；②右心室：无特殊异常改变；③心房：有时扩张；④瓣膜：主动脉瓣叶退行性改变、二叶式畸形、风湿性改变等	①左心室：心肌弥漫性增厚伴闪烁颗粒样回声，左心室大小多正常；②右心室：游离壁增厚；③心房：左心房扩张，房间隔增厚；④瓣膜：乳头肌、房室瓣增厚；⑤其他：心包积液，纵向应变牛眼图"心尖保留"征象	①左心室：向心性增厚，呈"双边征"，下外侧壁基底段运动减低，乳头肌不成比例肥大；②右心室：游离壁增厚；③心房：左心房扩张；④瓣膜：房室瓣轻度增厚，少数患者主动脉瓣增厚；⑤主动脉扩张
备注	—	长期高血压病史，可合并脑、肾及眼底等高血压性改变	—	—	—

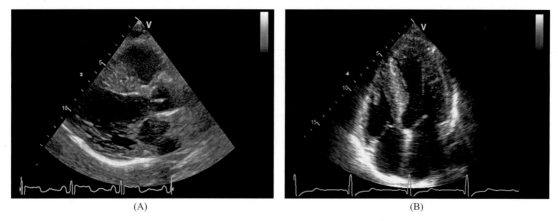

(A)　　　　　　　　　　　　　　(B)

图2-4-5　肥厚型心肌病

（A）、（B）左心室长轴切面及心尖四腔心切面二维超声显示左心室心肌不对称性增厚，增厚心肌呈强弱不均的颗粒或斑点状回声，颗粒粗糙，收缩期心室腔减小，左心房增大

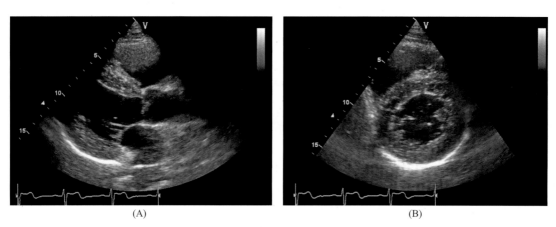

(A)　　　　　　　　　　　　　　(B)

图2-4-6　高血压心脏病

（A）、（B）左心室长轴及短轴切面二维超声显示左心室心肌对称性增厚

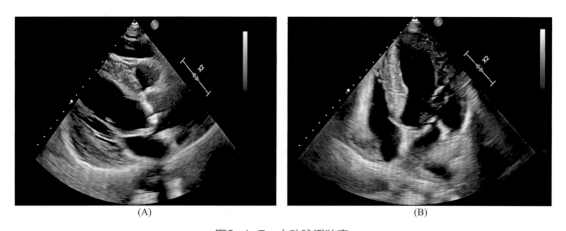

(A)　　　　　　　　　　　　　　(B)

图2-4-7　主动脉瓣狭窄

（A）、（B）左心室长轴切面及心尖四腔心切面二维超声显示主动脉瓣增厚、钙化，开放受限，左心室心肌对称性增厚

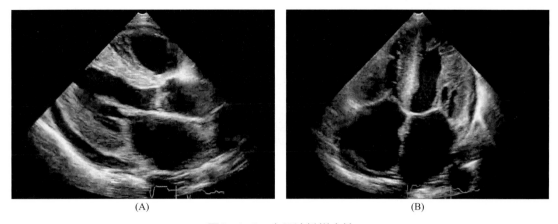

(A) (B)

图2-4-8 心肌淀粉样变性

（A）、（B）左心室长轴切面及心尖四腔心切面二维超声显示双心室对称性增厚，心肌回声呈闪烁的颗粒样回声或毛玻璃样改变，左心房扩张，房间隔增厚，房室瓣及主动脉瓣增厚，心包积液

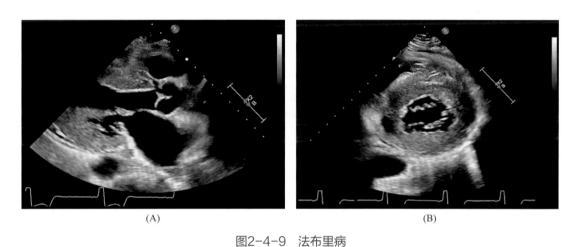

(A) (B)

图2-4-9 法布里病

（A）、（B）左心室长轴及短轴切面二维超声显示左心室向心性增厚、呈"双边征"，右心室亦肥厚

2.4.3 限制型心肌病的鉴别诊断

项目	原发性限制型心肌病（图 2-4-10）	嗜酸性粒细胞增多症（图 2-4-11）	缩窄性心包炎（图 2-4-12）
病因	病因不明，无特殊病史	嗜酸性粒细胞持续增多	通常有心包积液病史
好发人群	伴有家族史、遗传因素、其他系统性疾病或免疫性疾病的人群	患有特定自身免疫疾病、骨髓增生异常综合征、感染性疾病（如寄生虫感染）等免疫性疾病的人群	炎症性疾病、肿瘤、接受过放射治疗或心脏手术、长期服用特定药物的患者
临床特点	呼吸困难、外周水肿、乏力、心悸、胸痛、肝脾肿大、心脏杂音和静脉压升高	外周血嗜酸性粒细胞增多，具有皮肤、肺、心脏、消化道和神经系统的多系统受累症状	由于心包增厚和钙化限制心脏舒张，血液回流受阻和心脏泵血功能受损

项目	原发性限制型心肌病（图2-4-10）	嗜酸性粒细胞增多症（图2-4-11）	缩窄性心包炎（图2-4-12）
二维超声	①心包：无增厚（厚度＜2mm），无钙化，可有心包积液；②心房：通常显著增大；③心肌或心内膜：增厚、回声增强；④室间隔运动：无明显异常；⑤心脏形态改变：极少见	①心包：无增厚（厚度＜2mm），无钙化，可有心包积液；②心房：通常显著增大；③心肌或心内膜：心尖或中下部心内膜增厚，可伴有血栓形成；④室间隔运动：无明显异常；⑤心脏形态改变：极少见	①心包：增厚（厚度＞3mm），常有钙化；②心房：通常明显增大；③心肌或心内膜：正常；④室间隔运动：异常抖动样运动；⑤心脏形态改变：常见
频谱多普勒	①二尖瓣E峰速度：随呼吸变化率＜25%；②肝静脉血流速度：随呼吸变化率＜20%，$S＜D$；③TDI-二尖瓣e'：平均$e'＜8cm/s$，$e'_{侧壁}＞e'_{间隔}$；④E/e'：＞14	①二尖瓣E峰速度：随呼吸变化率＜25%；②肝静脉血流速度：随呼吸变化率＜20%，$S＜D$；③TDI-二尖瓣e'：平均$e'＜8cm/s$，$e'_{侧壁}＞e'_{间隔}$；④E/e'：＞14	①二尖瓣E峰速度：随呼吸变化率＞25%；②肝静脉血流速度：随呼吸变化率＞20%，S约$≥D$；③TDI-二尖瓣e'：平均$e'＞8cm/s$，$e'_{侧壁}＜e'_{间隔}$；④E/e'：＜14

注：S—收缩期肝静脉峰值血流速度；D—舒张早期肝静脉峰值血流速度；e'—舒张早期二尖瓣环峰值速度；E—舒张早期二尖瓣口峰值血流速度；E/e'—E 和 e' 的比值。

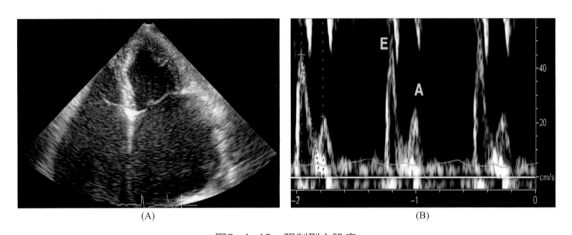

(A)　　　　　　　　　　　　　　　(B)

图2-4-10　限制型心肌病

（A）、（B）心尖四腔心切面二维超声显示心肌增厚，双心房增大，二尖瓣血流呈限制性充盈障碍

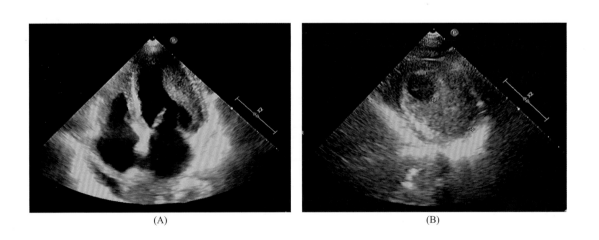

(A)　　　　　　　　　　　　　　　(B)

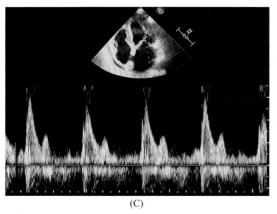
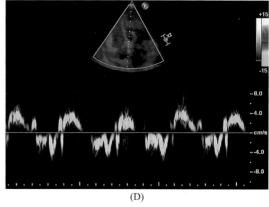

(C)   (D)

图2-4-11 嗜酸性粒细胞增多症

（A）、（B）心尖四腔心切面及左心室短轴切面二维超声显示左心室中下部心内膜增厚，心室壁增厚，心房增大，少量心包积液；（C）、（D）频谱多普勒显示左心室心肌舒张功能减低

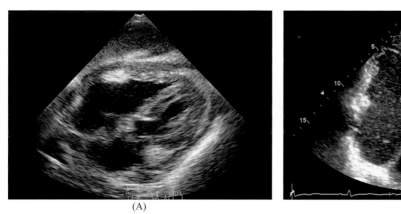

(A)   (B)

图2-4-12 缩窄性心包炎

（A）、（B）剑突下切面及心尖四腔心切面二维超声显示心包增厚、钙化，心包腔内充填低回声，心房扩大，室间隔随呼吸偏向左心室侧，房室环挛缩、向内移位

（王永槐）

2.5 心包疾病的鉴别诊断

心包分为外层的纤维心包和内层的浆膜心包。纤维心包由致密结缔组织构成。浆膜心包分为脏、壁层两层：脏层直接覆盖于心脏表面，参与构成心外膜；壁层则衬于纤维心包内表面。浆膜心包脏、壁层之间的潜在腔隙为心包腔，内含少量液体，起到减少摩擦的作用。心包疾病是指一系列累及心包的病变，这些病变可改变心包腔内液体的性质、液体量或心包的结构，从而影响心脏正常功能。

项目	心包积液 （图2-5-1）	心包占位 （图2-5-2）	心包脂肪 （图2-5-3）	胸腔积液 （图2-5-4）	纵隔淋巴结肿大 （图2-5-5）
病因	感染性（病毒、细菌等）疾病、全身性系统疾病（心力衰竭、肾功能不全及肝硬化等）、心肌梗死后综合征、肿瘤、外伤、术后、放、化疗等	心包囊肿，多为先天胚胎发育所致；心包肿瘤，可分为原发性和继发性（原发性心包肿瘤罕见，如脂肪瘤、纤维瘤、血管瘤和肉瘤等；继发性心包肿瘤可来源于全身恶性肿瘤的直接侵袭或经转移扩散）	为正常生理结构，肥胖人群较明显	感染性（病毒、细菌等）疾病、全身性系统疾病（心力衰竭、肾功能不全及肝硬化等）、肿瘤、外伤、放、化疗等	炎性反应、肿瘤（淋巴瘤、肿瘤转移等肿瘤性转移性淋巴结肿大、肺结节等
临床特点	根据积液的量，心脏舒张受限，心排血量首先出现体循环淤血，中等量、大量积液时出现收缩压下降，脉压差减小等表现；当短时间内积液急剧增多时可出现心包压塞	心包占位对心脏不同部位造成压迫时可出现相应临床表现，如压迫右心房导致体循环淤血表现	无特殊临床表现	少量胸腔积液一般无自觉症状，积液量超过500mL后引起胸闷、呼吸困难等	无明显临床症状，体积较大压迫重要组织器官时引起相应临床表现，如压迫气管引起呛咳，压迫食管引起吞咽困难等
二维超声	积液位于浆膜心包脏、壁层之间。少量积液可局限于右心室心脏、壁层心包脏、壁层分布于右心脏周围，大量积液可见心脏在液体内明显摆动。浆液性积液多呈无回声暗区，随体位变化可见回声暗区内明显；纤维渗出性积液暗区内可见条带状结构飘浮于积液较浑浊，可见化脓性或血性积液较浊回声	心包囊肿最常见于右心外侧，并非位于心包腔内，以心尖部区，附于心包外侧，多呈圆形或椭圆形无回声区，有包膜或薄层回声，边界清晰、规则无回声、边界不清，回声不均匀，伴心包积液，心包舒张受限	心包脂肪垫位于纤维心包外并非位于心包腔内，以心尖部常见；心外膜脂肪层心位于心外膜下，即心肌和脏层心包之间，直接附于心肌表面，回声略高于正常心肌，脂肪增厚或增厚局限性增厚，并且与心脏同步运动	位于心脏、壁层回声间，大量胸腔积液漂浮可见其内肺组织飘浮	位于纵隔腔内，常见于气管旁，炎性淋巴结肿大一般形态较规则，边界较清晰，多为低回声结节；转移癌淋巴结肿大体积较小呈低回声，体积增大后呈不均匀回声；淋巴瘤则表现为多个淋巴结相互融合
CDFI	一般无血流信号，也可见由心脏搏动引起的彩色伪像	心包囊肿无血流信号；心包肿瘤内可见血流信号较丰富	无血流信号	一般无血流信号，也可见心脏搏动引起的彩色伪像	炎性淋巴结肿大血流信号不丰富；而淋巴瘤内可见较丰富的血流信号
备注	积液位置、深度随体位变化而改变	不随体位变化	不随体位变化	积液位置、深度随体位变化而改变	不随体位变化

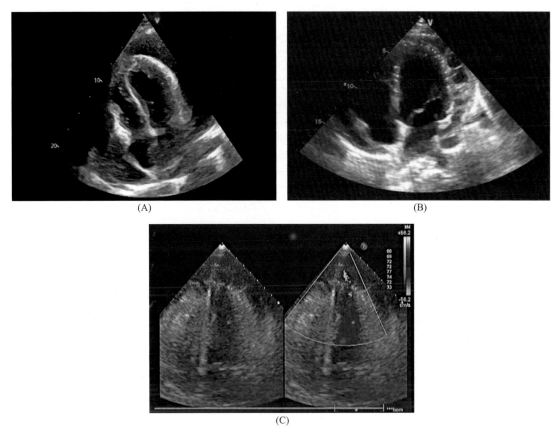

图2-5-1 心包积液

（A）心尖四腔心切面二维超声显示大量心包积液，心包腔内液性暗区伴心脏摆动；（B）心尖四腔心切面二维超声显示心包腔内纤维条索样渗出，脏、壁层心包间可见强回声条带状结构漂浮于液性暗区内；（C）二维超声/CDFI显示血性心包积液，心脏破裂后心包腔内积血伴血栓形成

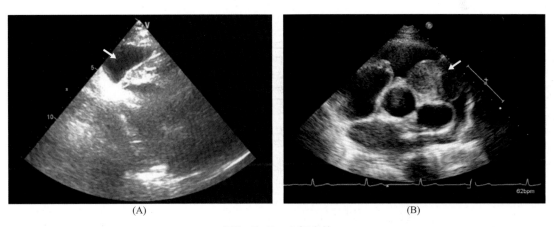

图2-5-2 心包占位

（A）二维超声胸骨旁透声窗显示心包囊肿（➡），为边界清晰的无回声区，有包膜；（B）大动脉短轴切面二维超声显示心包血管肉瘤（➡），为心包腔内团块状回声，回声不均匀，对心脏有压迫

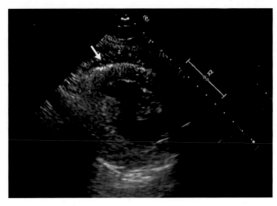

图2-5-3 心包脂肪

左心室短轴切面二维超声显示附着于心肌和脏层心包之间的层状回声（➡）

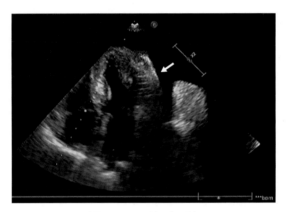

图2-5-4 胸腔积液

二维超声显示胸膜腔内液性暗区（➡），其内可见肺组织

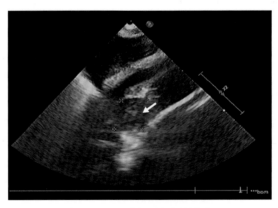

图2-5-5 纵隔淋巴结肿大

二维超声显示纵隔内椭圆形低回声结节（➡）

（刘 文）

2.6 常见心脏肿瘤的鉴别诊断

心脏肿瘤是一类罕见的心脏疾病，其诊断常常面临着重大挑战。这类疾病通常起病隐匿，在影像学检查中偶然被发现；当引发心内阻塞、栓塞和心力衰竭等并发症时，可以通过影像学检查进行诊断。超声心动图作为首要的心脏影像学检查手段，在心脏肿瘤的诊断和鉴别诊断中扮演着重要角色。经食管超声心动图、三维超声和造影等新技术不能够为诊断心脏肿瘤提供关键的影像信息。根据组织学分类，心脏肿瘤可分为原发性和转移性两类，以转移性肿瘤常见。在原发性肿瘤中，良性肿瘤明显多于恶性肿瘤，黏液瘤约占良性肿瘤的50%，乳头状弹力纤维瘤是最常见累及瓣膜的肿瘤。在心脏肿瘤的临床鉴别诊断过程中，除了需要区分不同类型的肿瘤外，还需与血栓、感染性心内膜炎等非肿瘤性占位病变进行鉴别。

项目	黏液瘤（图2-6-1）	乳头状弹力纤维瘤（图2-6-2）	横纹肌瘤（图2-6-3）	心脏原发性恶性肿瘤（图2-6-4）	心脏转移瘤（图2-6-5）	心内血栓（图2-6-6）	感染性心内膜炎（图2-6-7）
好发人群和病因	40~60岁多见，女性多于男性	老年人多见	胎儿和婴儿中最常见的心脏肿瘤，随年龄增长，可自行变小或消失	好发于中老年人	好发于中老年人	好发于心房颤、心肌梗死和下肢深静脉血栓等患者	患者有发热、感染病史，侵入性治疗操作、毒品使用等
组织病理学表现	黏液样基质内散在或簇状的梭形或星形细胞，可见少量血管结构，出血和钙化	无血管的弹性纤维结构，表面衬有内皮细胞，内部可见血栓样结构	呈星形肿大的心肌细胞，其内可见较大的空泡	细胞呈多形性、坏死和有丝分裂，高度血管化，可钙化或骨化，周围组织浸润	浸润性恶性细胞，可见坏死，周围组织浸润	血栓由纤维蛋白网、血细胞和血小板构成，新鲜的血栓富含红细胞和血小板，随着时间推移演变为以纤维蛋白为主的网状结构	细菌聚集、炎症反应、血栓形成，坏死以及瓣膜破坏
临床特点	当发生瓣口血流阻碍时，可出现心悸、气短，此时听诊可闻及杂音；当瘤体脱落时，发生周围血管栓塞，其中脑血管栓塞最常见；发热、皮疹等较常见	当瘤体脱落时，可发生周围血管栓塞	当瘤体较大造成心腔血流阻碍时，出现心力衰竭表现	当发生瓣口或心腔血流梗阻时，可出现心悸、气短；当发生部分瘤体脱落时，发生周围动脉栓塞；肿瘤也会影响心肌功能，可导致心力衰竭，引起心包积液，甚至呼吸困难，甚至心包压塞；可有恶病质症状	常发生于有恶性肿瘤病史者；当发生瓣口或心腔血流阻碍时，可出现心悸、气短；肿瘤也会影响心肌功能，可导致心力衰竭，导致心包呼吸困难，甚至心包压塞症状	当血栓发生脱落时，发生周围动脉栓塞	赘生物引起瓣膜受累时，可引起血液反流，造成心力衰竭，此时可闻及心内杂音；主动脉环根部赘生物向主动脉瓣周脓肿和主动脉瘤破裂，导致心内异常分流，造成心力衰竭症状；当赘生物发生脱落时，发生周围动脉栓塞

项目	黏液瘤（图2-6-1）	乳头状弹力纤维瘤（图2-6-2）	横纹肌瘤（图2-6-3）	心脏原发性恶性肿瘤（图2-6-4）	心脏转移瘤（图2-6-5）	心内血栓（图2-6-6）	感染性心内膜炎（图2-6-7）
二维超声	①好发部位：心腔内占位，左心房多见，典型的黏液瘤附着于房间隔卵圆窝附近；②大小、形态：大小不一，形态多呈椭圆形或分叶状，边界清晰，多有窄蒂；③基底和活动度：基底无浸润，活动度大，有明显活动；④内部回声及质地：较均匀的中等强度回声，部分肿物内可见局限性强回声或回声均匀无回声；⑤心包积液：无	①好发部位：心腔内占位，附着于瓣膜上；②大小、形态：大小较小，形态多呈圆形或椭圆形，边界清晰，多有窄蒂；③基底和活动度：基底无浸润，活动度较大，有明显活动；④内部回声及质地：较均匀性，内部质地中等强度回声；⑤心包积液：无	①好发部位：心肌内占位，部分突入到心腔内；②大小、形态：多发，大小不等，形态呈圆形或椭圆圆形，边界清晰；③基底组织无浸润；④内部回声及质地：均质强回声；⑤无	①好发部位：心腔或心肌内占位，肉瘤以心房多见，其余右心至左心房多见；②大小、形态：边界不规则，形态多发、大小不等，位于心肌内者边界不清；③基底和活动度：基底可见浸润，部分瘤体可有较大活动和形态改变，部分肿瘤因细胞较多表现为固定不动；④内部回声及质地：多为不均质中低回声，回声强度及质地不均性；⑤心包积液：常有心包积液，严重时可引起心包压塞	①好发部位：心包，心腔或心肌内占位；②大小、形态：边界不规则，形态不等，位于心肌内者边界不清；③基底和活动度：以直接蔓延方式累及或心肌，淋巴管或静脉，腔静脉可致肺静脉，心脏结构可破坏浸润；④内部回声及质地：多为不均质中低回声；⑤心包积液：常有心包积液，严重时可引起心包压塞	①好发部位：心腔内左心房和左心室多见；②大小、形态：多发，大小不等，形态不规则，边界清晰；③基底和活动度：基底多见，无浸润，可有活动觉，无浸润；④内部回声及质地：均质回声，回声强度及质地低回声，心力衰竭时可有少量心包积液	①好发部位：心腔内附着于瓣膜上；②大小：可多发，边界不规则，形态不规则；③基底及活动度：基底较大，赘生物多见活动幅度较大，活动度及质地：④内部质地：均质回声，回声强度低回声；⑤心包积液：炎症累及心包时可有少量心包积液
CDFI和频谱多普勒	肿物瘤体较大时，受累心腔血流受阻，血流速度加快，瘤体较大脱入瓣口时，可造成瓣口血流速度加快，脱落的瘤栓可造成周围动脉栓塞	多数不影响瓣口血流，CDFI显示瓣口启闭良好	瘤体较大关心腔时，可造成心腔血流受阻，血流局限性变细，血流速度加快	当瘤体较大或脱入瓣口时，可造成血流梗阻，脱落的瘤栓可造成周围动脉栓塞	当瘤体较大时，可造成瓣口血流受阻，脱落的瘤栓可造成周围动脉血流梗阻	活动性的新鲜血栓可脱落，脱落的血栓可造成周围动脉或肺动脉栓塞	活动性的赘生物可脱落，脱落的赘生物可造成周围动脉或肺动脉栓塞
超声造影显示占位内的增强情况	部分增强或不完全增强	有绒毛状边界者表现为轻度增强	完全增强	多见完全增强	完全增强或部分增强	无增强	无增强

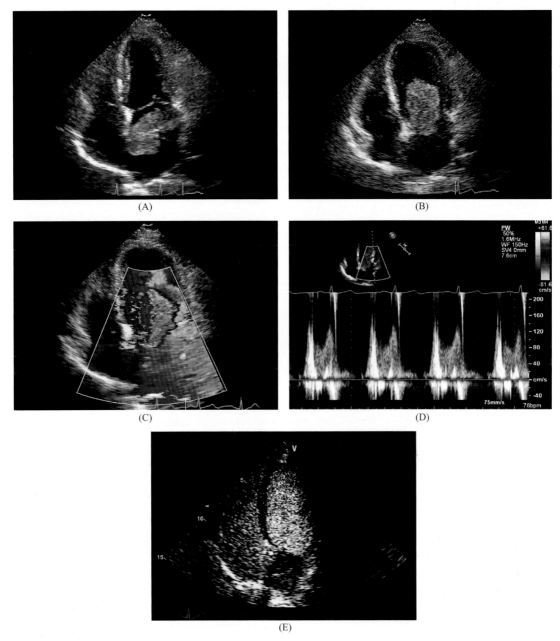

(A)

(B)

(C)

(D)

(E)

图2-6-1 左心房黏液瘤

（A）经胸超声心动图二维图像显示左心房中低回声团块，边界清晰，表面可见小分叶，以窄蒂附着于房间隔卵圆窝附近；（B）团块有明显活动及形变，舒张期进入二尖瓣口，造成左心室血流流入梗阻；（C）CDFI显示舒张期二尖瓣瓣口血流沿肿物周围走行，血流明亮；（D）频谱多普勒显示二尖瓣血流速度加快；（E）左心室心肌造影显示左心房内团块内呈部分增强

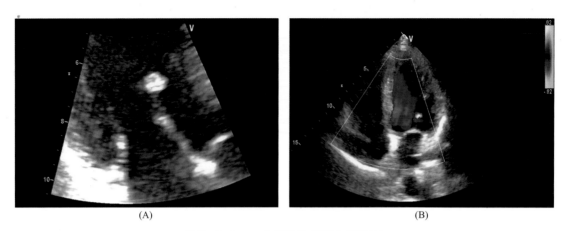

(A)   (B)

图2-6-2　二尖瓣乳头状弹力纤维瘤

（A）经胸超声心动图 ZOOM 模式显示一圆形强回声团块以窄蒂附着于二尖瓣瓣尖，边界清晰，二尖瓣瓣叶形态未见破坏，开放良好；（B）CDFI 显示二尖瓣关闭良好，未探及反流，表明二尖瓣附着的团块未对二尖瓣功能造成影响

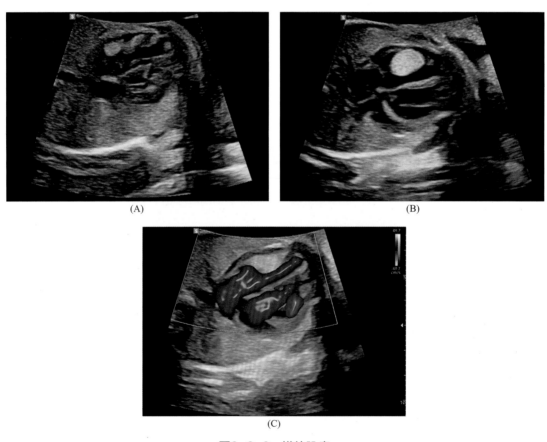

(A)   (B)

(C)

图2-6-3　横纹肌瘤

（A）胎儿超声心动图二维超声显示左心室、右心室心肌内多处团块样强回声占位；（B）二维超声显示较大的占位位于右心室前壁，并突入到心腔内；（C）CDFI 显示突入心腔内的占位造成右心室内血流轻度梗阻

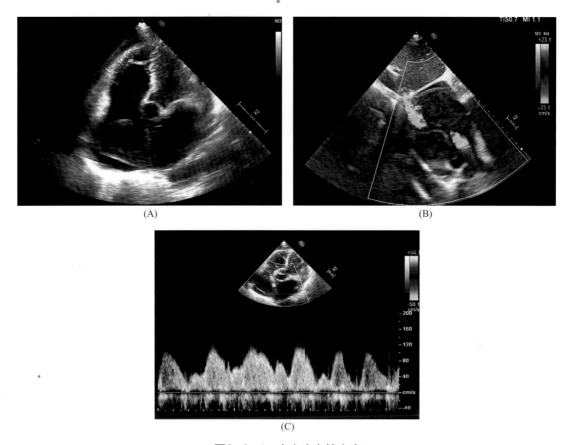

图2-6-4 右心房血管肉瘤

（A）经胸超声心动图二维超声显示右心房内较大低回声团块，基底较宽，弥漫附着于右心房，瘤体形态不规则，随心动周期略有形变，心包腔内可见少量积液；（B）CDFI显示，由于肿物占据大部分右心房腔，上、下腔静脉入口处血流变细，血流速度加快，右心房内血流在肿物边缘走行，血流明亮；（C）PW显示右心房内血流速度加快

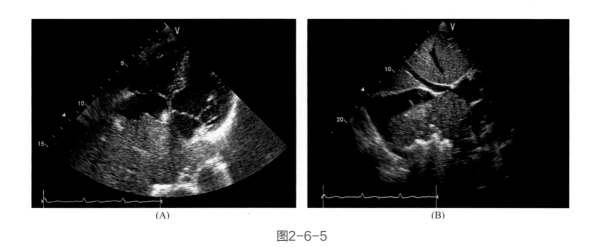

图2-6-5

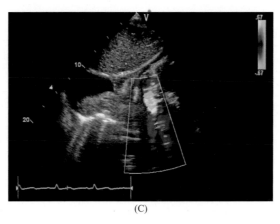

(C)

图2-6-5　心脏转移瘤

　　患者 2 年前诊断为中心型肺癌。（A）经胸超声心动图二维超声显示右心房及左心房后部可见较大低回声团块，边界清晰，形态不规则，占据大部分右心房及左心房腔，受瘤体浸润影响，右心房和左心房的游离壁及房间隔结构消失；（B）二维超声显示患者右侧胸腔可见大量积液，心脏内团块与胸腔内肿物相连，肿瘤部分占据下腔静脉入口，下腔静脉入口变细；（C）CDFI 显示肿瘤占据部分上腔静脉入口，上腔静脉入口处血流变细，血流明亮

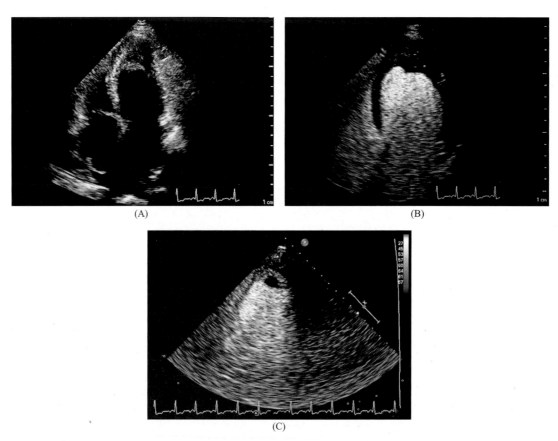

(A)　　　　　　　　　　　　　　　　　　(B)

(C)

图2-6-6　左心室心肌梗死合并左心室心尖部血栓形成

　　（A）经胸超声心动图二维超声显示左心室心尖部心肌运动减弱，左心室心尖部可见较低团块状回声，弥漫附着于心内膜；（B）左心室心腔超声造影显示左心室心尖部充盈缺损；（C）左心室心肌超声造影清晰显示左心室心尖部团块，团块内无增强

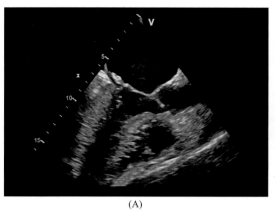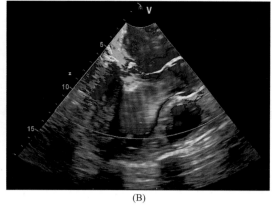

(A)　　　　　　　　　　　　　　　　　　(B)

图2-6-7　感染性心内膜炎（二尖瓣赘生物）

（A）经食管超声心动图二维超声显示二尖瓣前叶瓣尖附着不均质中高回声，附加回声形态不规则，有明显活动度和形变，二尖瓣前叶瓣尖脱垂，收缩期前叶瓣尖连同附加回声脱向左心房，与后叶形成对合间隙；（B）CDFI 显示二尖瓣重度偏心反流，反流起源于瓣叶对合间隙，并沿后叶走行

（王晓冰）

2.7　常见大动脉疾病的鉴别诊断

　　大动脉疾病包括一系列影响主动脉及其分支的病变，最常见的大动脉疾病包括主动脉夹层、主动脉瘤、主动脉缩窄、大动脉炎等。这些病变可能由遗传、感染或自身免疫反应引起，严重时可导致血流障碍、疼痛或器官功能损害。

项目	主动脉夹层 （图 2-7-1）	主动脉瘤 （图 2-7-2）	先天性主动脉扩张 （图 2-7-3）	主动脉缩窄 （图 2-7-4）	大动脉炎 （图 2-7-5）
好发人群	中老年人、高血压患者	老年人、动脉硬化患者	年轻人，常伴有结缔组织疾病	新生儿、儿童	年轻女性，特别是亚洲人
临床特点	急性胸痛，可能放射到背部或腹部	通常无症状，瘤体较大时可能引起压迫症状	通常无症状，可因合并主动脉瓣反流出现症状	上肢血压高于下肢，脉搏差异大	发热，体重减轻，乏力，可能有脉搏减弱或缺失
超声表现	主动脉内漂浮的膜样回声，将主动脉分成真、假两腔，可伴有假腔内血栓形成	主动脉局限性扩张，主动脉壁回声增强、弹性减低	主动脉根部及/或升主动脉呈瘤样扩张，主动脉壁纤薄，常伴有主动脉瓣环扩张，主动脉瓣对合缝隙	主动脉局部管腔狭窄，狭窄远端管腔扩张	主动脉管壁呈弥漫性、均匀性或不均匀性增厚，管腔不同程度狭窄，纵切面呈通心粉样改变，横切面可呈靶环征
CDFI	真、假腔内的血流速度和方向不同，真腔内血流较明亮，假腔内血流较暗淡，可探及破口处血流往返于真腔和假腔	与周围正常血流相比，瘤体内血流缓慢，可见旋流	无主动脉瓣反流时，升主动脉内可探及稍暗淡彩色血流；伴有主动脉反流时，左心室流出道内可探及舒张期五彩镶嵌样反流束	管腔狭窄处可探及五彩镶嵌样彩色血流	病变部位血流束变细，边缘不规则，如为局限性管腔狭窄，狭窄处血流明亮或呈五彩镶嵌样，其远端血流暗淡；如为弥漫性病变，管腔整体血流较暗淡

项目	主动脉夹层 （图2-7-1）	主动脉瘤 （图2-7-2）	先天性主动脉扩张 （图2-7-3）	主动脉缩窄 （图2-7-4）	大动脉炎 （图2-7-5）
频谱多普勒	真、假腔内的血流速度和方向不同，真腔血流速度较快，假腔血流速度较慢，破口处可探及双向血流频谱	瘤体部血流频谱速度减低，频带增宽且不规则	无主动脉瓣反流时，升主动脉内可探及正常或稍低速血流频谱；伴主动脉瓣反流时，左心室流出道内探及舒张期反流频谱	狭窄处血流速度加快，频谱呈湍流，狭窄处远端血流速度减低，频谱呈低阻样	病变如为局限性管腔狭窄，狭窄处血流速度加快，狭窄处远端血流速度减慢，阻力减低；如果为弥漫性病变，则管腔内血流速度减低，频谱呈低速单相
超声新技术	超声造影有助于显示破口、真假腔内血流动态和假腔内血栓	超声造影有助于精准评估瘤体大小及是否合并血栓	弹性成像有助于评估主动脉壁的弹性	超声造影有助于精准评估狭窄程度	超声造影有助于精准评价管腔狭窄程度及通过观察管壁微血管评价其是否处于动脉炎活动期

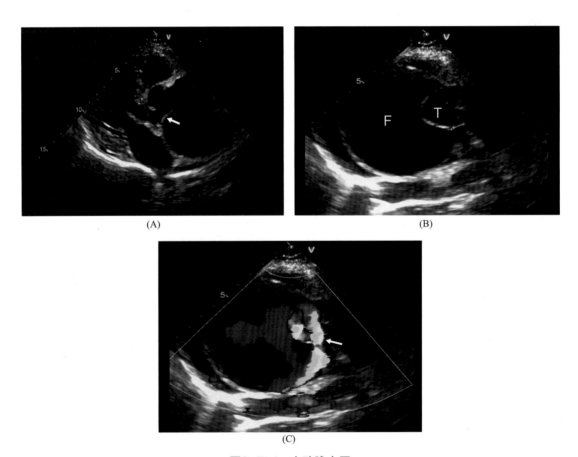

(A)　　　　　　　　　　　　　　　　　　　(B)

(C)

图2-7-1　主动脉夹层

（A）左心室长轴切面经胸二维超声示主动脉近端管腔内可见膜样回声（➡）；（B）升主动脉短轴切面显示膜样回声，将主动脉分为真、假两腔（T—真腔；F—假腔）；（C）升主动脉短轴切面CDFI显示真腔内高速血流并通过破口处（➡）进入假腔

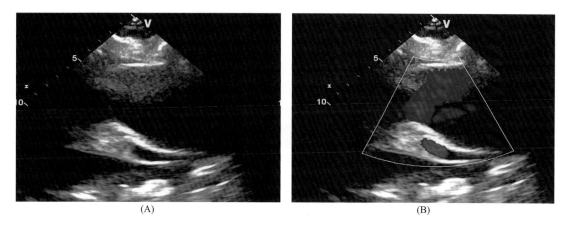

(A)   (B)

图2-7-2 升主动脉瘤

（A）胸骨旁升主动脉长轴切面经胸二维超声显示升主动脉显著扩张（最宽处＞5cm）；（B）同一切面 CDFI 显示主动脉扩张部位彩色血流暗淡

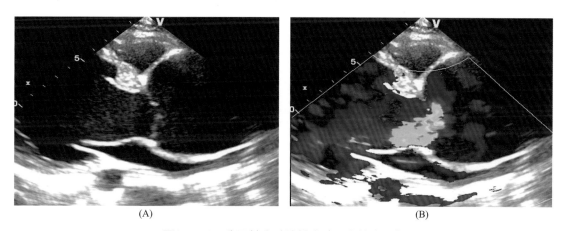

(A)   (B)

图2-7-3 先天性主动脉扩张（马方综合征）

（A）左心室长轴切面经胸二维超声显示主动脉根部及升主动脉扩张，主动脉瓣环亦扩张，主动脉瓣受累；（B）同一切面 CDFI 显示主动脉瓣中、重度反流

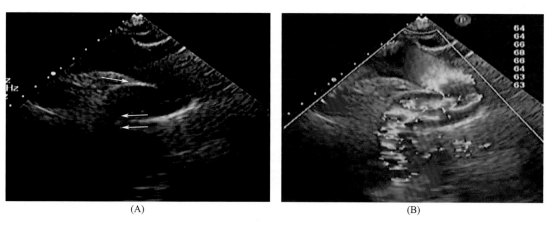

(A)   (B)

图2-7-4

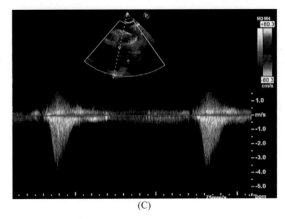

(C)

图2-7-4　主动脉缩窄

（A）胸骨上窝主动脉长轴切面经胸二维超声显示主动脉弓降部呈锐角，弓降部起始部可见隔膜（单箭头示），降主动脉近端亦有缩窄（双箭头示），远端降主动脉扩张；（B）同一切面CDFI显示主动脉弓降部-降主动脉血流呈五彩镶嵌样旋流；（C）连续频谱多普勒显示主动脉弓降部高速血流

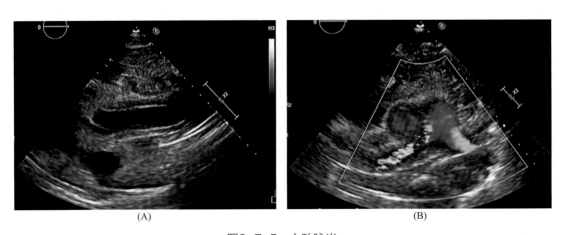

| (A) | (B) |

图2-7-5　大动脉炎

（A）胸骨旁升主动脉长轴切面经胸二维超声显示升主动脉管壁弥漫性增厚，呈低回声，管腔变细；（B）胸骨旁大动脉短轴切面显示肺动脉干及右肺动脉受累，右肺动脉明显变细，CDFI显示右肺动脉内五彩镶嵌样高速血流

（邱　悦　李　珺）

第 3 章

血管疾病的鉴别诊断 ▶▶▶

3.1 腹主动脉疾病的鉴别诊断

项目	腹主动脉真性动脉瘤(图 3-1-1、图 3-1-2)	腹主动脉假性动脉瘤(图 3-1-3)	腹主动脉夹层动脉瘤(图 3-1-4)	腹主动脉壁间血肿(图 3-1-5)	腹主动脉狭窄(图 3-1-6)	腹膜后纤维化(图 3-1-7)
病因	与高血压、动脉粥样硬化、感染性、先天性等因素有关	与外伤、手术或其他血管损伤有关	与高血压、动脉粥样硬化、外伤、先天性等因素有关	与高血压、外伤、动脉粥样硬化等因素有关	与动脉粥样硬化、大动脉炎、先天性、外压性等因素有关	特发性腹膜后纤维化病因不明确,可能与基因突变及免疫功能紊乱有关;继发性腹膜后纤维化与药物、感染、肿瘤、放疗、外伤等因素有关
好发人群	老年男性、吸烟者及有高血压病史、家族遗传史者等	曾经接受过腹部手术或受过腹部外伤的人群	老年人、吸烟者及有高血压病史、动脉粥样硬化病史者等	老年人、有高血压病史者,男性多于女性	动脉粥样硬化所致狭窄好发于中老年人,大动脉炎所致狭窄好发于青年女性	患有自身免疫性疾病的人群,男性多于女性
临床特点	早期无明显症状,通常无意中发现;瘤体增大时可出现腹部脉搏感觉异常、腹部或腰部疼痛或腹部搏动性包块	通常与主动脉破裂或撕裂有关,表现为突发的剧烈胸痛、腹痛或背部疼痛,伴有休克症状	出现突发性剧烈疼痛、休克、脉搏不对称或神经系统症状,也可能出现恶心、呕吐、呼吸困难等非特异性症状	通常表现为背痛,也可伴随与分支动脉受累、器官受损和其他并发症相关的临床症状	轻中度狭窄时,一般不会影响走路;狭窄＞75%或闭塞时,会出现下肢行走无力、间歇性跛行甚至下肢剧烈疼痛;累及分支动脉时可出现缺血性腹痛、缺血性肾性高血压甚至肾萎缩等	起病隐匿,临床表现复杂多变,与病灶部位及累及的脏器有关,可出现腰背部疼痛、腹痛症状,阻塞性尿路疾病是最常见的临床并发症
二维超声	①腹主动脉呈梭形或囊状扩张,直径超过正常的 1.5 倍或直径 ≥3cm;②瘤壁回声与动脉壁相同;③瘤体内可合并血栓形成,呈同心圆或偏心性层状中等或低回声	①腹主动脉壁出现连续性中断,周围可见囊状无回声或混合回声区,与动脉之间有狭小通道;②瘤壁不光滑、与主动脉壁不延续;③瘤体内可见云雾状影或血栓形成	腹主动脉扩张,腔内可见撕裂的内膜回声,呈线状或带状,随心动周期摆动,将动脉分为真、假两腔,横断面呈双环状,一般假腔较大,假腔内可见血栓回声	①腹主动脉管壁局限性环形或新月形增厚,呈不均匀低回声或无回声;②动脉内膜平滑规则;③管腔内无游离的内膜回声	①动脉粥样硬化所致者,可见内膜增厚、粗糙,内壁见不同回声斑块、强回声斑块后伴声影,管腔狭窄或闭塞;②大动脉炎所致者,可见管壁弥漫性或节段性增厚,一般回声斑块,可继发血栓形成或动脉瘤	①腹主动脉被周围异常回声广泛包绕,呈较均匀片状低回声;②病灶前缘较清晰,后缘与腹主动脉紧密相连、界限不清;③常累及输尿管,引起输尿管扩张及肾积水

项目	腹主动脉真性动脉瘤（图 3-1-1、图 3-1-2 ）	腹主动脉假性动脉瘤（图 3-1-3）	腹主动脉夹层动脉瘤（图 3-1-4）	腹主动脉壁间血肿（图 3-1-5）	腹主动脉狭窄（图 3-1-6）	腹膜后纤维化（图 3-1-7）
CDFI	①瘤体内红蓝相间的涡流血流信号；②血栓处彩色血流充盈缺损	①腹主动脉与瘤体间有异常沟通，通道内血流呈五彩镶嵌样；②瘤体内血流缓慢、呈旋涡状；③血栓处彩色血流充盈缺损	①真腔内血流颜色较明亮，假腔内血流颜色较暗淡；②血栓处彩色血流充盈缺损；③入口处血流于收缩期由真腔流向假腔、舒张期由假腔流入真腔	管腔内血流信号充盈正常，增厚管壁内无血流信号	①狭窄处血流束变细，狭窄即后段彩色血流紊乱，常可见湍流；②闭塞段管腔内无血流信号，闭塞动脉周边可见增粗的侧支血管	病灶内无或有少许血流信号
频谱多普勒	①瘤体内呈低速涡流；②狭窄处呈高速血流频谱	①瘤体内呈涡流样改变、血流速度高低不等；②瘤口处可探及往复双相血流频谱	①真腔内血流频谱与正常动脉频谱相似；②假腔内呈涡流或无血流；③入口处测及收缩期由真腔流向假腔、舒张期由假腔流入真腔的血流频谱	管腔内血流频谱形态及速度常在正常范围内	①狭窄段及狭窄即后段测及高速湍流频谱；②狭窄处与上游正常动脉峰速比值≥ 2.5，可诊断狭窄≥ 50%；③远离狭窄下游的动脉血流速度减低，反向波消失	常无明显血流信号
超声造影	清晰显示动脉瘤部位、大小、形态、走行及范围，观察附壁血栓、管壁特征及微血管显像	管壁不连续，增强剂充盈于腹主动脉轮廓之外	真腔内增强剂浓度高于假腔，血栓处增强剂充盈缺损	无内膜破口，管壁无增强剂微泡进入	清晰显示狭窄程度，鉴别完全闭塞与重度狭窄，不稳定斑块内及大动脉炎增厚管壁内可见增强剂微泡进入	腹主动脉周围低回声增强模式及强度与疾病活动性相关，活动期多表现为弥漫性增强或线样增强，非活动期多表现为散点状增强或无增强
备注	最常见的腹主动脉瘤类型，有全层的动脉壁结构，与主动脉壁直接延续相通	瘤壁由周围纤维组织包裹形成、无动脉壁结构，瘤体大、开口小	动脉壁内膜撕裂分离，形成双层管壁结构	管壁局限性环形或新月形增厚，内膜平滑规则、连续性好	管壁均匀或不均匀增厚，管腔狭窄	通常管壁各层结构完整

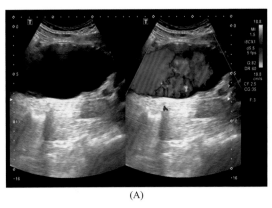

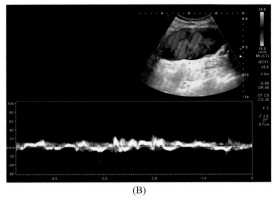

(A)　　　　　　　　(B)

图3-1-1　腹主动脉真性动脉瘤

（A）二维超声显示腹主动脉显著扩张，瘤体内未见确切血栓回声，CDFI 显示红蓝相间的涡流；（B）频谱多普勒显示瘤体内血流紊乱，速度减低

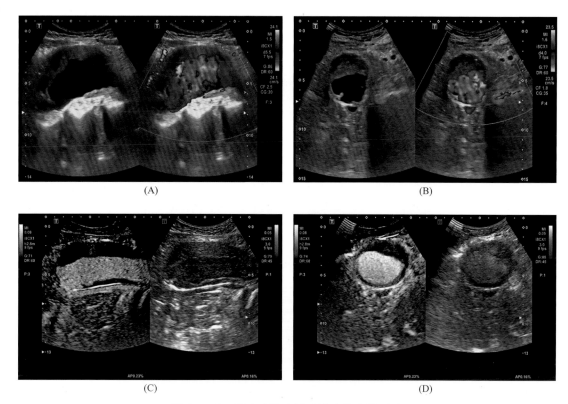

(A)

(B)

(C)

(D)

图3-1-2　腹主动脉真性动脉瘤伴血栓形成

（A）、（B）二维超声和CDFI显示腹主动脉瘤样扩张，瘤体内可见偏心性低回声附壁血栓，血栓处彩色血流充盈缺损；（C）、（D）超声造影显示血栓处增强剂充盈缺损

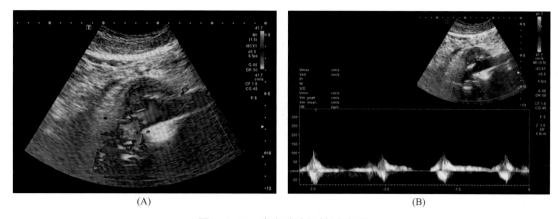

(A)

(B)

图3-1-3　腹主动脉假性动脉瘤

（A）CDFI显示腹主动脉前壁不均质回声包块，边界尚清晰，与腹主动脉之间有血流相通，瘤体内可见血栓回声，血栓处彩色血流充盈缺损；（B）频谱多普勒显示瘤口处双相血流

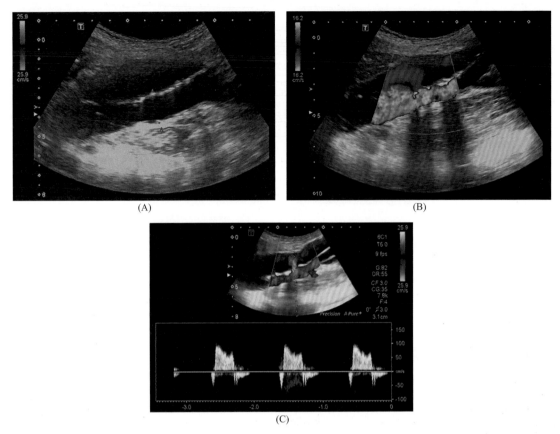

图3-1-4　腹主动脉夹层动脉瘤

（A）二维超声显示腹主动脉扩张，其内可见撕裂的动脉壁内膜，呈带状回声，将腹主动脉分为真、假两腔；（B）CDFI 显示真腔内彩色血流颜色较明亮，假腔内彩色血流颜色较暗淡；（C）频谱多普勒显示收缩期由真腔流向假腔、舒张期由假腔流入真腔的双相血流

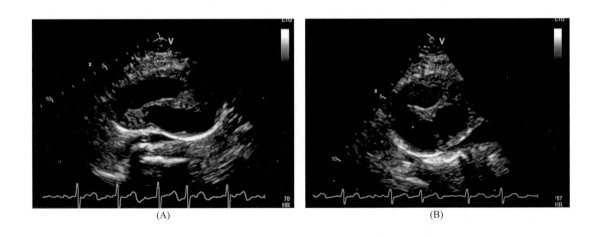

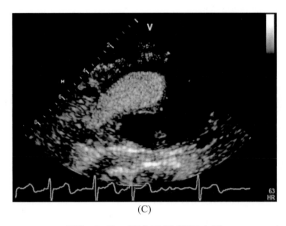

(C)

图3-1-5 腹主动脉壁间血肿

（A）、（B）二维超声显示腹主动脉后壁半环形无回声区，动脉内膜尚连续；（C）超声造影显示无回声区内未见增强剂微泡进入

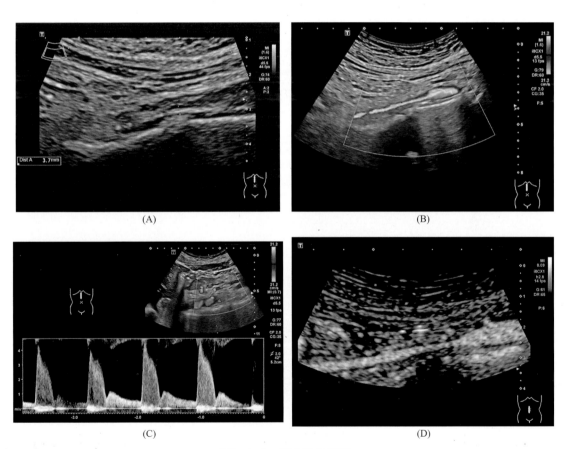

(A)

(B)

(C)

(D)

图3-1-6 腹主动脉狭窄

（A）二维超声显示腹主动脉管壁弥漫性增厚，管径变细，最细处约3.7mm；（B）CDFI显示腹主动脉腔内彩色血流明显变细；（C）频谱多普勒显示肠系膜上动脉起始部血流速度明显加快；（D）超声造影显示腹主动脉残余血流，增厚管壁内可见少量增强剂微泡充填

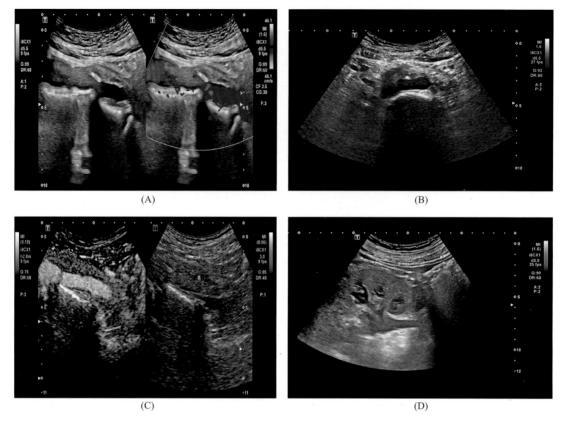

(A)

(B)

(C)

(D)

图3-1-7　腹膜后纤维化

（A）、（B）二维超声和CDFI显示腹主动脉远段及右髂动脉周围包绕不均质低回声，边界欠清晰；（C）超声造影显示腹主动脉周围低回声内弥漫充填增强剂微泡；（D）右肾集合系统分离伴输尿管上段扩张

（李　潭）

3.2　常见下腔静脉疾病的鉴别诊断

　　下腔静脉是下肢和腹部脏器静脉回流入右心房的主要管道，先天变异、血栓、肿瘤及医源性因素、外伤等是下腔静脉病变的主要原因，均可引起不同程度的回流受阻。超声检查应重点鉴别回流受阻的位置、程度与病变性质，且注意分析引起回流受阻的始动因素并对可能受累的器官进行相应的超声检查，从而为临床提供重要的信息以帮助诊断、制定治疗策略。

项目	下腔静脉血栓	静脉平滑肌瘤 （图3-2-1）	上皮样血管平滑肌脂肪瘤 （图3-2-2）	肾动脉-下腔静脉瘘 （图3-2-3）	下腔静脉滤器置入	布-加综合征 （下腔静脉阻塞型）
病因	多由髂静脉、股静脉血栓延续或与滤器植入相关	由于子宫平滑肌瘤样组织累及静脉系统形成	血管平滑肌脂肪瘤的一种罕见亚型，以上皮样增生为主，呈浸润性破坏生长，具有恶性潜能	动脉瘤侵入或腹部创伤后引起，肿瘤和炎症也是可能的原因	过滤下肢静脉、髂静脉血栓，防止肺栓塞，减少猝死	下腔静脉肝后段部分或完全性梗阻

项目	下腔静脉血栓	静脉平滑肌瘤（图3-2-1）	上皮样血管平滑肌脂肪瘤（图3-2-2）	肾动脉-下腔静脉瘘（图3-2-3）	下腔静脉滤器置入	布-加综合征（下腔静脉阻塞型）
好发人群	长期卧床、滤器植入、肿瘤人群及孕妇等	罕见，多见于围绝经期女性，或有子宫肌瘤病史及手术史的女性	罕见，常见于青中年女性	较罕见，多见于腹部穿通伤和腹主动脉瘤患者，或有腹部手术史者	髂静脉、股静脉或下腔静脉有游离血栓，或已发生肺栓塞且抗凝治疗存在禁忌证等	原发血栓性布-加综合征西方人常见，原发非血栓性布-加综合征亚洲人常见；继发性布-加综合征可见于肿瘤侵犯、压迫或感染累及等
临床特点	可有腹部不适或腹胀，多有下肢肿胀，甚至出现"股青肿"等现象	临床症状主要与肿瘤累及的部位有关，20%~30%的患者无症状，临床表现缺乏特异性	较小者无明显症状；较大者可出现腹部包块、腹痛、下肢肿胀等	左向右分流导致充血性心力衰竭，表现为气短、心前区不适等；急诊外伤患者可有低血压表现	①滤器向下移位时，多无临床意义；②滤器向上移位至右心时，可引起严重心律失常和心脏瓣膜关闭不全	出现下肢水肿、静脉曲张等症状
二维超声	管腔内根据血栓不同时期呈现低、等或不均质回声，管腔局部狭窄或闭塞	①髂静脉-下腔静脉内可见条索状或团块状低回声或中等回声肿物；肿物延伸方向与静脉血流方向一致，与静脉管壁之间多无粘连。②近心端管腔扩张，可累及右心房。③子宫内可见肌瘤回声	①腔内可见条索状或条索样回声（回声相较静脉平滑肌瘤高）；②近心端管腔扩张，右心房亦可受累；③肾或肝内可见占位	理想状态下，可见受累动脉与下腔静脉间有沟通瘘口	①多位于肾静脉汇入口下缘以下；②腔内可见金属强回声，纵切呈梭形，中部为多条线状强回声；③横切为环形点状强回声	①节段性狭窄或有膜样高回声，可有血栓，多伴远端扩张；②肝静脉非均匀性扩张或节段性狭窄；③肝尾状叶、脾脏增大，门静脉增宽
CDFI	静脉管腔内彩色血流充盈缺损、变细或无显示	①静脉管腔内彩色血流变细或无显示；②腔内附加回声内可探及血流信号	①静脉管腔内彩色血流变细或无显示；②腔内附加回声内可探及血流信号	全心动周期探及动脉-静脉分流信号	管腔内血流充盈良好，滤器对血流无明显影响	①狭窄处彩色血流呈五彩镶嵌样改变；②门静脉彩色血流充盈暗淡；③偶见肝静脉离肝血流
频谱多普勒	狭窄处可探及较高速静脉频谱，且呼吸期相性减弱或消失；闭塞处多无法探及频谱信号	①局部血流变细处可探及较高速静脉频谱；②附加回声内局部可测及低速血流信号	①局部血流变细处可探及较高速静脉频谱；②附加回声内局部可测及低速血流信号	①全心动周期于瘘口处探及高速低阻动脉频谱；②下腔静脉频谱动脉化	频谱形态正常，随呼吸变化	①狭窄处血流速度增高，最高流速＞1.5m/s；②狭窄远端波动性降低或消失、流速减慢甚至反向，呼吸期相性减弱或消失
可能病因原发部位	股静脉、髂静脉	子宫	肾脏或肝脏	邻近动脉	—	—
备注	如附加回声内探及动脉频谱，应考虑癌栓可能	患者通常有子宫肌瘤或子宫切除术史，临床表现取决于肿瘤累及的部位	瘤体内脂肪成分较多且有多种成分交织形成的多重反射界面，所以回声相对较高	心脏结构正常情况下，逐渐出现肺动脉高压、体循环淤血等表现	对照患者手术记录判断滤器位置是否正常，滤器内血栓形成亦可致管腔狭窄	应结合肝脏超声、肝静脉超声全面评估

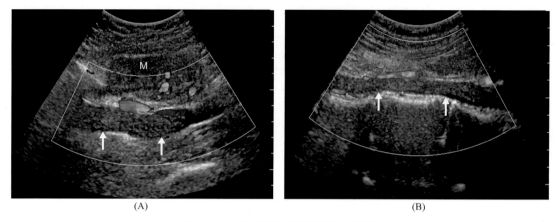

图3-2-1　子宫肌瘤伴下腔静脉平滑肌瘤

　　患者，女，25岁，因发现腹部包块半年、下肢水肿1个月入院；妇科超声示子宫多发肌瘤。下腔静脉超声：（A）二维超声显示子宫肌瘤后方右髂内静脉内肿物回声（ ➞ ）（M—肿物）；（B）下腔静脉内肿物回声（ ➞ ），CDFI显示血流走行于肿物与管壁间

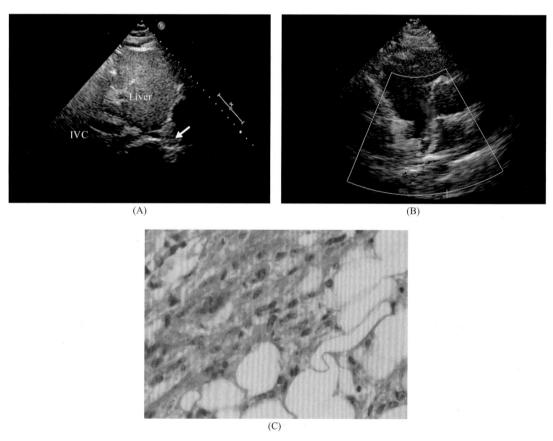

图3-2-2　上皮样血管平滑肌脂肪瘤

　　患者，女，52岁，因右侧腰部酸胀2年，17天前右腰部突发绞痛来诊；超声提示右肾占位入院。入院后心脏超声：（A）二维超声显示右心房内球形附加回声与下腔静脉（IVC）内条索样附加回声相连（ ➞ ）；（B）CDFI显示瘤栓致下腔静脉血流速度加快；（C）患者入院后行右肾切除，肾静脉、下腔静脉及右心房肿物切除术，病理结果示血管平滑肌呈上皮样，核圆、深染（HE，×400）

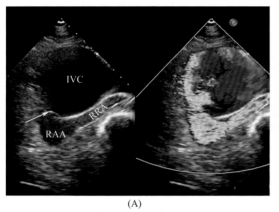
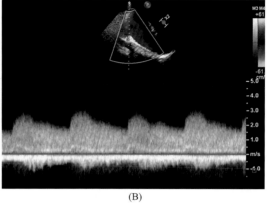

(A)   (B)

图3-2-3　肾动脉残端-下腔静脉瘘

患者，女，59岁，因心前区不适伴气短2年，加重1个月入院；20年前行右肾切除术；查体：右中腹触及搏动性震颤，闻及粗糙机械样杂音。（A）二维超声显示下腔静脉明显增宽，与右肾区一动脉结构沟通，CDFI显示全心动周期肾动脉残端向下腔静脉分流（箭头示瘘口；IVC—下腔静脉，RRA—右肾动脉，RAA—肾动脉瘤）；（B）连续多普勒显示瘘口处血流频谱

（李珺 娄喆）

3.3　颈部动脉疾病的鉴别诊断

项目	动脉粥样硬化性狭窄（闭塞）（图3-3-1）	真性颈动脉瘤（图3-3-2）	假性颈动脉瘤（图3-3-3）	动脉夹层（图3-3-4）	肌纤维发育不良（图3-3-5）	颈动脉体瘤（图3-3-6）	大动脉炎（图3-3-7）	颈动脉蹼（图3-3-8）
病因及好发人群	动脉粥样硬化；中老年男性多见	动脉硬化、高血压、感染、创伤及先天性等原因引起，较少见。多见于中老年人、高血压患者、动脉粥样硬化患者、吸烟者、有家族史或其他血管病者	外伤、手术、动脉夹层及导致动脉壁薄弱的病变。多由外伤、医源性、感染所致	多有外伤史，少数为自发性，也可由主动脉夹层累及。多发于中青年人群，男性多见	病因不明，是一种非动脉粥样硬化、退行性或炎症性的动脉疾病，常见于中青年女性	为罕见的神经内分泌肿瘤/化学感受器肿瘤，中老年人多见	多认为是自身免疫性疾病，青年女性多见	颈动脉内膜肌纤维发育不良性疾病
临床特点	脑缺血症状为主，多合并高血压、高血糖、高脂血症等	颈部膨胀性、搏动性肿块，严重者可出现局部压迫症状	颈部搏动性包块、疼痛或脑神经麻痹，脑缺血或脑卒中，瘤体破裂可出现致命性软组织血肿	头颈部疼痛、缺血性脑病、缺血性视神经病等。肿块处有时可闻及收缩期杂音	头痛、头晕、颈痛、搏动性耳鸣等脑缺血症状。受累时表现为血管狭窄、动脉瘤或夹层	多为良性，无症状缓慢生长的肿块压迫或侵袭周围组织时，可出现脑神经麻痹、脑缺血等症状	早期无特异性表现，严重者出现血管狭窄或闭塞的临床表现	局部血流紊乱或淤滞，继发血栓形成时有脱落风险，易致脑卒中
好发部位	颈动脉分叉部、颈内动脉起始段	好发于颈动脉分叉处，少数发生在颈内动脉和颈总动脉	好发于颈动脉分叉处，少数发生在颈内动脉和颈总动脉	颈内动脉进入岩段前是自发性动脉夹层的好发部位；主动脉夹层可累及颈总动脉，可延伸至颈内动脉	颈内动脉	颈动脉分叉附近，颈内、外动脉之间	主要累及主动脉及其一级分支动脉	颈动脉分叉处或颈内动脉起始部

项目	动脉粥样硬化性狭窄（闭塞）（图3-3-1）	真性颈动脉瘤（图3-3-2）	假性颈动脉瘤（图3-3-3）	动脉夹层（图3-3-4）	肌纤维发育不良（图3-3-5）	颈动脉体瘤（图3-3-6）	大动脉炎（图3-3-7）	颈动脉蹼（图3-3-8）
二维超声	内、中膜局限性增厚及附壁斑块形成，局部管腔变窄；动脉闭塞时可表现为管腔内实性回声充填	病变处管腔呈梭形或囊状扩张，动脉壁3层结构完整；扩张处直径为正常处的1.5倍以上	管壁回声中断，管壁旁可见低回声或混合回声区，通过此破口与颈动脉相通，瘤壁缺乏完整的3层动脉壁结构	受累动脉内膜从管壁分离，呈线状回声，将血管分隔成真、假两腔	管腔全程纤细，管壁增厚，中膜低回声暗带消失；管腔亦可粗细不均，呈串珠样	颈动脉分叉处见低回声实性肿块，边界清晰，形态规则或呈分叶状，使颈内动脉与颈外动脉夹角增大	管壁弥漫性或局限性增厚，内膜、中膜及外膜结构分界不清，呈"通心粉征"	自管壁突向管腔内的隔膜样回声，基底部较厚
CDFI	狭窄处彩色血流变细，彩色明亮甚至出现彩色混叠；若为动脉闭塞，则彩色血流无显示	瘤体内紊乱的血流信号，显示红、蓝相间的涡流信号；若合并附壁血栓，彩色血流充盈缺损	瘤体内血流缓慢，见红蓝相间的涡流，破裂口处见收缩期五彩镶嵌血流信号自动脉射入瘤腔，舒张期反向血流信号	血流被内膜隔开；真、假腔血流方向可一致或相反	彩色血流变细，狭窄处血流速快、较明亮，扩张处血流速较慢，出现"彩色串珠征"	瘤体内见彩色血流信号，血供多来自颈外动脉	彩色血流明显变细，部分边缘不规则；局限病变处彩色血流明亮；弥漫性病变处血流颜色较暗	膜样结构与动脉壁夹角之间涡流信号。合并斑块可出现血流充盈缺损
频谱多普勒	①狭窄处流速加快；狭窄远端频谱呈低速低搏动样。②闭塞病变前频谱呈低速高阻样，闭塞处常无法测及。③锁骨下动脉狭窄位于椎动脉起源近心端时，同侧椎动脉可为盗血频谱，分为隐匿型、部分型及完全型	瘤腔内可表现为涡流频谱，狭窄处可探及高速血流	破裂口处可探及特征性双向血流频谱	真腔中血流速度与正常血流速度基本相同，为层流；假腔中血流缓慢，有时检测不到血流信号	狭窄处流速加快，扩张处流速减低	瘤体内血流频谱多为颈外动脉血流频谱，颈内、外血流频谱常无明显影响	局限性病变：狭窄处流速加快，狭窄处远端流速减慢，阻力减低；弥漫性病变：血流频谱多呈低速单相波	膜样结构与动脉壁间隙探及涡流频谱
超声新技术	超声造影（CEUS）可增强血流及组织回声对比，提高斑块内新生微血管显示率，是诊断斑块内新生血管形成的有效工具	超微血流成像（SMI）可提高对动脉瘤内低速血流的显示，以提高对动脉瘤轮廓的显示；CEUS能够提高真性动脉瘤诊断准确性，显示低速血流	CEUS能避免混叠效应和伪像，其诊断效能优于普通超声检查，可提高假性动脉瘤诊断准确性，显示瘤体内的低速血流，并有助于血栓的识别	SMI可提高夹层导致的管腔狭窄、较细血流的识别；CEUS可识别内膜片、区分真腔和假腔，造影剂到达真腔比假腔早，显示假腔内血流缓慢，有助于血栓的鉴别	SMI、CEUS均可清晰地显示血流和血管腔的轮廓、缓慢血流，有助于鉴别颈动脉闭塞或假性闭塞	SMI可提高瘤体内微小血流的成像能力；CEUS可更好地观察瘤体血供及内部血流情况，并可以评估栓塞治疗前、后颈动脉体瘤的灌注	SMI可提高新生血管的显示及狭窄处细小血流的显示；CEUS可通过动脉壁造影剂强化水平反映新生滋养血管的形成情况，进而反映大动脉炎的活动性，并可进行半定量分级	SMI可以提高低速血流的识别能力以及较纤薄的膜样结构显示；超声造影可进一步显示颈动脉蹼病变部位的血流变化和血栓情况

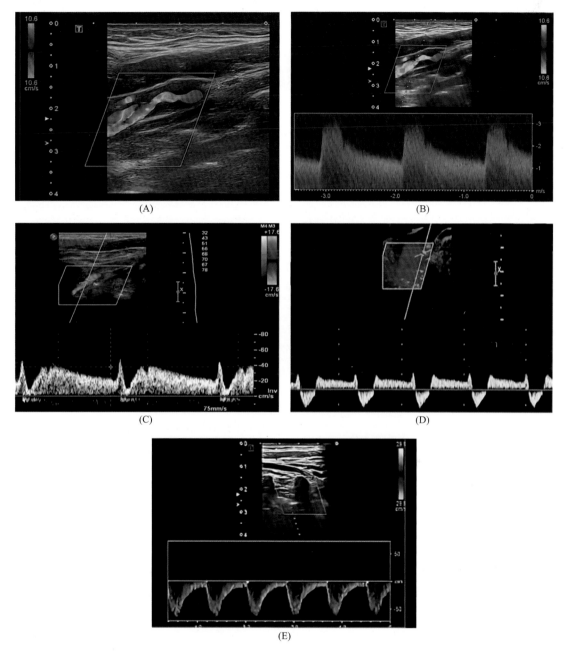

图3-3-1 动脉粥样硬化性狭窄

（A）CDFI示颈动脉内、中膜局限性增厚及附壁斑块形成致管腔变窄，狭窄处彩色血流明显变细；（B）频谱多普勒狭窄处探及高速湍流动脉频谱；（C）频谱多普勒椎动脉频谱收缩期切迹，提示锁骨下动脉盗血（隐匿型）；（D）频谱多普勒椎动脉频谱收缩期血流反向，提示锁骨下动脉盗血（部分型）；（E）频谱多普勒椎动脉频谱全心动周期血流反向，提示锁骨下动脉盗血（完全型）

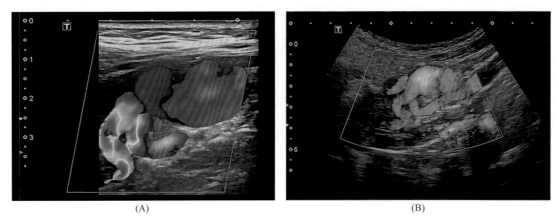

(A) (B)

图3-3-2 真性颈动脉瘤

（A）CDFI示病变处管腔呈梭形或囊状扩张，两端与未扩张的动脉壁相连续，明显扩张的动脉瘤体内可显示红蓝相间的涡流信号；（B）超微血流成像（SMI）清晰显示扩张管壁轮廓

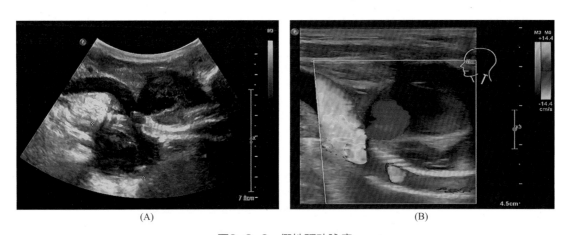

(A) (B)

图3-3-3 假性颈动脉瘤

（A）二维超声示颈动脉旁可见低回声或混合回声区，实性部分为附壁血栓，可见管壁回声中断，与颈动脉相通，瘤壁缺乏完整的3层动脉壁结构；（B）CDFI显示破口处有彩色血流相沟通

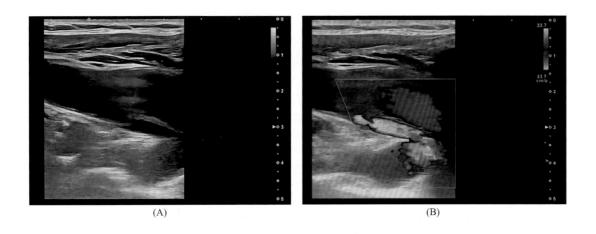

(A) (B)

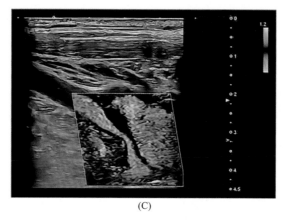

(C)

图3-3-4 颈动脉夹层

（A）二维超声示头臂干 - 颈总动脉开口可见膜样结构从管壁分离，将血管分隔成真、假两腔；（B）CDFI 显示动脉管腔内血流被分离的内膜隔开；（C）SMI 显示真腔明显狭窄

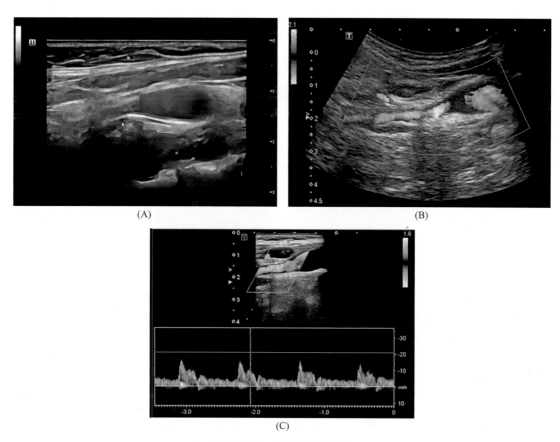

(A)

(B)

(C)

图3-3-5 肌纤维发育不良

（A）二维超声显示颈内动脉管腔全程纤细，管壁增厚，内膜和中膜结构显示不清，中膜低回声暗带消失；（B）SMI 清晰显示管腔，血流明显变细；（C）频谱多普勒显示颈内动脉血流频谱呈低速高阻样

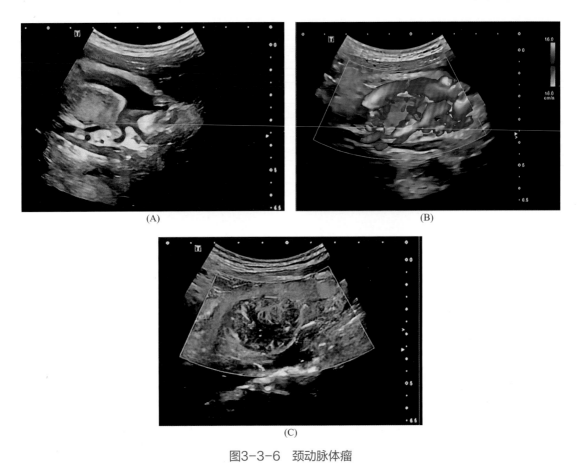

(A)

(B)

(C)

图3-3-6　颈动脉体瘤

（A）二维超声显示颈动脉分叉处低回声实性肿块，边界清晰，形态规则或呈分叶状，使颈内动脉与颈外动脉夹角增大；（B）、（C）CDFI和SMI显示实性肿块内较多血流信号

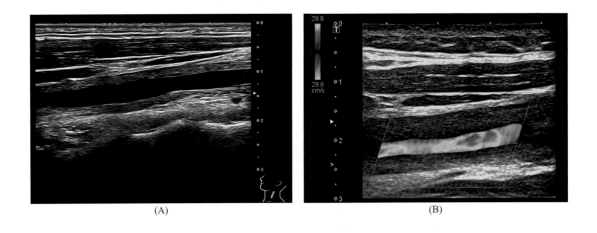

(A)

(B)

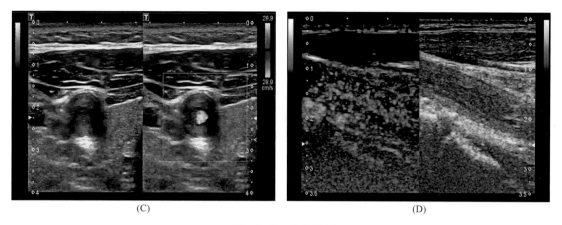

(C)   (D)

图3-3-7　大动脉炎

（A）二维超声示颈动脉全层管壁弥漫性增厚，内膜、中膜及外膜结构边界不清晰；（B）、（C）CDFI 显示彩色血流明显变细，短轴呈"通心粉征"；（D）超声造影显示管壁多发新生血管

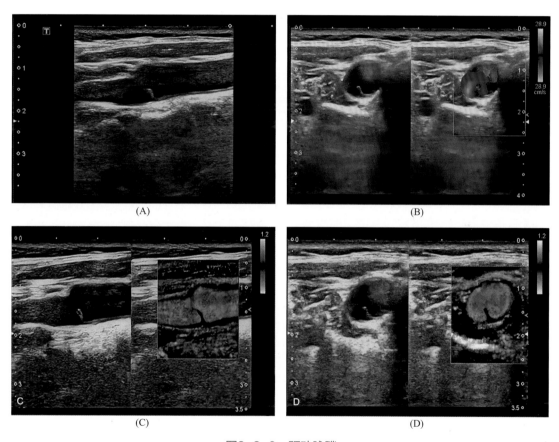

(A)   (B)

(C)   (D)

图3-3-8　颈动脉蹼

（A）二维超声示自颈动脉管壁突向管腔内的隔膜样回声；（B）CDFI 显示该处彩色血流充盈缺损；（C）、（D）SMI 清晰显示该孤立的膜样结构

（韩　杨　刘皇亮）

3.4　外周动脉狭窄的鉴别诊断

外周动脉狭窄性疾病的共同临床表现为病变血管远端肢体缺血症状，动脉粥样硬化性狭窄是最常见的原因，其他少见原因包括血栓闭塞性脉管炎、动脉栓塞、大动脉炎、血管外膜囊肿等，狭窄病因的鉴别需结合患者年龄、性别、基础疾病、危险因素、临床表现及超声图像图特征等。

项目	动脉粥样硬化（图3-4-1）	血栓闭塞性脉管炎（图3-4-2）	动脉栓塞（图3-4-3）	大动脉炎（图3-4-4）	动脉血管外膜囊肿（图3-4-5）
病因	动脉粥样硬化斑块形成	动脉炎症伴血栓形成	心脏或近心端动脉栓子脱落堵塞远端动脉	自身免疫性血管炎	血管外膜中富含透明质酸的黏液积聚形成囊肿
好发人群	中老年患者	有长期吸烟史的中青年男性	伴有心脏或主动脉基础疾病者	亚洲地区的年轻女性	中青年男性
临床特点	好发于下肢大、中动脉，患者多合并糖尿病、高血压、高血脂症、肥胖等	好发于四肢中、小动脉，常伴血栓性浅静脉炎	好发于下肢动脉；急性"5P"征：疼痛、麻木、运动障碍、无脉和苍白	较少累及外周动脉	临床罕见，好发于腘动脉
	受累血管远端肢体缺血症状（包括间歇性跛行、静息痛、肢体溃疡、坏疽等）				
二维超声	大、中动脉管壁内-中膜增厚，多系不均质回声斑块，管腔变窄或充填血栓回声	中、小动脉节段性管壁增厚，管腔内充填血栓回声，病变节段以外其余动脉管壁光滑	动脉管壁回声正常，管腔内充填栓子回声，局部栓子与管壁呈"双轨征"，栓子游离端可随动脉搏动前后有一定活动度	长节段动脉壁均匀性向心性增厚，外径增宽，正常或变窄，病变节段以外动脉壁回声正常	动脉壁内无回声光滑的囊性包块，呈偏心性紧贴向管腔，可见后方回声增强
CDFI	管腔狭窄处血流变细，呈五彩血流；闭塞处血流信号消失；狭窄或闭塞后多可见侧支动脉汇入	病变节段彩色血流呈节段性不规则变细或消失；可见螺旋状走行的侧支动脉	正常节段与栓塞节段交界处彩色血流变细，呈五彩镶嵌样；闭塞处血流突然中断，有时可见到彩色血流折返现象	均匀长节段彩色血流变细，可呈五彩镶嵌样；完全闭塞时彩色血流无显示；病变近心端多可见较粗大侧支动脉汇入	囊状回声内无彩色血流，动脉腔内彩色血流变细，呈五彩镶嵌
频谱多普勒	①狭窄前频谱阻力升高，峰值流速减低；②狭窄处频谱呈高速湍流样；③完全闭塞则探测不到频谱；④狭窄后频谱圆钝，速度减低，达峰时间延长				

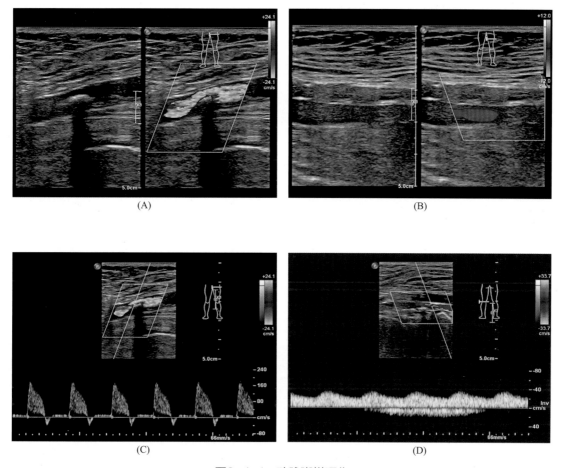

图3-4-1 动脉粥样硬化

患者，78岁，男性，有长期高血压、糖尿病及吸烟史。（A）二维超声及 CDFI 显示股动脉管壁内 - 中膜增厚伴斑块形成，斑块处管腔内血流变细，呈五彩镶嵌样，提示管腔狭窄；（B）二维超声及 CDFI 显示股动脉分叉后管腔内充填低回声，彩色血流无显示，提示管腔完全闭塞；（C）、（D）频谱多普勒显示斑块处血流速度加快，闭塞远心端频谱圆钝、速度减低、达峰时间延长

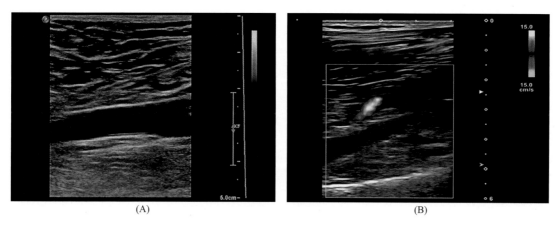

图3-4-2

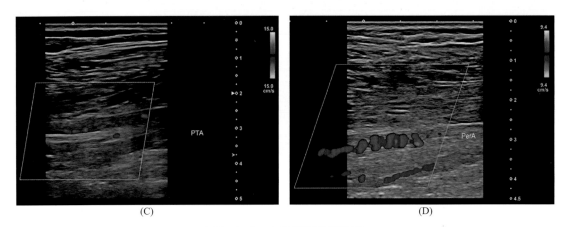

(C)　　　　　　　　　　　　　　　　　　　(D)

图3-4-2　血栓闭塞性脉管炎

　　患者，41岁，男性，有20余年吸烟史。（A）二维超声示股动脉管壁光滑，未见内 - 中膜增厚及斑块；（B）CDFI显示腘动脉管腔内充填低回声，彩色血流无显示；（C）CDFI显示胫后动脉管腔内充填低回声，彩色血流零星显示；（D）CDFI显示腓动脉主干显示不清，其旁可见螺旋走行的侧支动脉

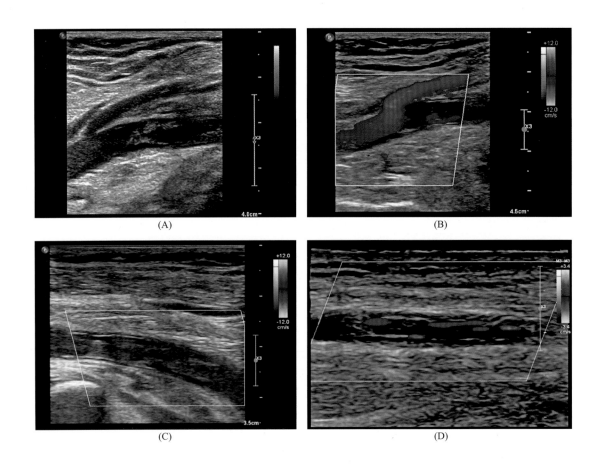

(A)　　　　　　　　　　　　　　　　　　　(B)

(C)　　　　　　　　　　　　　　　　　　　(D)

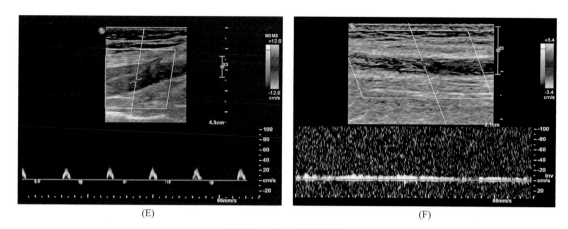

(E)　　　　　　　　　　　　　　　　　(F)

图3-4-3　动脉栓塞

患者，61岁，男性，高血压、房颤，突发下肢疼痛、麻木、苍白。（A）二维超声示腘动脉管壁光滑，中远端腔内见低回声栓子，近心端随动脉搏动有一定活动度；（B）CDFI示腘动脉彩色血流突然中断；（C）CDFI示腘动脉栓子与管壁呈"双轨征"，彩色血流无显示；（D）CDFI示胫后动脉栓子与管壁间见低速彩色血流显影；（E）频谱多普勒示腘动脉阻塞前动脉频谱，呈低速高阻改变；（F）频谱多普勒示胫后动脉血流频谱呈静脉样，流速明显减低

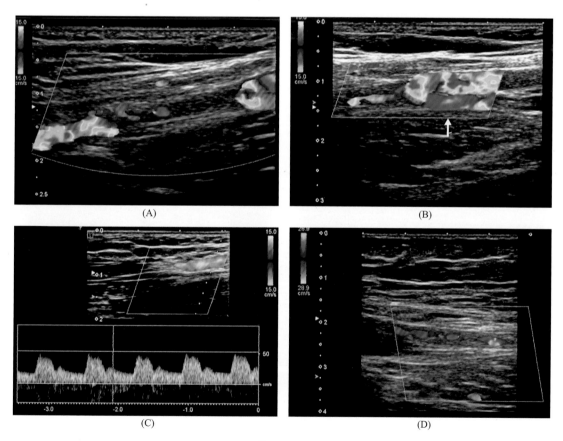

(A)　　　　　　　　　　　　　　　　　(B)

(C)　　　　　　　　　　　　　　　　　(D)

图3-4-4

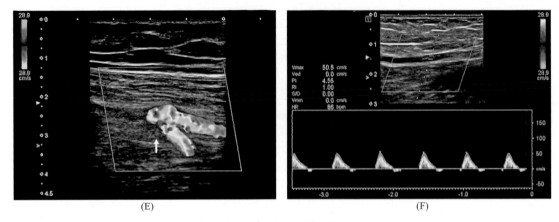

(E)   (F)

图3-4-4　大动脉炎

　　患者，40岁，女性，大动脉炎累及腋、股动脉；CDFI示腋动脉中段（A）及股动脉分叉后（D）外径变细，管壁弥漫向心性增厚，管腔内血流变细、零星显示；CDFI示腋动脉（B）及股动脉（E）狭窄远端可见粗大侧支汇入（➡），侧支汇入后动脉血流充盈良好；频谱多普勒示远端桡动脉（C）及胫后动脉（F）血流速度正常，频谱阻力略减低

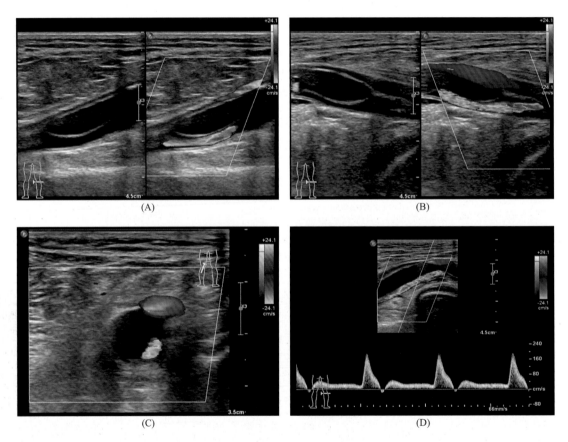

(A)   (B)

(C)   (D)

图3-4-5　腘动脉外膜囊肿

　　患者，51岁，男性，下肢行走后疼痛。（A）、（B）二维超声示腘动脉管径增宽，前壁见囊性无回声凸向管腔，CDFI显示囊内无彩色血流显示，腘动脉腔内彩色血流变细，血流颜色明亮；（C）CDFI示腘动脉壁内囊性回声呈偏心性，腘动脉血流变细、明亮；（D）频谱多普勒显示腘动脉流速加快

（白洋）

3.5 外周动脉扩张的鉴别诊断

外周动脉扩张是由于先天性结构异常或后天性病变使动脉管壁变薄，在长期血流冲击下，变薄的外周动脉管壁局限或弥漫地向外扩张、膨出，从而形成外周动脉瘤。外周动脉瘤发病率较低，主要包括腋动脉瘤、肱动脉瘤、髂动脉瘤、股动脉瘤及腘动脉瘤，其中腘动脉瘤最常见，约占 80%。根据形成方式的不同，外周动脉瘤可分为真性动脉瘤、假性动脉瘤及夹层动脉瘤。

项目	真性动脉瘤（图 3-5-1、图 3-5-2）	假性动脉瘤（图 3-5-3）	夹层动脉瘤（图 3-5-4）
病因	动脉粥样硬化、动脉炎、感染性、先天性	医源性、创伤性、感染性、先天性	腹主动脉夹层向远端延伸、自发性、创伤性、医源性
好发人群	老年男性	医源性或钝（锐）器创伤人群	老年男性
临床特点	①搏动性包块：最常见及典型的症状，感染或破裂时出现疼痛；②压迫神经可出现周围神经功能障碍；③远端肢体和组织缺血：麻木、发凉、疼痛或间歇性跛行	①搏动性包块：质硬、可有明显触痛；②活动受限，压迫神经可出现周围神经功能障碍；③远端肢体和组织缺血：麻木、发凉、疼痛或间歇性跛行	远端肢体和组织缺血：麻木、发凉、疼痛或间歇性跛行
动脉管壁	完整，3 层动脉壁结构存在	回声中断	动脉壁外膜完整
动脉管径	病变处局限性扩张，直径超过相邻正常管径的 1.5 倍	无明显增宽	病变处动脉扩张
瘤体形态	梭状或囊状，瘤体内壁回声增强、不光滑，与相邻正常动脉连接	瘤体为动脉旁包块，边界尚清晰，无确切动脉壁结构，经瘤颈与病变动脉相沟通	动脉管腔内可见线状或带状内膜回声，随心动周期摆动，将动脉分为真、假两腔，两腔间经破口沟通
是否合并血栓形成	瘤体内可出现	瘤体内易出现	假腔内可出现
CDFI	瘤体内血流呈红蓝相间，血栓处彩色血流充盈缺损，远端动脉腔内彩色血流可变细或无血流信号	瘤体内可见紊乱的全心动周期连续性血流信号，收缩期瘤颈内呈五彩镶嵌样的高速血流，由病变动脉经瘤颈流入瘤体内，舒张期由瘤体回流入病变动脉内	真腔内血流颜色较明亮，假腔内血流颜色较暗淡。破裂口处收缩期血流由真腔进入假腔，呈明亮的五彩镶嵌样，舒张期血流由假腔流入真腔
频谱多普勒	瘤体内血流呈涡流样改变，频谱形态为动脉样，与瘤体大小有关，远端动脉血流速度可有不同程度减低	瘤体内血流呈涡流样改变，瘤颈处探及往复双向血流，收缩期由病变动脉经瘤颈进入瘤体内，呈高速湍流样频谱，舒张期测得反向血流频谱	真腔内为动脉频谱，与正常动脉频谱相似。假腔内频谱形态变异较大，可表现为涡流、前向低速血流、往复血流甚至反向血流

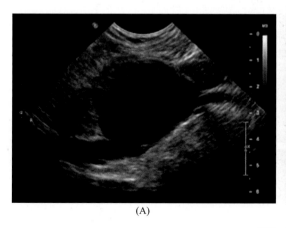

(A)

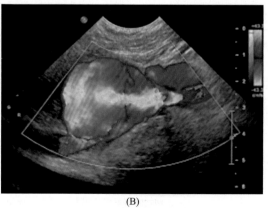

(B)

图3-5-1

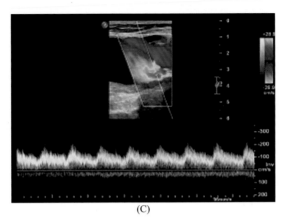

(C)

图3-5-1　腘动脉真性动脉瘤

（A）二维超声显示右侧腘动脉中段呈瘤样扩张，动脉管壁完整，瘤体内未见确切血栓回声；（B）CDFI 显示右侧腘动脉瘤体内血流呈红蓝相间的涡流样改变；（C）频谱多普勒显示腘动脉瘤下方动脉内血流频谱阻力减低，收缩期峰速轻度加快（该患者同时合并小腿腓动 - 静脉瘘畸形）

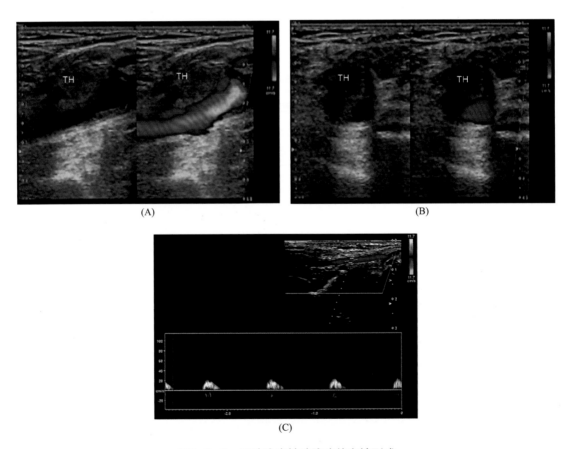

(A)　　　　　　　　　　　　　　　　(B)

(C)

图3-5-2　腘动脉真性动脉瘤伴血栓形成

（A）、（B）显示右侧腘动脉中段呈瘤样扩张，动脉管壁完整，管壁内可见大量低回声附着（TH—血栓），CDFI 显示彩色血流明显变细；（C）频谱多普勒显示右侧腘动脉瘤体远端的足背动脉血流速度减低，提示动脉瘤远端缺血改变

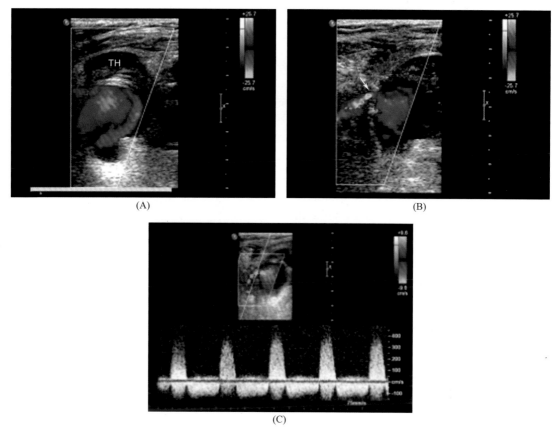

(A)　　　　　　　　　　　　　　　(B)

(C)

图3-5-3　股动脉穿刺术后假性动脉瘤

（A）显示右侧腹股沟区股动脉前方不均质回声包块，包块轮廓较清晰，其内可见不均质回声附着（TH—血栓）及红蓝相间血流信号；（B）CDFI显示不均质回声包块经细小瘤颈（ → ）与股动脉相沟通；（C）频谱多普勒显示瘤颈处为往复双向高速湍流样血流频谱，收缩期由股动脉进入瘤体，血流明显加速，峰速达400cm/s，舒张期由瘤体回流入股动脉，峰速约为100cm/s

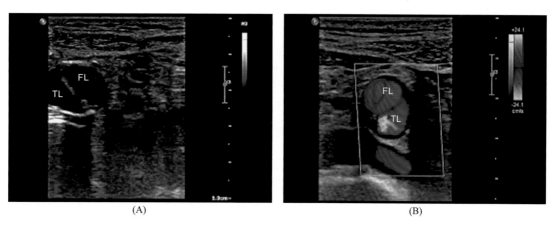

(A)　　　　　　　　　　　　　　　(B)

图3-5-4

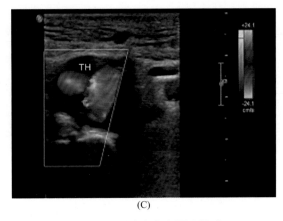

(C)

图3-5-4　髂动脉夹层动脉瘤

（A）、（B）显示右侧髂动脉近段扩张，管腔内可见一内膜样结构，将动脉分为真腔（TL）、假腔（FL）两腔，其内均可探及血流信号；（C）显示假腔内附壁低回声（TH—血栓），CDFI显示血栓处彩色血流充盈缺损

（韩　舒　白　洋）

3.6　外周静脉回流功能障碍的鉴别诊断

　　该类疾病的相同点主要为静脉回流不畅的临床表现，最常见的为肢体水肿，其中几种疾病可相互继发，如静脉曲张可继发血栓形成，所以它们之间无论从流行病学、临床特点还是超声表现上，既有区别又有交集。

项目	原发性静脉瓣功能不全（图3-6-1）	静脉曲张（图3-6-2）	动静脉瘘（图3-6-3）	静脉血栓（图3-6-4）	髂静脉压迫综合征（图3-6-5）
病因	①如持久体力劳动、站立或坐位；②先天性管壁薄弱，静脉瓣发育不良	长期站立、重体力劳动、妊娠、慢性咳嗽、习惯性便秘	外伤、手术、静脉血栓再通后、先天发育异常	手术、长期卧床、妊娠或服用激素、恶性肿瘤、创伤、静脉置管、高龄	髂静脉受腰骶椎骨和/或髂动脉压迫
好发人群	后天性病变好发于青壮年，先天性病变好发于青年或儿童	青壮年、孕妇、老年人	依病因而异	孕妇、中老年人	女性多见
临床特点	除肢体水肿的共同特点之外，无明显特征性改变	青紫色静脉扩张并突出于皮肤	①动、静脉沟通处有震颤，闻及全心动周期连续性粗糙的隆隆样杂音，局部皮温升高；②可合并心力衰竭的症状和体征	①浅静脉血栓：皮下组织较薄的部位可触到稍硬结节；②血栓脱落入肺动脉，可出现咳嗽、胸痛、发热、呼吸困难等肺栓塞表现	①女性患者可有月经期延长和月经量增多，月经期盆腔内脏充血；②男性可出现精索静脉曲张和不育
好发部位	最常见于下肢浅静脉系统，但也常发生于下肢深静脉系统	下肢浅静脉	①股动、静脉介入手术穿刺区域；②慢性期血栓发生部位	下肢深浅静脉、肌间静脉、置管静脉	右髂总动脉跨越左髂总静脉处
二维超声	静脉管腔弥漫增宽，静脉瓣对合不良	浅静脉扩张、迂曲走行	病变静脉内径增宽，管壁有动脉样搏动，可见动、静脉相邻处血管壁连续中断，存在管状沟通	①急性期管径增宽，腔内充填相对均质的低回声；②慢性期管径常不增宽甚至变细，静脉内膜可增厚欠光滑，管腔内充填不均质回声或条索样稍高回声	可见髂静脉管壁局限性受周围解剖结构压迫凹陷向管腔

项目	原发性静脉瓣功能不全 （图3-6-1）	静脉曲张 （图3-6-2）	动静脉瘘 （图3-6-3）	静脉血栓 （图3-6-4）	髂静脉压迫综合征 （图3-6-5）
CDFI	瓣膜对合处探及大量反流信号	彩色血流可正常充盈或充盈缓慢、颜色暗淡；亦可出现反流信号	静脉腔内彩色血流颜色明亮，瘘口处呈五彩镶嵌样	①急性期彩色血流无显示，或沿血栓和静脉内壁间的缝隙走行；②慢性期血流常不规则变细或充盈缺损，周围可形成侧支或动静脉瘘	髂静脉内彩色血流局限性变细，颜色明亮
频谱多普勒	静息状态下或挤压后可探及静脉瓣口反向波，深静脉持续时间大于1.0s，浅静脉和穿支静脉持续时间大于0.5s	与"原发性静脉瓣功能不全"相同	瘘口处及瘘口附近静脉腔内频谱呈全心动周期高速低阻湍流样，静脉内可见搏动性动脉样频谱	①急性期血栓部位可无频谱，或可测及沿壁走行的低速血流频谱；②慢性期血流频谱常恢复正常，如出现动静脉瘘则出现全心动周期高速低阻样频谱	髂静脉狭窄处可探及高速连续的静脉频谱，如出现闭塞，该处无法测及频谱
备注	①疾病之间的共性临床表现为肢体水肿，晚期回流不畅可出现皮肤营养性改变及血栓形成； ②皮肤营养性改变包括皮肤萎缩、脱屑、瘙痒、色素沉着、皮肤和皮下组织硬结、湿疹和溃疡				

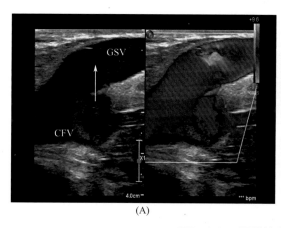
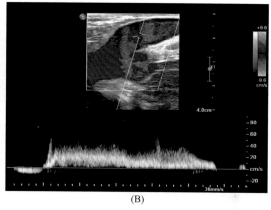

(A)　　　　　　　　　　　　　　　　(B)

图3-6-1　原发性隐股静脉瓣功能不全

（A）二维超声显示大隐静脉（GSV）入股总静脉（CFV）处内径增宽，隐股静脉瓣膜分离、无法对合（——），CDFI显示静息状态下大量反流信号；（B）频谱多普勒显示反流信号频谱，持续时间4.8s

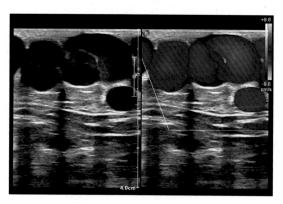

图3-6-2　大隐静脉曲张

二维超声显示大隐静脉呈节段性、串珠样迂曲扩张，扩张的管腔内可见泥沙样自发显影，CDFI显示彩色血流呈红蓝相间的串珠样改变，颜色暗淡

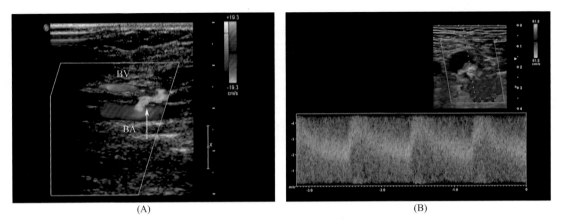

(A)   (B)

图3-6-3 动静脉瘘

（A）CDFI 显示肱静脉（BV）与肱动脉（BA）间管状沟通，其内血流信号明亮、呈五彩镶嵌样（ ➝ ）；（B）频谱多普勒显示股动脉与股总静脉间管状沟通，该处可测及全心动周期连续性高速低阻湍流样频谱

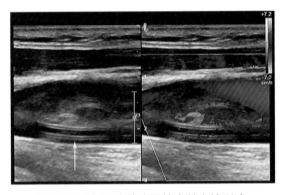

图3-6-4 颈内静脉置管合并血栓形成

二维超声显示颈内静脉内置管回声（ ➝ ），静脉腔内、置管外壁附着低回声为主的不均质回声团块，CDFI 显示彩色血流变细、沿静脉前壁走行

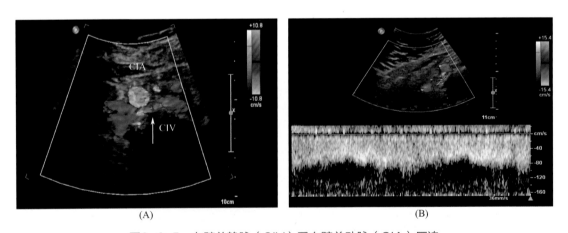

(A)   (B)

图3-6-5 左髂总静脉（CIV）受右髂总动脉（CIA）压迫

（A）CDFI 显示位于后方的左髂总静脉受前方右髂总动脉压迫后彩色血流变细，颜色明亮（ ➝ ）；（B）频谱多普勒显示左髂总静脉受压迫处高速静脉回流频谱，峰速达 110cm/s

（郭　洁　王晓冰）

3.7 常见先天性血管疾病的鉴别诊断

先天性血管疾病主要包括血管瘤和脉管畸形，涵盖近百种疾病，本文仅就较为常见的血管瘤中的婴幼儿血管瘤及脉管畸形中的静脉畸形、动静脉畸形、葡萄酒色斑（最常见的毛细血管畸形）进行鉴别。

项目	婴幼儿血管瘤 （图3-7-1～图3-7-3）	静脉畸形 （图3-7-4）	动静脉畸形 （图3-7-5）	葡萄酒色斑 （图3-7-6）
病因	血管内皮细胞增生性病变、真性的软组织肿瘤	静脉异常发育产生的畸形静脉血管团	扩张的动静脉组成的血管畸形，缺乏正常毛细血管床	先天性皮肤/黏膜毛细血管扩张畸形
发病特点	出生时或出生不久发病；单发或多发病灶，节段性分布；病程分为增殖期、部分消退期、完全消退期	病灶多见于出生时；头、颈、面部好发，四肢、躯干次之；病灶大小与婴幼儿的生长发育成正比		
临床特点	皮肤红斑，增殖期瘤体迅速增长，隆起于皮肤表面，形成草莓样斑块或皮下肿块，之后增殖变缓，部分或完全消退	皮肤正常或呈蓝色，呈柔软、可压缩、无搏动的包块，包块大小可随体位改变或静脉回流快慢而变化	皮肤红斑，皮温高，可触及搏动或震颤，可出现疼痛、溃疡或反复出血	边缘清楚而不规则的红斑，压之可褪色，颜色可随气温、情绪而变化，随年龄增长，病灶颜色加深、增厚
二维超声	实性肿块，边界清晰或不清。增殖期呈低回声；部分消退期呈不均质回声；完全消退期常呈高回声，也可检测到真皮层变薄和肥厚性皮下脂肪营养不良	迂曲扩张的管状、腔隙状无回声结构，边界不清晰；部分可见低回声血栓或强回声静脉石	无肿块样外观，边界不清晰，可见簇状无回声管腔结构	常规频率的线阵探头不一定直接可见，或可显示真皮层回声减低
CDFI	增殖期：血流丰富，偶尔可显示病变的直接供血动脉；部分消退期：混合型血流模式，有富血供区域和乏血供区域；完全消退期：乏血供或无血流显示	管腔内为流速缓慢的静脉血流，充盈差，加压后血流信号增加。有血栓形成部位则无血流信号	管腔内充满动脉及静脉血流，多数无须加压，管腔内即有丰富的血流信号。不同病变、不同部位流速差异较大	毛细血管管径小、流速慢，使用常规频率的线阵探头难以显示血流信号。20MHz以上高频探头可检测到血流增加
频谱多普勒	多数动脉、静脉频谱均可探及	探及静脉频谱	探及动脉及静脉频谱	通常可探及低速低阻供血动脉频谱

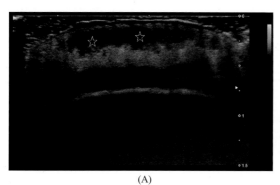
(A)

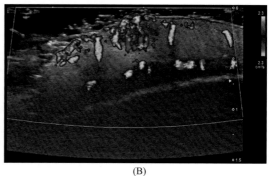
(B)

图3-7-1

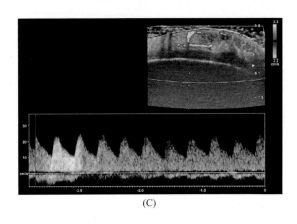

(C)

图3-7-1 婴幼儿血管瘤（增殖期）

（A）二维超声显示2月龄患儿头顶部皮下组织内低回声肿物（星号区域），呈长椭圆形，边界尚清晰；（B）CDFI显示肿物内血流丰富，并可探及由深层发出的滋养动脉；（C）频谱多普勒显示滋养动脉血流频谱，峰速为24cm/s

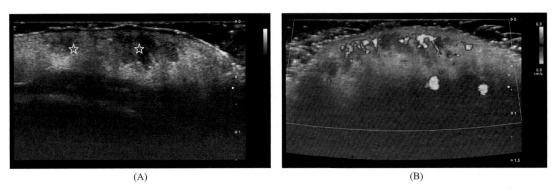

(A)　　　　　　　　　　　　　　　　　　(B)

图3-7-2 婴幼儿血管瘤（部分消退期）

患儿1年后复查。（A）二维超声显示头顶部皮下组织内高低混合的不均质回声区域（星号区域），边界不清晰；（B）CDFI显示肿物内血流较前次检查明显减少

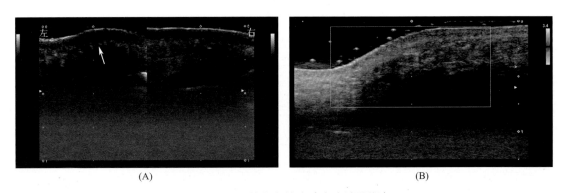

(A)　　　　　　　　　　　　　　　　　　(B)

图3-7-3 婴幼儿血管瘤（完全消退期）

4岁龄患儿。（A）二维超声示左侧鼻根处皮下组织较对侧增厚（➝）；（B）能量多普勒于增厚组织内未探及血流信号

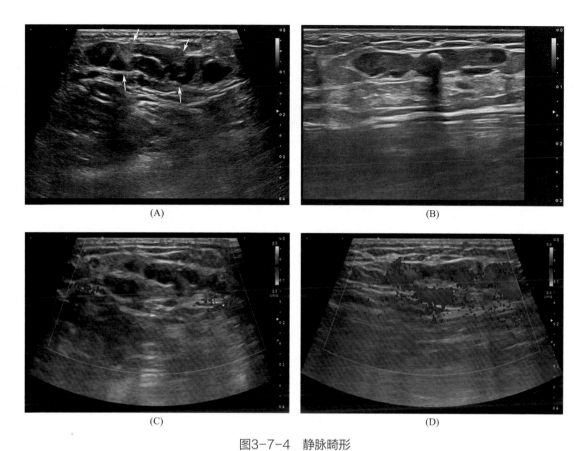

(A)　　　　　　　　　　　　(B)

(C)　　　　　　　　　　　　(D)

图3-7-4　静脉畸形

（A）、（B）二维超声显示右侧大腿后方皮下脂肪层内不均质回声区域（ → ），边界不清晰，呈迂曲扩张的管腔样结构，部分管腔内充填低回声（静脉血栓）及强回声钙化斑（静脉石）；（C）CDFI显示低回声内彩色血流充盈不佳；（D）CDFI显示加压试验后，低回声内彩色血流信号增多

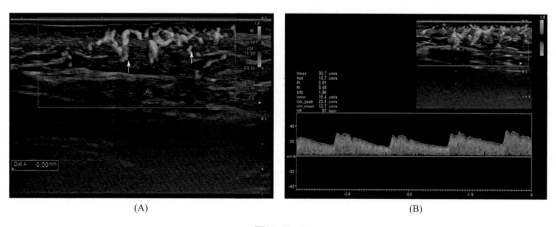

(A)　　　　　　　　　　　　(B)

图3-7-5

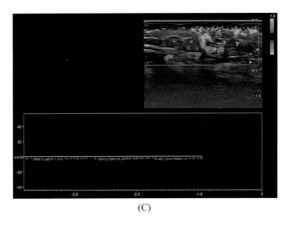

(C)

图3-7-5　动静脉畸形

（A）能量多普勒显示面部皮下组织内簇状、丰富的血流信号，边界不清（——）；（B）、（C）频谱多普勒显示病变区测及动脉频谱及低速静脉频谱

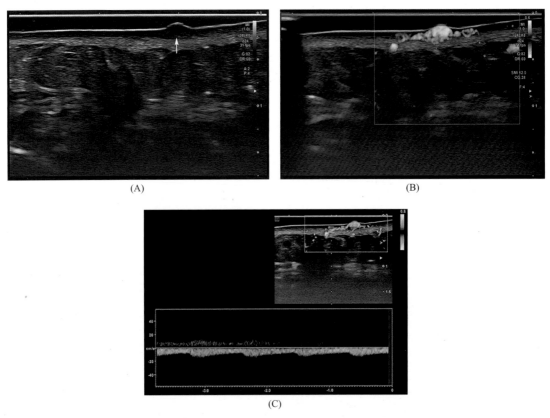

(A)　　　　　　　　　　　　　　　　　(B)

(C)

图3-7-6　葡萄酒色斑

（A）33MHz探头显示面部真皮层内低回声区，边界欠清晰（——）；（B）超微血流成像显示低回声内血流丰富；（C）频谱多普勒显示病变区测及低速低阻的供血动脉频谱

（李诗文　张立敏）

项目	肝静脉			门静脉			血管分流(图3-8-8、图3-8-9)		其他
	布-加综合征(图3-8-1)	肝窦阻塞综合征(图3-8-2)	肝淤血(图3-8-3)	门静脉栓子(图3-8-4、图3-8-5)	门静脉瘤(图3-8-6)	门静脉海绵样变(图3-8-7)	门静脉-肝静脉分流	肝动脉-门静脉分流	遗传性出血性毛细血管扩张症(图3-8-10)
发病原因	下腔静脉邻近病变的侵犯、压迫；原发性下腔静脉肿瘤或腔内血栓形成；先天性下腔静脉隔膜、阻塞等原因所引起的下腔静脉部分或完全性梗阻，使下腔静脉血液回流受阻，肝静脉流出道梗阻而出现的一系列临床综合征	服用含有吡咯生物碱的植物或中草药，以及中毒原因；化疗药物及细胞毒性药物、肝移植、遗传因素	各种类型的心脏病引起的右心功能不全，或心包疾病引起右心房压力增加，导致肝内静脉血液回流障碍，中央区肝静脉扩张瘀血；静脉变引起肝静脉急性或慢性梗阻，肝静脉内血压升高	分为局部因素和全身因素两种。其中局部因素包括门静脉系统损伤、胰腺炎等炎症，以及肝硬化、恶性肿瘤等；全身因素包括骨髓增生性疾病、抗磷脂综合征、阵发性血红蛋白尿症、蛋白C/S缺乏、凝血因子突变等	血管壁先天性缺陷，如先天性弹力纤维缺乏等；门静脉高压；胰腺分泌消化液对血管自身进行消化	分为原发性和继发性。原发性病变多见于门静脉先天异常，获得性病变多见于胎儿或婴儿出生后脐静脉闭锁延长，门静脉狭窄甚至闭锁，消失；继发性病变多见于门静脉血流受阻，造成门静脉压力增高，导致侧支循环建立、门静脉周围纤维组织增生等	先天性病变多见于胚胎发育过程中的发育异常，获得性病变发生于肝硬化、外伤源性损伤（包括肝活检、介入手术等）及肝脏良恶性肿瘤		为常染色体显性遗传病，是由于基因突变导致患者血管壁缺乏弹力纤维和平滑肌的支持，遭遇外伤时不能收缩而发生局部出血
临床特点	发病早期可无明显症状，肝功能失代偿期患者可表现为肝功能损害、脾大、腹水、严重的食管胃底静脉曲张等门静脉高压症	主要临床表现包括腹胀、触痛性肝区肿大、腹水、黄疸、纳差，随着病情进展，可出现患者黄疸颜色逐渐加深，腹水加重，可出现肝肾功能衰竭及肝性脑病	早期无明显临床表现，偶有饱胀不适、恶心、轻度黄疸、腹水或因肝脏肿大导致的右上腹钝痛，当机体有颈静脉怒张、肝颈静脉回流征、肝脏搏动、外周水肿和腹水、肝掌、蜘蛛痣、脾大及门体静脉分流等相对少见	部分患者血栓形成后无明显症状，部分患者表现为急性腹痛或腹泻，若患者发热、黄疸，应怀疑是否感染引起的化脓性门静脉炎	多在常规检查中偶然发现，且无明显临床症状；严重者仅出现上腹部隐痛不适，一般情况下不危及生命	无门静脉高压时，原发性患者无任何不适，是原发性病变的主要表现；继发性病变主要表现为门静脉曲张破裂和食管胃底静脉曲张性出血，患者可出现反复呕血和柏油便，伴有脾功能亢进，此类患者肝功能正常，偶有轻度黄疸；少出现腹腔积液、黄疸及肝性脑病。偶尔海绵样变肝外门脉侧支可压迫胆总管，引起梗阻性黄疸	由于分流量通常较小，大多数患者无特殊不适，少数患者可出现门静脉高压的相关症状。小的肝内血栓可自行闭合，但较大的、分流量>30%的瘘口通常难以闭合，并可导致严重并发症		反复发作的自发性鼻出血，多个特征部位出现毛细血管扩张，如唇、鼻、手指和口腔黏膜等；内脏受累，如消化道毛细血管扩张、肺、脑的动静脉畸形，阳性家族史。直系亲属中至少有1例确诊

项目	肝静脉			门静脉			血管分流（图3-8-8、图3-8-9）		其他
	布-加综合征（图3-8-1）	肝窦阻塞综合征（图3-8-2）	肝淤血（图3-8-3）	门静脉栓子（图3-8-4、图3-8-5）	门静脉瘤（图3-8-6）	门静脉海绵样变（图3-8-7）	门静脉-肝静脉分流	肝动脉-门静脉分流	遗传性出血性毛细血管扩张症（图3-8-10）
超声表现	下腔静脉管腔内可见隔膜、栓子；下腔静脉狭窄或闭塞膜、栓子，下腔静脉内出现血栓或血栓栓塞；肝静脉内出现血栓或癌栓；肝静脉流出道狭窄或闭塞；侧支循环开放；病变远近侧肝静脉扩张；肝脏肿大，主要表现在尾状叶；肝门静脉内径增宽，可见离肝血流，有的伴胆囊壁开放，呈双边影，脾大及脾静脉增宽，如门静脉及脾静脉增宽，脾大；腹水等	弥漫性肝肿大，形态饱满，肝实质回声稍强，不均匀；病情较重时可见"地图状"低回声区，"斑片状"低回声；肝静脉管壁回声增强伴闭塞，呈"鸭爪征"，频闭塞；肝静脉血流速度减低，频谱波动消失呈门静脉型；门静脉内径增宽，可见到门静脉高压的一些表现，如门静脉系统增宽，脾大、腹水等	典型表现为下腔静脉明显增宽，肝静脉扩张，下腔静脉生理性波动减弱或消失；早期表现为肝脏各径线增大，肝实质回声稍弱，肝静脉和下腔静脉管径增宽，管壁不连续；晚期可见到门静脉高压的一些表现，静脉系统增宽，脾大	门静脉血栓急性期呈团块状或条状低回声，慢性期呈中等或稍高回声。门静脉癌栓表现为门静脉及其分支内充满低、等回声，以左干矢状部多见，门静脉管壁不连续，血流充盈缺损	门静脉系统局限性管腔扩张呈梭状或囊状，与正常门静脉相延续，壁完整，或可见附壁血栓，彩色血流多有涡流形成，门静脉可正常或稍宽，加合并门静脉高压时门静脉增宽，出现脾大、脾及脾静脉连续多普勒探及门静脉血流频谱	原发性门静脉海绵样变，门静脉主干正常形态结构消失，管腔呈条索状强回声，门静脉主干及左右干周围可见网状、CDFI显示花色血流，呈低速静脉频谱。继发性门静脉海绵样变门静脉扩张（以血栓内可见栓子回声），其发生率更高，局部管腔狭窄或闭塞，近端可见网状及管样无回声，CDFI显示花色血流，呈低速静脉频谱	二维超声通常可见两支血管异常交通可见柱状异常交通，当肝动脉与门静脉之间存在异常囊引流时，瘘口处血流信号呈五彩镶嵌样，频谱多呈高速低阻动脉样血流信号		肝门处或肝内肝动脉囊状或蛇行迂曲扩张呈行迂曲扩张或异常阶梯样扩张，管壁回声增强，色彩鲜亮，呈高速低阻频谱，肝动脉干，肝动脉血流速度加快，呈"镶嵌色"

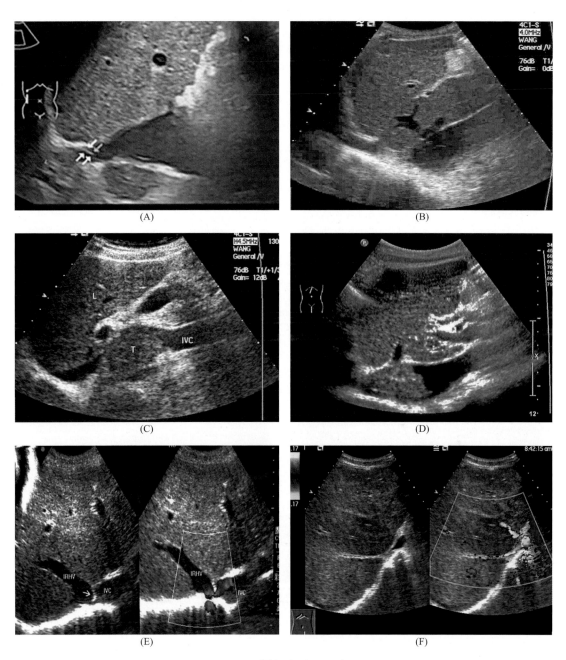

(A)

(B)

(C)

(D)

(E)

(F)

图3-8-1

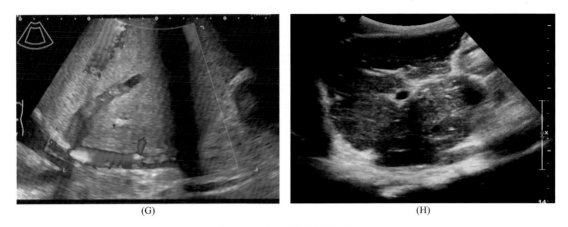

(G)   (H)

图3-8-1 布-加综合征

（A）下腔静脉阻塞型（下腔静脉膜性阻塞）：二维超声示下腔静脉近右心房入口处"线样"及"等号"强回声（➡），远端下腔静脉管腔内见"自显影"现象；（B）下腔静脉阻塞型（下腔静脉节段性闭塞或狭窄）：二维超声显示闭塞处呈高回声，远端下腔静脉管腔内见"自显影"现象；（C）下腔静脉阻塞型（下腔静脉外压性狭窄）：二维超声示第一肝门水平腹膜后占位，局部下腔静脉受压向前移位，管腔明显变窄；（D）下腔静脉阻塞型（下腔静脉栓子形成）：二维超声显示下腔静脉管腔内低回声或中等回声；（E）肝静脉阻塞型（肝静脉入口狭窄或闭塞）：二维超声示入口狭窄，入口处见线条样强回声（膜性狭窄）（➡），远端肝静脉扩张，CDFI扫查隔膜处血流紊乱，流速增快；（F）肝静脉阻塞型（肝静脉狭窄或闭塞）：二维超声显示肝静脉狭窄——肝静脉管壁回声增强，管腔未显示，CDFI扫查近下腔静脉入口处有血流显示；肝静脉闭塞——肝静脉管壁回声增强，CDFI扫查无血流充填；（G）肝静脉阻塞型（栓子形成）：二维超声显示肝静脉内低-中等的实质性回声，CDFI示该支肝静脉腔内无血流信号或反向血流；（H）混合型阻塞：二维超声显示下腔静脉阻塞与肝静脉阻塞同时存在

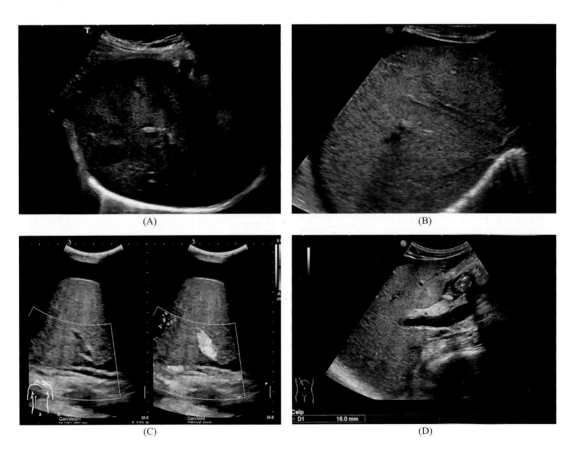

(A)   (B)

(C)   (D)

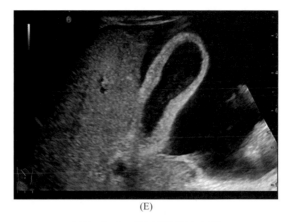

(E)

图3-8-2　肝窦阻塞综合征

（A）二维超声显示弥漫性肝肿大，肝实质回声稍强略粗、回声不均匀，可见"地图状"或"斑片状"低回声区；（B）二维超声显示肝静脉壁回声增强伴闭塞，呈"鸭爪征"；（C）二维超声示下腔静脉肝段管腔受压变窄，CDFI示血流加快，无栓塞物，远端无扩张；（D）二维超声示门静脉内径增宽；（E）二维超声示胆囊壁增厚，呈双边影，腹水

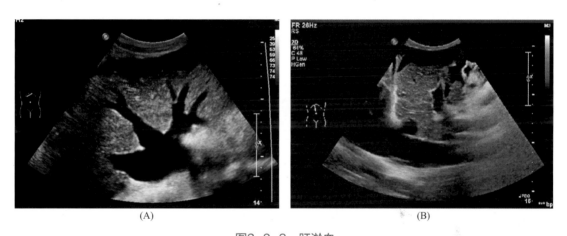

(A)   (B)

图3-8-3　肝淤血

（A）、（B）二维超声显示肝实质回声减弱，表面不光滑，肝静脉扩张；下腔静脉扩张，可见自显影现象

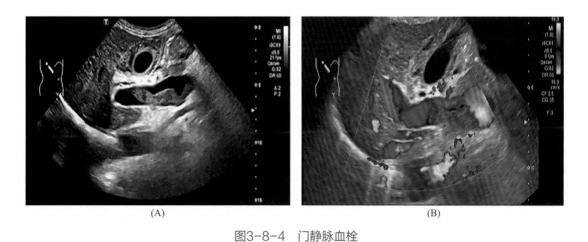

(A)   (B)

图3-8-4　门静脉血栓

（A）、（B）门静脉主干起始部起至门静脉主干管腔内低回声，大部分附着于管壁，形态不规整，占管腔的1/3～1/2，CDFI示局部血流充盈缺损

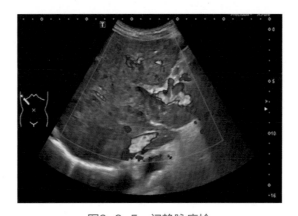

图3-8-5　门静脉癌栓

弥漫性肝癌患者，门静脉主干、左右干及远端分支扩张、充满等回声，管壁回声不连续，CDFI示血流充盈缺损

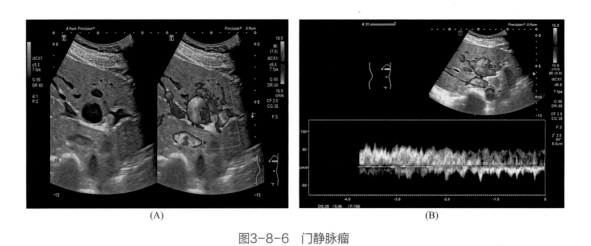

(A)　　　　　　　　　　　　　　　　　(B)

图3-8-6　门静脉瘤

（A）、（B）门静脉局部瘤样扩张并侧支形成，走行迂曲，CDFI示扩张部位可见双向血流，频谱多普勒测及双向静脉频谱

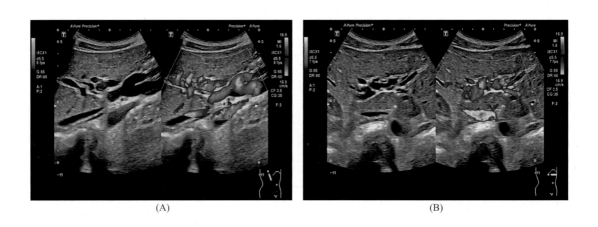

(A)　　　　　　　　　　　　　　　　　(B)

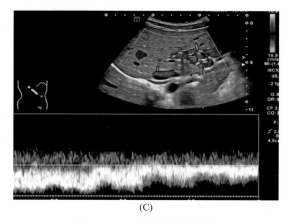

(C)

图3-8-7　门静脉海绵样变

（A）、（B）二维超声示门静脉主干上段走行迂曲，左、右干周围可见网状无回声，CDFI显示花色血流；（C）频谱多普勒测及静脉频谱

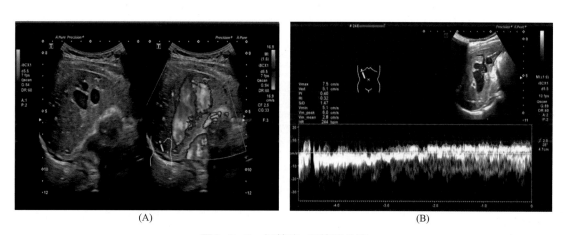

(A)　　　　　　　　　　　　　　(B)

图3-8-8　门静脉-肝静脉分流

（A）二维超声示肝右叶下段囊性回声，与肝右静脉中远端及门静脉右干相通，CDFI显示其内可见花色血流；（B）频谱多普勒测及双向静脉频谱

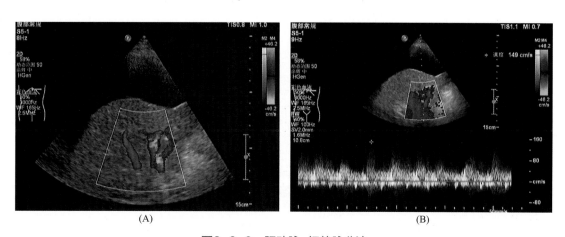

(A)　　　　　　　　　　　　　　(B)

图3-8-9　肝动脉-门静脉分流

（A）CDFI示门静脉左干可见红蓝血流信号；（B）频谱多普勒可测及门静脉及动脉频谱

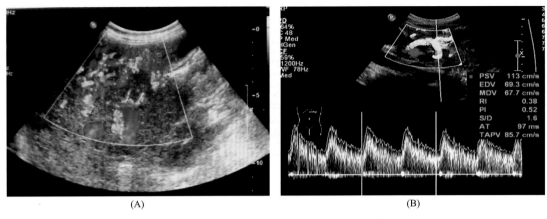

图3-8-10 遗传性出血性毛细血管扩张症

（A）CDFI示肝门处及肝内肝动脉呈囊状蛇行迂曲扩张或异常阶梯样迂回扩张，管壁回声增强，色彩鲜亮；（B）频谱多普勒示腹腔干、肝动脉、肝固有动脉血流速度加快，呈"镶嵌色"，测及高速低阻频谱

3.9 肾动脉病变的鉴别诊断

项目	肾动脉狭窄 （图3-9-1、图3-9-2）	肾动静脉瘘 （图3-9-3）	肾动脉瘤 （图3-9-4）
概述	肾动脉狭窄是临床最常见的肾动脉病变，同时也是肾血管性高血压的最常见原因	肾动静脉瘘是肾内动静脉间异常的直接连通。肾动脉的部分血流不经过肾实质而直接经静脉反流回心脏内	肾动脉瘤的发病率为0.01%～0.1%，约占腹腔内动脉瘤的22%
病因	在我国本病的病因构成：动脉粥样硬化（81.5%）、多发性大动脉炎（12.7%）、纤维肌发育不良（4.2%，好发于年轻人）及其他（1.6%）	可分为先天性和后天性；其中70%的病例是后天获得性（外伤、肿瘤、炎症等）的或医源性的（肾穿刺活检、肾脏手术等），约20%是先天性的（出生时动静脉之间的吻合支残存）	动脉粥样硬化、创伤、遗传因素、感染、纤维发育不良等。常为单发，多累及右侧肾脉。可分为囊状型、梭状型、动脉夹层型及肾内型4型
年龄与性别	动脉粥样硬化老年人多见，多发性大动脉炎青年女性常见，纤维肌发育不良好发于年轻人	女性患者是男性患者的3倍以上	多见于女性
临床表现	①继发性高血压：病史短，病情发展快；原有较长期高血压，突然加重；腹部或腰部疼痛或损伤后血压急剧升高，多无高血压家族史；舒张压增高为主，一般降血压药物治疗效果不满意，可合并头痛、眼底出血甚至失明，以及持续性蛋白尿、血尿等症状。②缺血性肾病：肾功能缓慢进行性减退，夜尿多，尿比重及渗透压降低，血清肌酐升高，轻度蛋白尿，少量红细胞及管型。部分患者腹部或腰部可闻及血管杂音	大部分小的肾动静脉瘘无症状，一部分可自愈。较大的肾动静脉瘘可出现恶性呕吐、腰痛、尿频、反复间歇性血尿、排尿困难或急性尿潴留、高血压、高输出性心力衰竭、肾功能不全、大出血或血栓栓塞等临床症状	最常见的为高血压，约75%患者伴有高血压，可出现腰腹部疼痛、上腹部血管杂音、搏动性肿块、肾功能减退、血尿等；严重并发症包括血栓形成、肾梗死甚至瘤体破裂出血，引起休克，可危及患者生命
二维超声	肾脏形态多无明显变化，部分患者肾脏体积减小，患侧肾脏大小较正常一侧减少1.5cm以上（上下径），皮质变薄，回声增强；可见狭窄处肾动脉内径变窄，粗细不均匀	小动静脉瘘的瘘口处二维超声正常或结构轻度紊乱，当瘘口比较大的时候，表现为局部的无回声区；与瘘管相连的近端肾动脉内径正常或明显增宽，较大动静脉瘘可见受累静脉扩张	肾动脉主干或分支呈囊状扩张，呈极低回声或无回声，有搏动感，可见壁间钙化或附壁血栓

项目	肾动脉狭窄 （图3-9-1、图3-9-2）	肾动静脉瘘 （图3-9-3）	肾动脉瘤 （图3-9-4）
彩色多普勒超声	狭窄处肾动脉血流束明显变细，呈现杂色血流信号，多为高速湍流	①瘘口处为紊乱的血流信号，为五彩镶嵌样，呈动脉样血流频谱；②瘘口周围动静脉管腔内充满紊乱的血流，肾静脉主干内可能出现高速搏动性血流	病灶内出现丰富血流信号，呈动脉涡流频谱，为红蓝双色，并与肾动脉相延续
频谱多普勒	①肾动脉中度狭窄（内径减少≥60%）时：肾动脉湍流处峰值流速≥180cm/s；肾动脉与腹主动脉峰值流速比值（RAR）≥3。注：腹主动脉峰值流速小于50cm/s或大于100cm/s时，不宜使用RAR指标，此时，肾动脉峰值流速≥200cm/s可提示60%以上的肾动脉狭窄；严重肾动脉狭窄时肾动脉峰值流速可在正常范围内。②肾动脉重度狭窄（内径减少≥70%或80%）时：狭窄远端小慢波改变，表现为收缩早期波消失、频谱低平，收缩早期频谱斜率减低。收缩早期加速时间≥0.07s	瘘口处高速、低阻、无空窗、毛刺样的动静脉瘘样频谱	肾动脉瘤内出现双相动脉血流频谱
备注	肾动脉闭塞：肾动脉主干管腔内既无血流信号也不能探测血流信号及频谱；若肾内动脉频谱出现小慢波，肾长径＜8cm往往提示肾动脉慢性闭塞	—	—

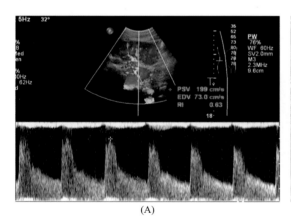

(A)

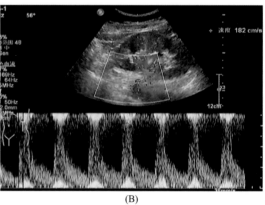

(B)

图3-9-1　肾动脉狭窄

（A）频谱多普勒示右肾动脉起始部峰值流速为199cm/s；（B）频谱多普勒示左肾动脉起始部峰值流速为182cm/s

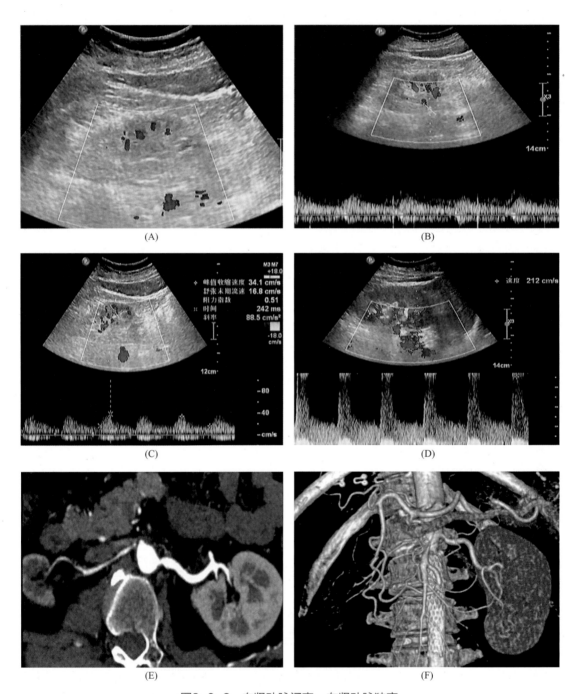

图3-9-2　右肾动脉闭塞、左肾动脉狭窄

（A）CDFI示右肾萎缩，肾外动脉未显示；（B）、（C）频谱多普勒示右肾门部及左肾叶间动脉血流速度、阻力指数下降，呈小慢波频谱改变；（D）频谱多普勒示左肾动脉起始部峰值流速升高；（E）、（F）肾动脉CTA及三维重建示右肾动脉起始段狭窄，几近闭塞，左肾动脉起始部管腔狭窄

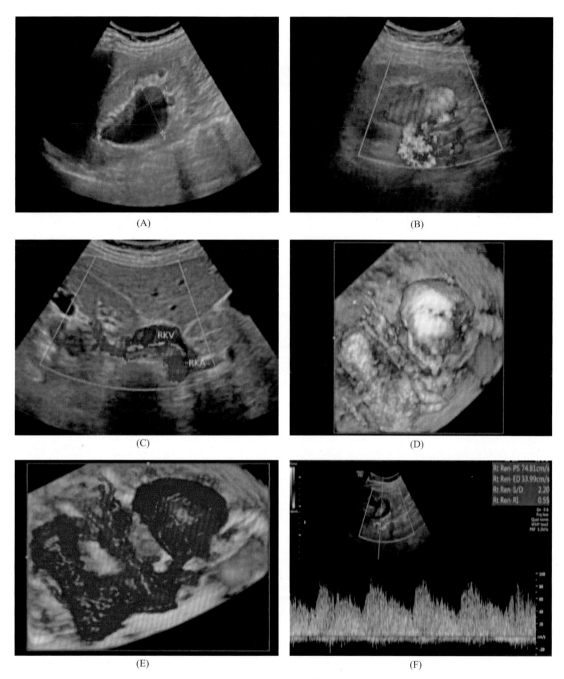

(A)　　　　　　　　　　　　　　　(B)

(C)　　　　　　　　　　　　　　　(D)

(E)　　　　　　　　　　　　　　　(F)

图3-9-3　肾动静脉瘘

（A）二维超声示右肾内无回声；（B）、（D）、（E）CDFI及CDE示无回声内丰富的血流信号，血管结构杂乱，动-静脉短路形成；（C）CDFI示瘘口附近静脉、动脉扩张；（F）频谱多普勒示瘘口处高速、低阻、毛刺样的动静脉瘘样频谱

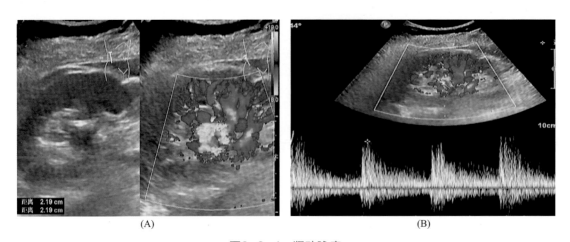

(A)   (B)

图3-9-4　肾动脉瘤

（A）二维超声示右肾内无回声区，CDFI示其内可见涡流状动脉血流信号；（B）频谱多普勒示瘤内双相动脉血流频谱

（赵　磊）

第4章

肝脏疾病的鉴别诊断 ▶▶▶

4.1　肝脏弥漫性疾病的鉴别诊断

项目	脂肪肝 （图 4-1-1）	急性肝炎 （图 4-1-2）	肝纤维化 （图 4-1-3）	肝硬化 （图 4-1-4）	弥漫性肝癌 （图 4-1-5）	血吸虫肝病 （图 4-1-6）
临床特点	多病因引起的代谢性肝病，临床上常无症状	几乎见于各种肝病；病程少于 6 个月	肝脏对慢性损伤的病理性修复反应	代偿期则无明显临床症状，失代偿期则以门静脉高压和肝功能严重损害为特征	可有食欲不振、乏力、消瘦、肝区胀痛；甲胎蛋白（AFP）常明升高	急性期可有发热、皮疹、腹痛腹泻；晚期可出现巨脾、腹水等征象
肝脏体积	常增大	常增大	无变化	缩小	明显增大	早期可增大，晚期缩小
肝实质回声	增强	减低，肝内许多小血管断面异常清晰，呈"满天星征"	增粗、增强	增粗、增强	粗糙、不均匀	不均匀，可见大网格样改变
肝静脉	模糊	正常	略变细	迂曲变细	迂曲变细	变细
门静脉	正常	管壁回声增高	正常	扩张	常有癌栓	晚期扩张

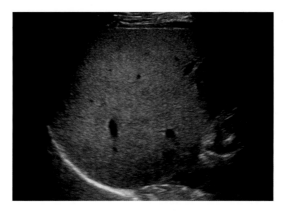

图4-1-1　脂肪肝
二维超声显示肝实质回声增强

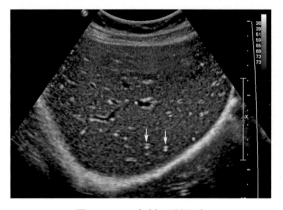

图4-1-2 急性乙型肝炎

二维超声显示肝实质回声减低，肝内许多小血管断面异常清晰，呈"满天星征"（——）

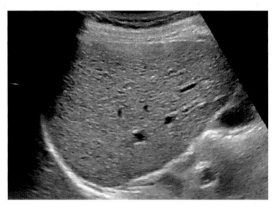

图4-1-3 乙型肝炎肝纤维化

二维超声显示肝实质弥漫性增粗、增强

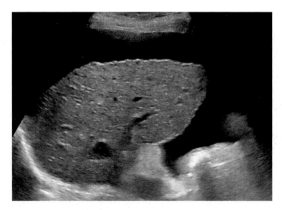

图4-1-4 乙型肝炎肝硬化

二维超声显示肝脏体积缩小，肝实质弥漫性增粗、增强

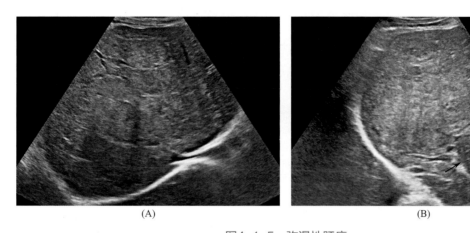

(A)
(B)

图4-1-5 弥漫性肝癌

（A）二维超声显示肝脏体积明显增大，肝实质回声粗糙、不均匀；（B）二维超声显示门静脉右干内有癌栓（➡）

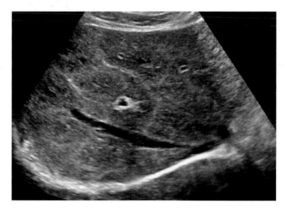

图4-1-6 血吸虫肝病

二维超声显示肝脏回声不均匀，可见大网格样改变

4.2 肝脏囊性病变的鉴别诊断

项目	肝囊肿 （图 4-2-1）	肝脓肿 （图 4-2-2）	多囊肝 （图 4-2-3）	肝内血管局部囊状扩张 （图 4-2-4）	肝包虫病 （图 4-2-5）
临床特点	常无症状，囊肿生长缓慢	常见的有细菌性肝脓肿和阿米巴肝脓肿；病人常有高热	先天遗传性疾病，常有家族史	多为肝静脉囊状扩张，常无症状，易被误诊为肝囊肿	一种人畜共患疾病；早期常无症状，体积大的包虫囊肿可压迫周边组织引起相应症状
病灶回声	清晰无回声区；后方回声增强	脓肿形成期表现为不清晰无回声区，壁较厚	全肝或一叶显示大小不等的无回声区	清晰无回声区；后方回声增强	囊型包虫病可表现为：单囊型、多子囊型、内囊塌陷型、实变型、钙化型；泡型肝包虫病表现为混合回声肿块
形态、边界	圆形或类圆形，边界清晰	圆形或椭圆形，边界模糊	圆形或类圆形，边界清晰	圆形或类圆形，边界清晰	囊型包虫病：形态规则，边界清晰；泡型肝包虫病：形态不规则，边界不清
CDFI	无血流信号显示	边缘可见血流	无血流信号显示	囊内充满血流信号	病灶内部基本无血流信号，周边可探及短条状血流信号

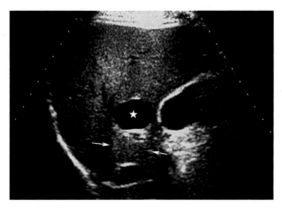

图4-2-1 肝囊肿

二维超声显示肝内圆形无回声区（★），后方回声增强（→）

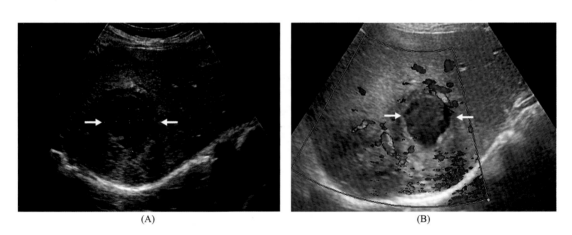

(A)　　　　　　　　　　　　　　　　(B)

图4-2-2 肝脓肿

（A）二维超声显示肝内囊性无回声区（→），内不清晰，壁较厚；（B）CDFI显示其边缘可见血流（→）

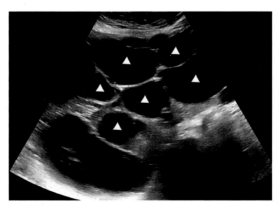

图4-2-3 多囊肝

二维超声显示肝内多发大小不等的无回声区（▲）

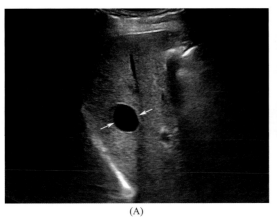
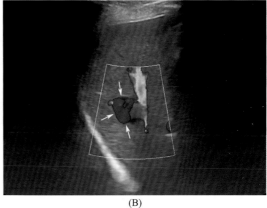

(A)　　　　　　　　　　　　　　(B)

图4-2-4　肝静脉局部囊状扩张

（A）二维超声显示肝内囊性无回声（➡），内清晰，后方回声增强；（B）CDFI 显示囊内充满血流信号（➡），与肝静脉相通

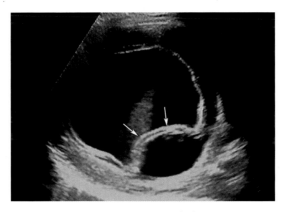

图4-2-5　肝包虫病

二维超声显示肝内较大囊性无回声区，可见内囊塌陷、收缩（➡）

4.3　肝脏实性病变的鉴别诊断

项目	肝血管瘤 （图 4-3-1）	肝腺瘤 （图 4-3-2）	局灶性结节增生 （图 4-3-3）	肝细胞癌 （图 4-3-4）	肝内胆管细胞癌 （图 4-3-5）	肝转移癌 （图 4-3-6）
临床、病理特点	最常见的肝脏良性肿瘤，大多为海绵状血管瘤	较为少见的一种良性肿瘤；多发生在中年女性，与长期口服避孕药有关	良性类肿瘤病变，女性较男性多见	多合并慢性肝炎病史，组织学上分为结节型、巨块型和弥漫型	可分为肿块形成型、管周浸润型和管内生长型	多数有明确的原发肿瘤病史
病灶数目	单发或多发	单发多见	单发多见	单发或多发	单发多见	常为多发
病灶回声	多为高回声；呈低回声者多有网状结构，周边可见高回声环	小的腺瘤多呈低回声，较大腺瘤可呈较高回声，间以不规则低回声区	多呈低或等回声，部分中心可见条状或星状瘢痕回声	肿瘤回声多种多样，可呈低回声，也可为混合回声或高回声	肿块形成型表现为肝内较大的不均质实性肿块，呈低回声或等回声，也可呈高回声	回声多种多样，与原发肿瘤的类型有关，胃肠等消化道来源者多呈高回声，乳腺、肺、胰腺等来源者多呈低回声

项目	肝血管瘤 （图4-3-1）	肝腺瘤 （图4-3-2）	局灶性结节增生 （图4-3-3）	肝细胞癌 （图4-3-4）	肝内胆管细胞癌 （图4-3-5）	肝转移癌 （图4-3-6）
形态、边界	圆形或椭圆形，边界清晰	圆形或椭圆形，边界清晰	圆形或类圆形，边界清晰	形态不规则，边界清晰	形态不规则，多数边界不清	圆形或类圆形，边界清晰
CDFI	血流信号显示率低，少部分周边可见点状血流信号	病变周边血流信号较丰富，内部散在点状血流信号	内部血流较丰富，病变中央有时可见放射状或星芒状血流信号向边缘延伸	瘤周血管绕行，瘤内血流信号杂乱	血流信号不丰富	不易探及血流信号
超声造影	典型者表现为动脉相周边结节状或环状强化），随时间延长，增强范围逐渐向中心扩展，病灶在门脉相及延迟相仍处于增强状态，回声高于邻近正常肝组织，呈"快进慢出"的增强特征	典型者表现为动脉相快速向心性增强，呈高增强模式，门脉相表现为等增强或略高于肝实质的增强，延迟相为低增强	典型者表现为病变中央血流伸向周边。动脉相、门脉相和延迟相以"高-高-高"或"高-等-等"增强模式为主	典型者表现为动脉相高增强、门脉相及延迟相低增强特征，部分分化较好者延迟相可呈等增强	动脉相病灶边缘显著强化，早期廓清（对比剂注射后≤60 s）和显著廓清（对比剂注射后120s内几乎没有强化）是典型肝内胆管细胞癌超声造影表现	动脉相常呈环状高增强，富血供肿瘤也可呈整体增强，门脉相及延迟相退出，呈典型的"黑洞征"

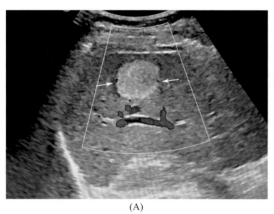
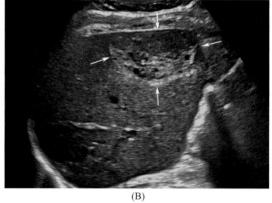

（A）

（B）

图4-3-1 肝血管瘤

（A）二维超声显示肝内高回声（➡），圆形，边界清晰，CDFI显示周边可见点状血流；（B）二维超声显示肝内低回声（➡），内呈网状

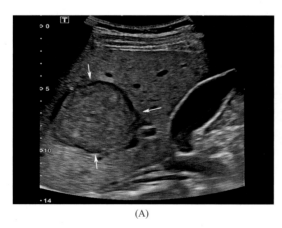
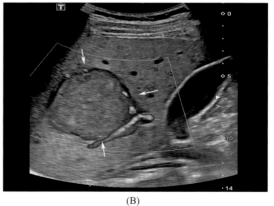

（A）

（B）

图4-3-2 肝腺瘤

（A）二维超声显示肝内低回声区，椭圆形，边界清晰；（B）CDFI示边缘血流较丰富（➡）

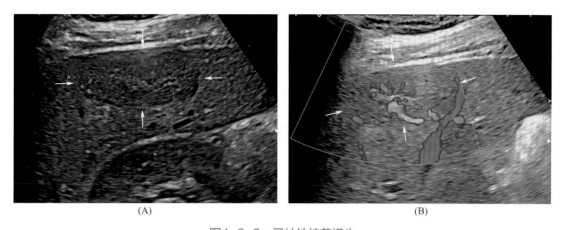

(A)　　　　　　　　　　　　　　　　　　(B)

图4-3-3　局灶性结节增生

（A）二维超声显示肝内椭圆形低回声，边界清晰（━━➤）；（B）CDFI 显示内部血流较丰富，呈星芒状血流信号向边缘延伸

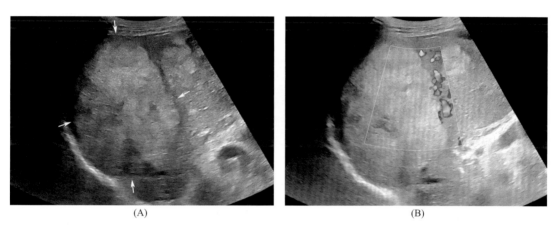

(A)　　　　　　　　　　　　　　　　　　(B)

图4-3-4　肝细胞癌

（A）二维超声显示肝内高回声肿块，边缘欠规则（━━➤）；（B）CDFI 显示其边缘血流略丰富

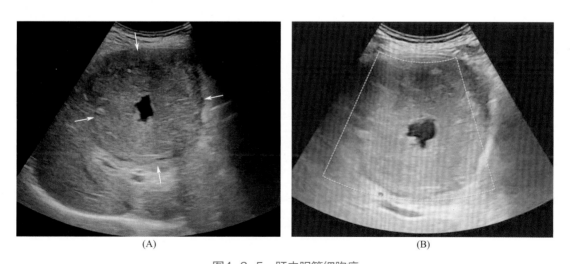

(A)　　　　　　　　　　　　　　　　　　(B)

图4-3-5　肝内胆管细胞癌

（A）二维超声显示肝内低回声肿块（━━➤），中心部见少许无回声，边界不清晰；（B）CDFI 未见明显血流信号

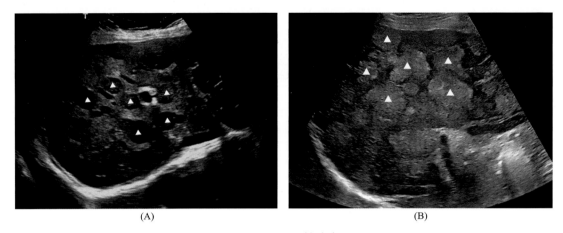

图4-3-6 肝转移癌

（A）二维超声显示肝内多发低回声，为乳腺癌肝转移（▲）;（B）二维超声显示肝内多发高回声，为结肠癌肝转移（▲）

（汪惠鹏 刘艳君）

第 5 章

胆囊及胆道疾病的鉴别诊断 ▶▶▶

5.1 胆囊壁增厚疾病的鉴别诊断

项目	急性胆囊炎 （图 5-1-1）	慢性胆囊炎 （图 5-1-2）	胆囊腺肌症 （图 5-1-3）	厚壁型胆囊癌 （图 5-1-4）	胆外疾病 （图 5-1-5）
临床特点	胆绞痛、畏寒发热、墨菲（Murphy）征阳性	右上腹不适或疼痛，脂餐后症状加重	右上腹隐痛，脂餐后可诱发	类似慢性胆囊炎，晚期可有黄疸、消瘦、恶病质表现	见于急性肝炎、肝硬化、心力衰竭、慢性肾功能不全等
胆囊壁增厚类型	弥漫性增厚	弥漫性增厚	局灶性（胆囊底常见）/ 节段性 / 弥漫性增厚	局灶性 / 弥漫性增厚	弥漫性增厚
胆囊壁厚度	4～7mm	4～7mm	—	不规则增厚，最厚处可大于 1cm	＞5mm
胆囊大小	常增大（横径＞4cm）	囊腔缩小	正常	胆囊体积正常或变大，囊腔缩小	胆囊体积正常，囊腔缩小
胆囊腔内回声	多伴有强回声结石、等回声胆泥及沉积物	常伴有结石强回声、胆泥或胆汁结晶样回声	胆汁无回声，透声好	可伴有胆泥或结石	胆汁无回声
胆囊壁回声	网状低回声、双边征	高回声	可见罗 - 阿窦无回声或彗尾样强回声	低回声	双边征
CDFI	血流信号增多	血流信号减少或消失	血流信号正常	血流信号不丰富	血流信号正常

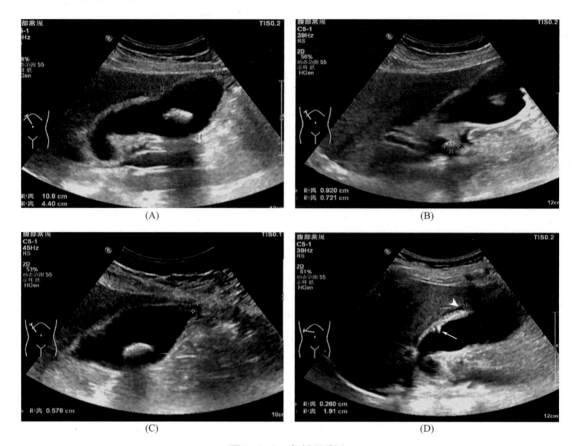

图5-1-1　急性胆囊炎

（A）二维超声示胆囊体积增大，大小约为 10.8cm×4.4cm，胆囊腔内显示结石强回声，伴后方声影；（B）二维超声示胆囊管内强回声结石（标尺测量处）；（C）二维超声示胆囊壁增厚，厚度约为 0.58cm，呈分层样改变；（D）二维超声示胆囊旁少量无回声积液渗出（➤），胆囊壁见强回声胆固醇结晶附着，后方伴声尾（⟶）

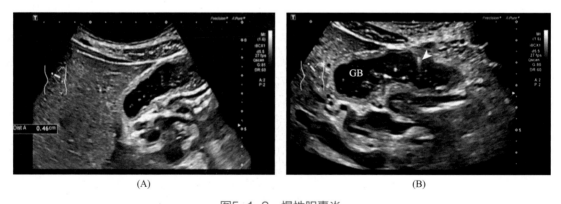

图5-1-2　慢性胆囊炎

（A）二维超声示胆囊壁弥漫性增厚，厚度约为 0.46cm；（B）二维超声示胆囊（GB）腔内不清晰，见点状等回声及强回声，胆囊壁见强回声壁内胆固醇结晶（➤），后方伴声尾

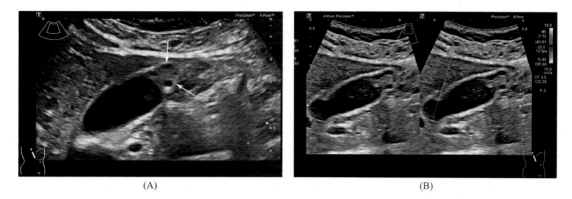

(A)　　　　　　　　　　　　　　　　(B)

图5-1-3　胆囊腺肌症

（A）二维超声示胆囊底部胆囊壁局灶性增厚，内可见罗 - 阿窦无回声（——）；（B）CDFI 显示病灶内未探及血流信号

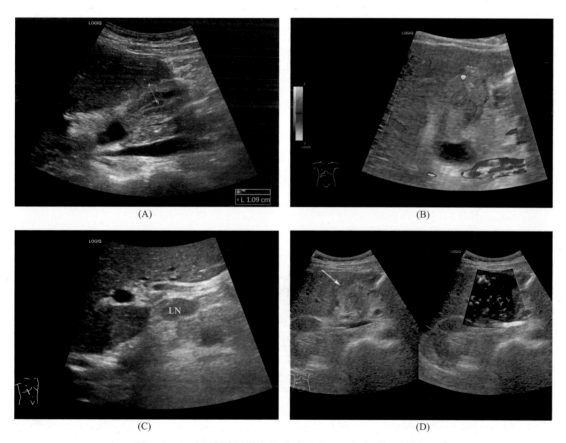

(A)　　　　　　　　　　　　　　　　(B)

(C)　　　　　　　　　　　　　　　　(D)

图5-1-4　厚壁型胆囊癌伴肝脏浸润及肝门部淋巴结转移

（A）二维超声示胆囊体及底部胆囊壁局灶性增厚，回声减低，厚度约为 1.09cm，胆囊腔明显缩小；（B）CDFI 显示增厚胆囊壁内可探及短条状血流信号；（C）二维超声示肝门部肿大淋巴结（LN）低回声；（D）肝 S6 段显示与胆囊壁相连的高回声病灶（——），病灶内回声不均匀，能量多普勒显示病灶内可探及较丰富微细血流信号

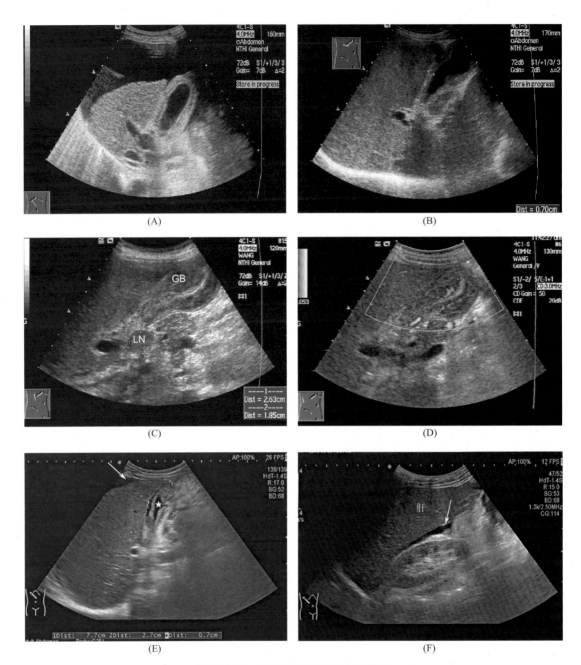

图5-1-5　胆外疾病所致胆囊壁增厚

（A）、（B）肝硬化继发胆囊壁增厚：（A）为慢性肝炎性肝硬化伴腹水，二维超声显示胆囊壁明显增厚，呈"双边征"；（B）为酒精性肝硬化，二维超声显示胆囊壁增厚，厚度约0.7cm。（C）、（D）急性肝炎继发胆囊壁增厚：患者，女，18岁，上腹痛1周伴恶心、呕吐，黄疸，无慢性肝炎病史；（C）二维超声显示胆囊壁明显增厚，胆囊腔消失，肝门部淋巴结（LN）显示；（D）能量多普勒成像显示胆囊壁可探及丰富血流信号。（E）、（F）二维超声显示慢性肾功能不全继发胆囊壁增厚：（E）二维超声显示胆囊壁增厚，厚度约0.7cm，胆囊腔明显缩小（★），肝周显示少量积液（➙）；（F）二维超声显示右肾明显缩小，皮质回声略增强，CDFI示右肾血流信号减少，肝肾间隙见少量无回声腹水（➙）

5.2 胆囊增大疾病的鉴别诊断

项目	急性胆囊炎（图5-2-1）	胆囊管综合征（图5-2-2）	远端胆道梗阻（图5-2-3）
临床特点	胆绞痛、畏寒发热、墨菲（Murphy）征阳性	右上腹疼痛，常在进高脂餐后发作	黄疸进行性加重
胆囊壁	早期厚度正常；病情进展时胆囊壁增厚，厚度可达4～7mm，可呈现"双边征"	正常	正常，合并炎症时胆囊壁可增厚
胆囊形态	长椭圆形，张力中等	梨形，张力较大，以宽径增大明显	长椭圆形，张力中等
胆囊腔内回声	可伴有结石强回声或点状回声	透声良好，无回声	可伴密集点状回声的黏稠胆汁
胆管扩张	多无扩张，伴结石可扩张	无	肝内外胆管均扩张，胆总管内径常大于0.8cm
脂餐试验	收缩功能差（急性期一般不做）	收缩功能差或消失	收缩功能消失

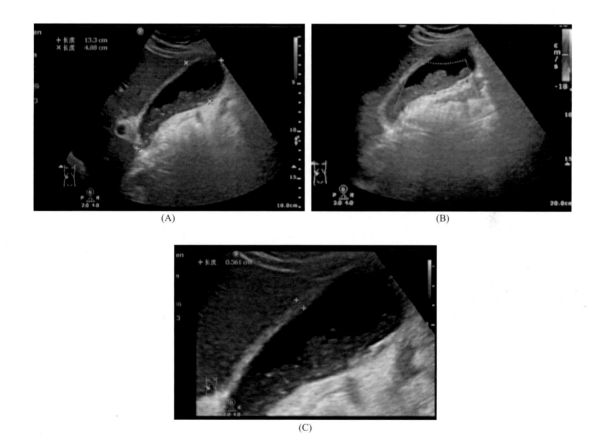

(A) (B)

(C)

图5-2-1 急性胆囊炎

（A）二维超声显示胆囊增大，大小为13.3cm×4.86cm，呈长椭圆形，胆囊腔内不清晰，见低回声；（B）CDFI显示胆囊腔内低回声内未探及血流信号，胆囊壁可探及少许点状血流信号；（C）二维超声显示胆囊壁明显增厚，厚度约为0.56cm，隐约显示"分层征"（++）

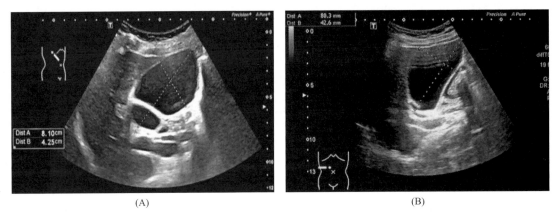

図5-2-2　胆嚢管综合征

（A）患者，女，37岁，自述偶有进食后上腹部不适。二维超声显示胆嚢增大，大小约为8.10cm×4.25cm，形态饱满，胆嚢腔内清晰。（B）患者，女，56岁，右上腹疼痛，餐后明显。二维超声显示胆嚢大小约8.03cm×4.26cm，形态饱满，张力大，胆嚢腔内清晰

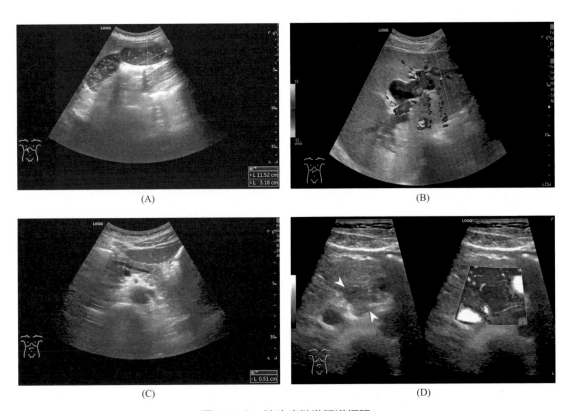

图5-2-3　胰头癌继发胆道梗阻

患者，女，36岁，黄疸1周，进行性加重。（A）二维超声显示胆嚢增大，大小为11.52cm×3.18cm，长茄形，胆嚢腔内不清晰，显示点状高回声悬浮；（B）CDFI显示肝内外胆管均明显扩张；（C）二维超声显示胰管扩张，内径约为0.51cm；（D）胰头钩突部显示低回声结节（➤），能量多普勒显示病灶周边部可探及不丰富血流信号。术后病理：胰头肿物为伴黏液生成的腺癌（中分化）

5.3 胆囊内异常回声病变的鉴别诊断

项目	胆囊结石			胆囊腔内胆泥 （图5-3-5）	胆囊内积气 （图5-3-6）
	普通型结石 （图5-3-1）	泥沙样结石 （图5-3-2、图5-3-3）	充满型结石 （图5-3-4）		
临床特点	无症状或右上腹疼痛	无症状或右上腹不适	无症状，有胆囊结石病史	长时禁食、肠外营养	多见于产气菌感染所致胆囊炎、胆肠吻合术、胆道胃肠瘘等
胆囊内回声	强回声为主	强回声或等回声	强回声	点状等回声或低回声	强回声
形态	椭圆形或弧形	平铺胆囊壁	弧形	团状，改变体位则形态改变	线性
后方回声	有声影	无明显声影或宽大声影	宽大声影	无变化	彗星尾征
随体位改变的移动性	阳性，重力低位	阳性，重力低位	阴性	阳性，移动缓慢，重力低位或悬浮	阳性，呈闪动，重力高位

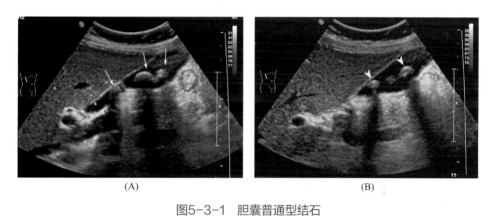

(A)   (B)

图5-3-1 胆囊普通型结石
（A）二维超声显示胆囊腔内强回声，呈弧形（➞），后方伴声影；（B）二维超声显示体位改变时结石移动（➤）

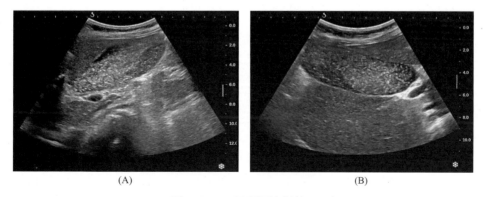

(A)   (B)

图5-3-2 胆囊泥沙样结石
（A）二维超声显示胆囊腔内点状强回声，无明显声影，几乎充满整个胆囊；（B）二维超声显示体位改变时结石于胆囊腔内旋动

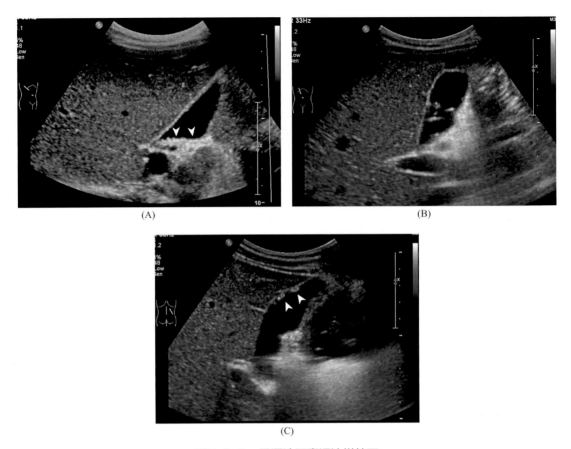

(A)
(B)
(C)

图5-3-3 易漏诊胆囊泥沙样结石

（A）二维超声显示胆囊腔内点状强回声平铺于胆囊腔内（➤），无明显声影；（B）二维超声显示体位改变时胆囊腔内少许点状强回声旋动；（C）二维超声显示（患者胸膝位）体位静止后结石沉积于胆囊前壁

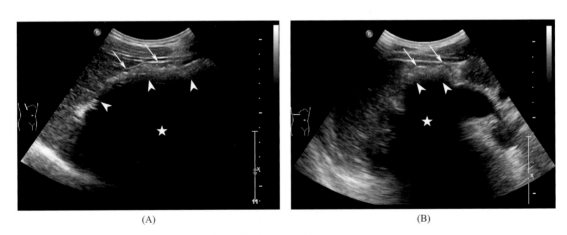

(A)
(B)

图5-3-4 胆囊充满型结石

二维超声显示胆囊长轴（A）及短轴（B）切面中胆汁无回声区均消失，胆囊窝处可见胆囊壁（Wall）回声（➡），后方结石强回声（Echogenicity）（➤），强回声后方伴宽大声影（Shadow）（★），图像整体呈现出胆囊充满型结石特征表现的"WES（Wall-Echogenicity-Shadow）征"

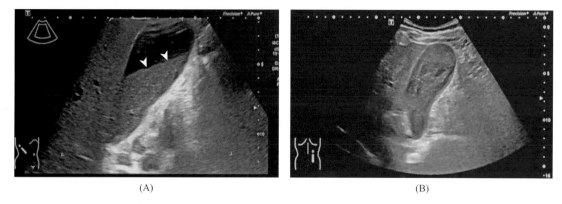

图5-3-5　胆囊腔内胆泥

（A）二维超声显示胆囊腔内均质等回声，等回声与胆汁无回声形成清晰沉积平面（▶）;（B）二维超声显示体位改变后胆泥旋动，胆囊腔内呈不清晰点状和絮状回声

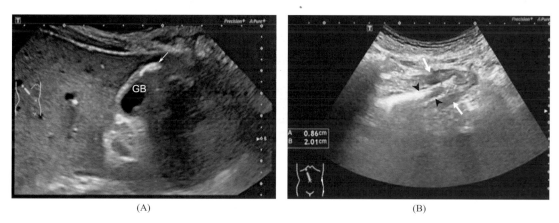

图5-3-6　胆囊腔内积气

患者，男，76岁，十二指肠乳头肿瘤，行胆道支架置入术后。（A）二维超声示胆囊（GB）腔内强回声（➡），左侧卧位时强回声位于胆囊底;（B）二维超声示十二指肠乳头部可见管壁增厚（➡），管腔内显示支架强回声结构（▶）

5.4　胆囊内隆起性病变的鉴别诊断

项目	胆固醇性息肉 （图5-4-1）	局限型胆囊腺肌症 （图5-4-2）	胆囊腺瘤 （图5-4-3）	结节型胆囊癌 （图5-4-4）
临床特点	无症状或右上腹不适	无症状或右上腹隐痛	通常无症状	早期表现为右上腹不适
回声	等回声或高回声	高回声	高回声	高回声或低回声，内不均匀
位置	体部多见	底部多见	颈部及体部多见	颈部及体部多见
形态	较小，桑葚状，有蒂，窄基底	局限性增生呈帽状	多数直径＞1cm，乳头状，宽基底	乳头状、分叶状、团块状
胆囊壁	与胆囊壁边界清晰	胆囊底部壁增厚，可见罗-阿窦及壁内结石	与胆囊壁紧密相连	胆囊壁模糊或中断
CDFI	无法探及血流信号	无法探及血流信号	较大时可探及基底部血流信号	可探及丰富杂乱的血流信号

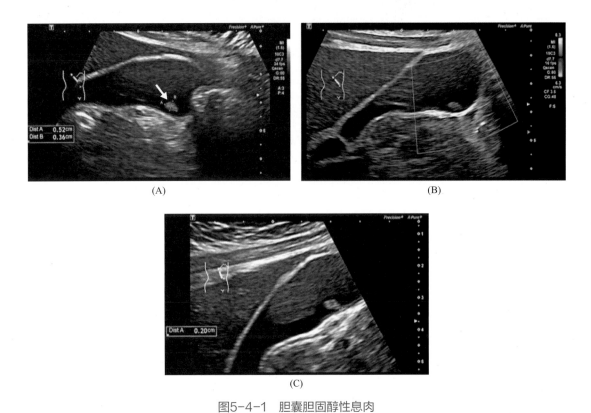

(A)   (B)

(C)

图5-4-1　胆囊胆固醇性息肉

（A）二维超声示胆囊体近胆囊底部后壁见高回声（➝）；（B）CDFI示病灶内未探及彩色血流信号；（C）二维超声示胆囊附壁高回声基底部见细蒂，宽度约为0.2cm

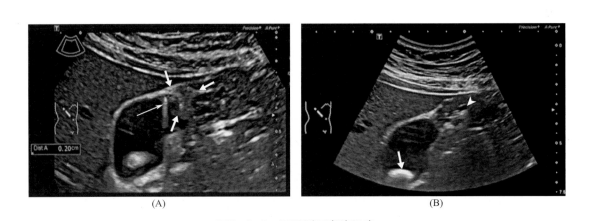

(A)   (B)

图5-4-2　局限型胆囊腺肌症

（A）二维超声显示胆囊底部高回声（➝），壁上附着彗尾样强回声的壁内结石（➝）；（B）病灶内可见罗-阿窦无回声（➤），胆囊腔内显示结石强回声（➝）

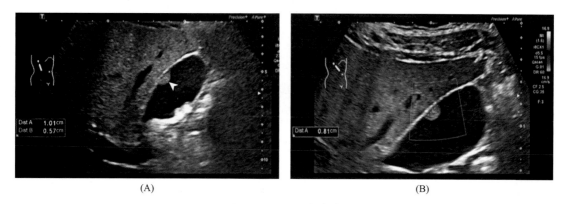

(A)   (B)

图5-4-3　胆囊腺瘤

（A）二维超声显示胆囊体部前壁高回声（➤），基底部较宽；（B）CDFI 未探及血流信号

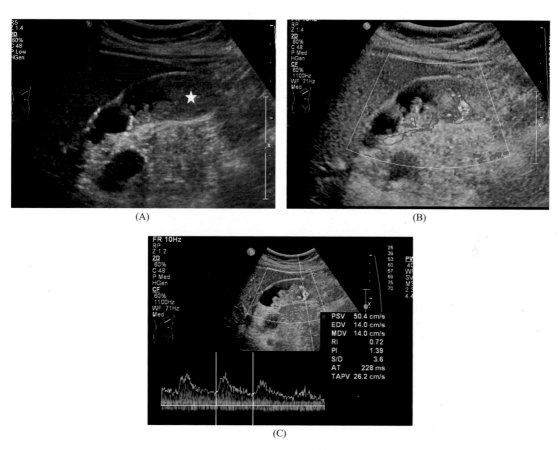

(A)   (B)

(C)

图5-4-4　胆囊癌

（A）二维超声显示胆囊腔内等回声，表面不平整（★）；（B）CDFI 显示病灶内血流丰富；（C）频谱多普勒显示病灶内血流呈高速高阻动脉频谱

5.5 肝内胆管强回声病变的鉴别诊断

项目	肝内钙化灶（图5-5-1）	肝内胆管结石（图5-5-2）	肝内胆管积气（图5-5-3）
临床特点	通常无症状，于体检时无意发现	右上腹胀痛，急性发作时可伴有发热、寒战、黄疸	有胆道肠管吻合手术病史，上腹部不适
强回声形态	小灶状或等号样	团块或串珠样	串珠样
后方回声	可伴声影	宽声影或节段声影	彗星尾样声影并闪动
位置	与胆管无关	位于局部胆管内	位于胆管内，范围较广泛
周围胆管	无变化	远端胆管扩张	无扩张或略扩张
活动性	无活动	无活动	随体位改变和呼吸而明显闪动

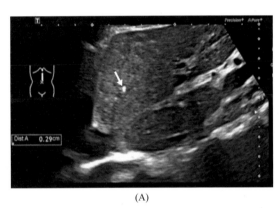

(A)

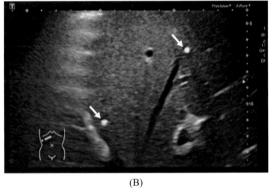

(B)

图5-5-1 肝内钙化灶

（A）二维超声显示肝左外叶点状强回声（➡），无明显声影；（B）二维超声显示肝右后叶点状强回声（➡），无明显声影

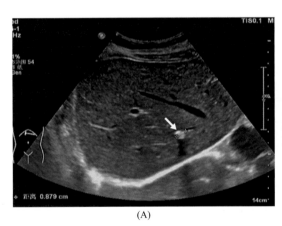

(A)

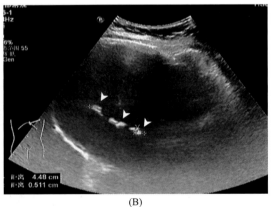

(B)

图5-5-2 肝内胆管结石

（A）二维超声显示肝右前叶团块状强回声（➡），后方伴声影；（B）二维超声显示肝右叶串珠样排列强回声（➤）

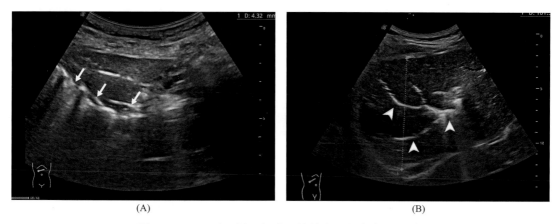

| (A) | (B) |

图5-5-3　肝内胆管积气（肝总管空肠吻合术后2年）

（A）二维超声显示肝内胆管内见强回声（➡），后方伴彗星尾样声影；（B）二维超声显示肝内沿胆管走行强回声（➤），后方伴彗星尾样声影

5.6　胆总管内高回声病变的鉴别诊断

项目	黏稠胆汁团或软结石（图5-6-1）	乳头状胆管癌（图5-6-2）
临床特点	上腹部疼痛，伴发梗阻时可出现胆绞痛、发热、黄疸	早期无症状，随病情进展可出现黄疸并加重，以及右上腹疼痛、消瘦、食欲下降等
与胆管壁关系	边界清晰	边界不清晰
所在胆管回声	胆管扩张，壁增厚，透声差，可见点状回声	胆管壁不均匀增厚，梗阻处管壁受侵，胆管连续性中断，管腔透声差
CDFI	无法探及血流信号	可探及血流信号，呈动脉或静脉频谱

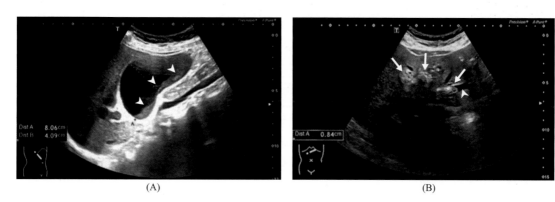

| (A) | (B) |

图5-6-1

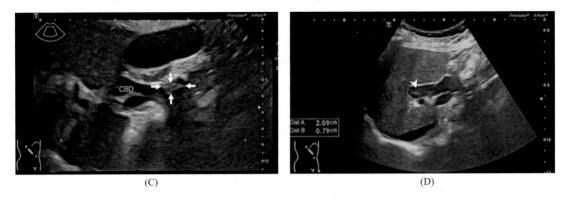

图5-6-1 肝外梗阻，胆总管内黏稠胆汁及胆泥

二维超声显示：（A）胆囊增大，腔内等回声胆泥沉积（➤）；（B）肝左叶多发沿胆管走行分布的斑块样强回声结石（➡），远端胆管扩张（➤）；（C）胆总管末端等回声（➡），与胆管壁分界清晰；（D）胆总管上段絮状等回声黏稠胆汁（➤）

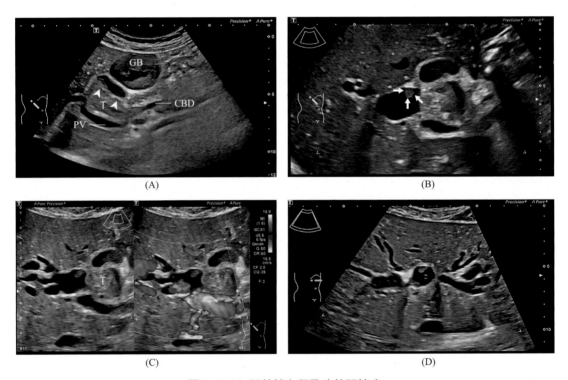

图5-6-2 胆总管上段乳头状胆管癌

（A）二维超声显示胆囊腔内不清晰，絮状回声，胆总管上段显示等回声病灶（T），局部与胆总管壁分界不清（➤）；（B）二维超声显示胆总管前壁见低回声结节突入扩张管腔内（➡）；（C）CDFI可探及病灶内点状血流信号；（D）二维超声显示肝外梗阻继发肝内胆管扩张；PV—门静脉；GB—胆囊；CBD—胆总管

（李　响　刘艳君）

第6章

脾脏疾病的鉴别诊断 >>>

6.1 脾脏囊性病变的鉴别诊断

项目	脾囊肿 （图6-1-1）	脾脓肿 （图6-1-2）	多囊脾 （图6-1-3）	脾淋巴管瘤 （图6-1-4）
临床特点	常无症状	早期主要表现为发热、左上腹痛	先天遗传性疾病，常伴发多囊肝	生长缓慢，常见于儿童
病灶回声	清晰无回声区；后方回声增强	无回声区不清晰；壁厚，后方回声增强	多发大小不等的无回声	清晰无回声区；壁薄，可见分隔，后方回声增强
形态、边界	圆形或类圆形，边界清晰	不规则，边界模糊	圆形或类圆形，边界清晰	圆形或类圆形，边界清晰
CDFI	无血流信号显示	边缘可见血流信号	无血流信号显示	囊壁偶可见血流信号

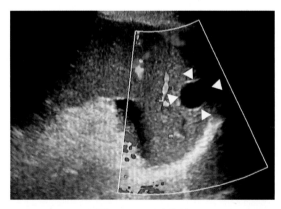

图6-1-1　脾囊肿
二维超声显示脾内圆形无回声（▶），CDFI 显示无血流信号

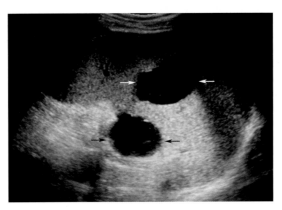

图6-1-2 脾脓肿

二维超声显示脾内可见数个无回声（→），内不清晰，后方回声增强

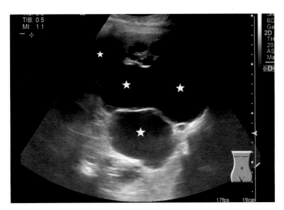

图6-1-3 多囊脾

二维超声显示脾内多发大小不等的无回声（★）

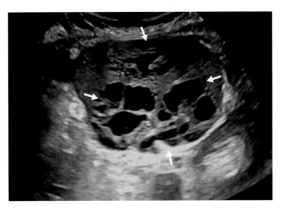

图6-1-4 脾淋巴管瘤

二维超声显示脾内囊性无回声（➡），内见多发分隔

6.2 脾脏实性病变的鉴别诊断

项目	脾血管瘤 （图6-2-1）	脾错构瘤 （图6-2-2）	脾梗死 （图6-2-3）	脾血肿 （图6-2-4）	脾淋巴瘤 （图6-2-5）	脾转移癌 （图6-2-6）
临床特点	最常见的脾脏良性肿瘤，生长缓慢，一般无症状	一般无临床症状	左季肋部突发性疼痛并进行性加重是本病典型临床表现	多有明确外伤史或血液系统疾病	左上腹疼痛及肿块是最常见的症状	发生率低，多数有明确的原发肿瘤病史
数目	单发或多发	单发多见	单发多见	单发多见	单发或多发	常为多发
病灶回声	多为高回声，少数呈低回声	等回声或高回声	多呈均匀性低回声	由低回声向高回声转变	低或极低回声	回声多种多样
形态、边界	圆形或椭圆形，边界清晰	圆形或椭圆形，边界清晰	楔形或不规则形，边界清晰	形态不规则，边界不清晰	形态不规则，边界清晰	圆形或不规则形，边界清晰
CDFI	病灶内无血流信号显示	血流信号丰富	病灶内无血流信号显示	无血流信号显示	血流信号不丰富	一般无血流信号显示

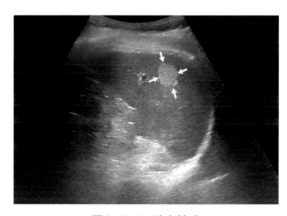

图6-2-1 脾血管瘤
二维超声示脾内高回声（➡），圆形，边界清晰

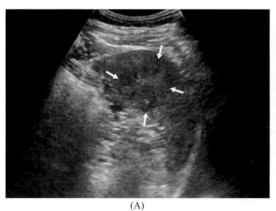

(A)

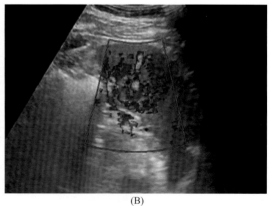

(B)

图6-2-2 脾错构瘤
（A）二维超声显示脾内近似等回声病灶（➡），类圆形；（B）CDFI 显示其内血流信号丰富

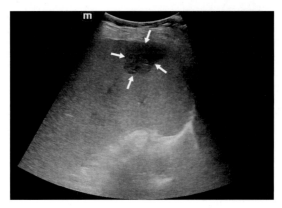

图6-2-3 脾梗死

二维超声示脾内楔形低回声（➡），边界清晰

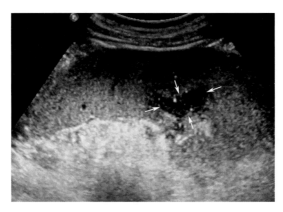

图6-2-4 脾血肿

二维超声示脾内不规则低回声区（➡），边界不清晰

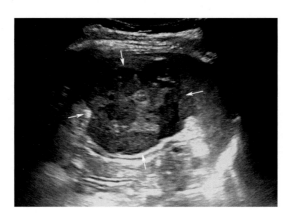

图6-2-5 脾淋巴瘤

二维超声示脾内低回声肿块（➡），形态不规则，边界清晰

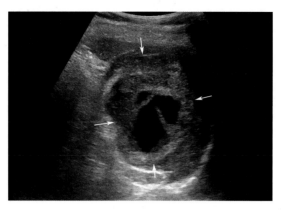

图6-2-6　脾转移癌

二维超声示脾内低回声肿块（➜），内可见无回声区，为卵巢癌脾转移

6.3　脾破裂的鉴别诊断

项目	脾真性破裂 （图6-3-1）	脾中央型破裂 （图6-3-2）	脾包膜下破裂 （图6-3-3）
临床特点	可发生腹腔急性大出血，是最常见的类型	临床上可没有明显出血症状	可暂时没有出血症状，部分病人可发生迟发性脾包膜破裂
脾包膜	连续性中断	连续光整	连续光整
血肿回声	脾实质内可见不规则低回声或高回声	脾实质内可见不规则低回声或高回声	包膜下血肿多为月牙形，早期呈无回声，出血时间较长者呈高回声
腹腔积液	可出现腹腔积液	无	若发生迟发性脾包膜破裂，可出现腹腔积液

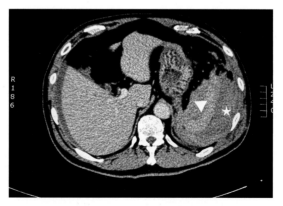

图6-3-1　脾真性破裂

CT 显示脾脏形态不规则，密度不均匀（▲），脾脏周围可见出血（★）

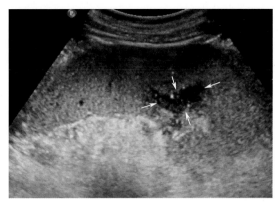

图6-3-2　脾中央型破裂
二维超声显示脾内不规则低回声区（——➤）

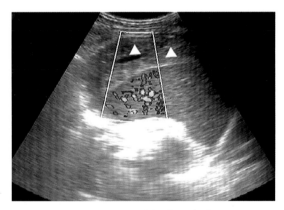

图6-3-3　脾包膜下破裂
CDFI 显示脾包膜光整，包膜下血肿呈高回声，月牙形，内无血流信号显示（▲）

（汪惠鹏　刘艳君）

第7章

胰腺疾病的鉴别诊断 ▶▶▶

7.1 胰腺炎性病变的鉴别诊断

项目	急性胰腺炎（图7-1-1）	慢性胰腺炎（图7-1-2）	自身免疫性胰腺炎（图7-1-3）
临床特点	好发于成年人，一般起病急，伴剧烈腹痛，一般有暴饮暴食或酗酒病史	好发于老年人，一般有急性发作史，伴腹痛、消瘦	好发于中老年人群，女性多见，起病隐匿，可出现消化不良、体重减轻
形态	体积增大	萎缩多见，偶有增大	整体增大或局部增大
回声	增强	不均匀减低，常伴钙化	明显均匀性减低
积液	有，严重者盆、腹腔均有积液	无	无
钙化	无	有，沿导管走行	无
胰管	不扩张	扩张，串珠状	不扩张或节段性狭窄扩张，正常走行
CDFI	点条状血流	点状血流	点状血流
合并假性囊肿	不合并	合并	不合并
合并其他免疫性疾病	无	无	有，唾液腺常同时受累

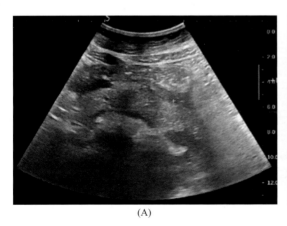 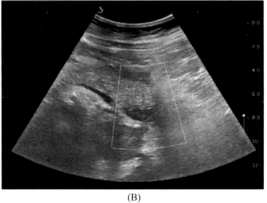

(A)　　　　　　　　　　　　　　　　　(B)

图7-1-1　急性胰腺炎

（A）二维超声显示胰腺体积增大，胰尾明显，胰腺周围可见无回声；（B）CDFI未见血流信号

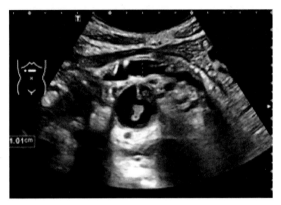

图7-1-2　慢性胰腺炎

二维超声显示胰管扩张，沿胰管走行可见多发强回声

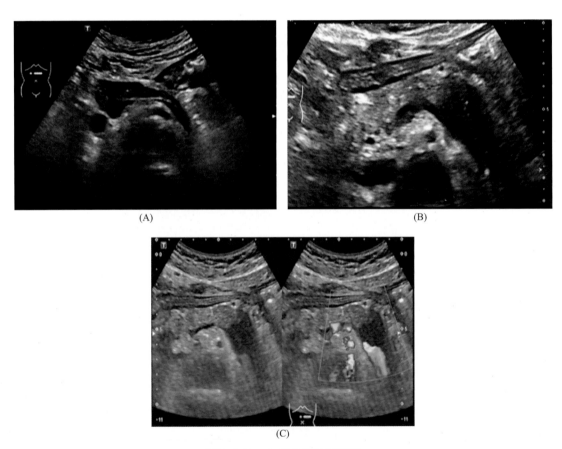

（A）

（B）

（C）

图7-1-3　自身免疫性胰腺炎

（A）二维超声显示胰腺弥漫性回声减低；（B）二维超声显示胰腺局限性回声减低；（C）CDFI显示胰尾部点状彩色血流

7.2 胰腺囊性疾病的鉴别诊断

项目	胰腺黏液性囊腺瘤 （图 7-2-1）	胰腺浆液性囊腺瘤 （图 7-2-2）	胰腺导管内乳头状黏液性 肿瘤（图 7-2-3）	胰腺囊性神经内分泌肿瘤 （图 7-2-4）
临床特点	中年女性多见，一般无症状，偶有腹胀	多见于女性，老年为主，一般无症状	女性多见，年轻女性为主，一般无症状	中老年多见，女性多于男性，一般无症状
部位	多见于胰尾和胰体部	胰腺任何部位	胰头部多见	任何部位，胰尾多见
大小	大小不一，大者多见	多发，小囊状，大小不一，大者多见	大小不一	大小不一
回声	囊性回声，伴分隔，厚壁分隔	囊性回声，小囊多发，可见中心瘢痕	囊实混合性回声，无中心瘢痕	无回声，可见分隔
钙化	周边钙化为主	可见钙化	无	无
CDFI	分隔上可见点状血流	分隔上可见点状血流	实性部分可见点状彩色血流	未见明确彩色血流
与胰管相通	不相通	不相通	相通	不相通
恶变趋势	恶变	不恶变	恶变	恶变

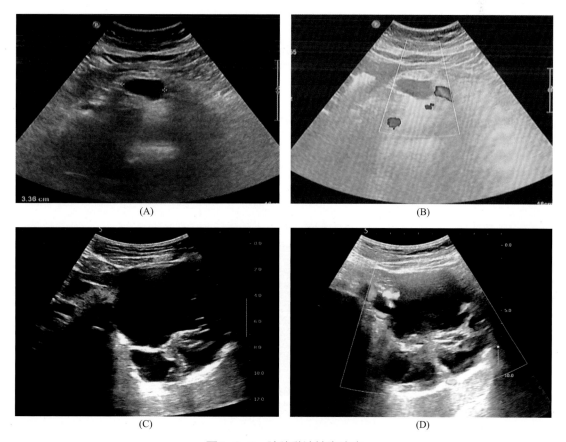

(A)　　　　　　　　　　　　　　　(B)

(C)　　　　　　　　　　　　　　　(D)

图7-2-1　胰腺黏液性囊腺瘤

（A）二维超声显示胰体部无回声；（B）CDFI 未见彩色血流；（C）二维超声显示胰尾部见无回声，伴粗分隔；（D）CDFI 示分隔上见点状彩色血流

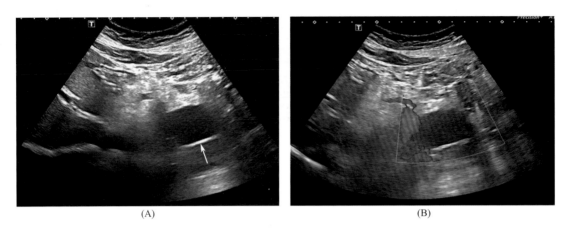

(A)   (B)

图7-2-2　胰腺浆液性囊腺瘤

（A）二维超声显示胰尾部无回声伴分隔（ ➝ ）；（B）CDFI 未见彩色血流

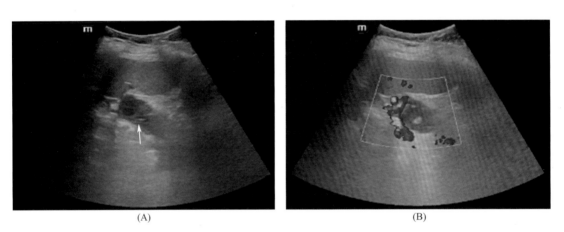

(A)   (B)

图7-2-3　胰腺导管内乳头状黏液性肿瘤

（A）二维超声显示胰尾部见囊实混合性回声（ ➝ ）；（B）CDFI 未见彩色血流

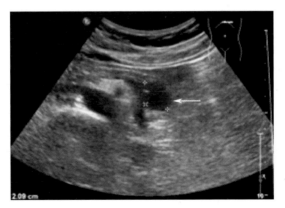

图7-2-4　胰腺囊性神经内分泌肿瘤

二维超声显示胰尾部无回声伴分隔（ ➝ ）

7.3　胰腺实性病变的鉴别诊断

项目	胰腺癌 （图7-3-1）	胰腺实性假乳头状瘤 （图7-3-2）	胰腺神经内分泌肿瘤 （图7-3-3）	胰腺神经鞘瘤 （图7-3-4）
临床特点	老年多见，一般伴有疼痛、黄疸	年轻女性多见，一般伴腹胀	中老年多见，临床上一般无症状	中老年多见，临床上一般无症状
形态	不规则	规则，有包膜	规则	规则
回声	低回声为主	低回声为主	低回声为主	低回声为主
大小	以2~5cm为主	直径2cm以上，大者超过10cm	大小不定	大小不定
钙化	少见	可见	少见	少见
胰管	常见	常见	发生于胰头部时可出现	发生于胰头部时可出现
CDFI	点条状血流信号	点条状血流信号	条状彩色血流信号	无血流信号

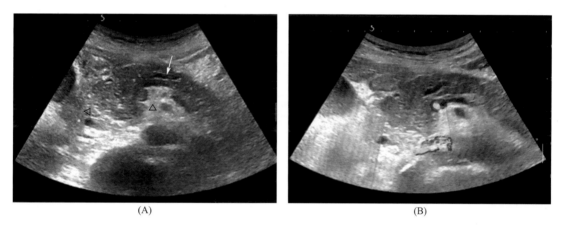

(A)　　　　　　　　　　　　　　　　(B)

图7-3-1　胰腺癌

（A）二维超声显示胰头增大，回声减低（△），远端胰管扩张（➡️）；（B）CDFI见点状彩色血流信号

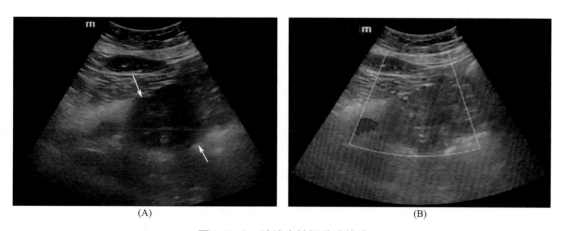

(A)　　　　　　　　　　　　　　　　(B)

图7-3-2　胰腺实性假乳头状瘤

（A）二维超声显示胰尾部低回声（➡️），回声不均匀；（B）CDFI见点状彩色血流信号

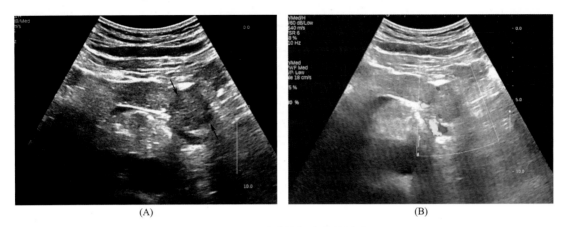

(A)

(B)

图7-3-3　胰腺神经内分泌肿瘤

（A）二维超声显示胰尾部低回声（ ➞ ），回声不均匀；（B）CDFI见点状彩色血流信号

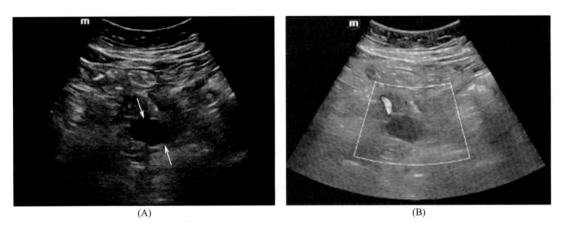

(A)

(B)

图7-3-4　胰腺神经鞘瘤

（A）二维超声显示胰尾部低回声（ ➞ ），形态规则；（B）CDFI未见彩色血流信号

（黄崑　刘艳君）

第 8 章

泌尿系统与男性生殖系统疾病的鉴别诊断 »»»

8.1　先天性肾脏异常的鉴别诊断

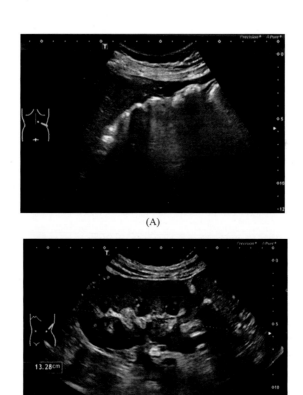

(A)

(B)

图8-1-1　肾缺如

二维超声显示：（A）右肾窝未见正常肾脏回声，可见肠管回声；（B）左肾代偿性增大，长径达 13.28cm，结构正常

项目		肾缺如 （图 8-1-1）	重复肾 （图 8-1-2）	肾发育不全 （图 8-1-3）	融合肾 （图 8-1-4）	异位肾 （图 8-1-5）	肾柱肥大 （图 8-1-6）	肾旋转反常 （图 8-1-7）	分叶肾 （图 8-1-8）	左肾脾侧隆起 （图 8-1-9）
定义		即肾脏缺失。双侧肾缺如如患儿出生后不久即死亡。单侧肾缺如仅有一健侧孤立肾，故又称孤立肾	即双肾盂双输尿管畸形。一种重复肾上段为2条，开口于正常输尿管口；另分为2条，一般连接上位肾的输尿管。合并异位开口，可造成输尿管扩张，上位肾盂积液	由于胚胎期血液供应障碍，肾不能充分发育，形成一个小肾脏，对侧肾脏正常或代偿性增生，如双侧肾均出现发育不全，往往导致肾功能不全，尿毒症，甚至死亡	分为同侧融合肾和对侧融合肾。同侧融合肾又称横过融合，对侧融合最常见的为蹄铁形肾，其次为S形肾和团块肾	由于肾血管的位置异常，使肾在胚胎发育过程中不能上升到正常位置，而出现在肾腰部、盆腔或髂窝，极少数穿过隔进入胸腔。常合并积液和结石	肾外侧中部实质增大，向肾窦内形成切迹，称为肾柱肥大	根据肾盂位置反常分为4类。①不转保持在腹侧位；②旋转不全：肾盂仍位于肾腹侧面，是肾旋转反常最常见的类型；③外侧位：肾盂位于肾的外侧，常伴高度肾盂积水；④肾盂位于背侧：肾盂输尿管连接，位于背侧	肾脏呈分叶状	左肾中下部外侧常有驼峰样隆起，称为脾侧隆起
肾数量		1个	2个	2个	2个融合	2个	2个	2个	2个	2个
位置		一侧肾窝无肾脏，对侧肾窝有肾脏，其他位置无肾脏	正常	正常	同侧融合肾：融合肾位于一侧，另一侧无肾。蹄铁形肾：双肾相连。下极：两肾脏高低不一，一侧肾脏位于正常位置，一侧肾接近盆腔：团块肾：多位于盆腔	一侧肾窝无肾脏，对侧有肾脏。对侧腰部、盆腔位置见异位肾脏	正常	正常	正常	正常
大小		一侧无肾脏，对侧肾脏代偿性增大	重复肾脏增大，对侧肾脏正常	发育不全的肾脏小于正常肾，长径仅5～8cm，宽径在4cm以内，对侧肾代偿性增大。双侧发育不全时两肾大小可不一致	整体融合变大	异位肾脏小于正常肾脏	正常	旋转反常肾脏较正常肾脏小	正常	正常

项目	肾缺如（图8-1-1）	重复肾（图8-1-2）	肾发育不全（图8-1-3）	融合肾（图8-1-4）	异位肾（图8-1-5）	肾柱肥大（图8-1-6）	肾旋转反常（图8-1-7）	分叶肾（图8-1-8）	左肾脾侧隆起（图8-1-9）
形态结构	一侧无肾脏，往往在肝（右侧）、脾（左侧）、脂肪组织和肠脂腔后占据肾和肠脂腔后占据。对侧肾脏内部结构无异常	肾窦回声分成上下两团，互不相连。合并肾盂积液时，肾上极可见无回声，可在膀胱后方见扩张的输尿管囊状回声结构	肾内结构仍可清晰显示，发育差，实质薄	同侧融合肾：肾脏形态拉长，肾窦回声跨分为上下两团。铁饼形肾：肾下极在腹主动脉前方相连。S形肾：下位肾上极与上位肾下极相连。本病少见，罕见。超声报道，正常声像图可作为借鉴	发育较差	肾中部外侧部见回声低回声，与肾实质无明显边界，向肾窦内突起，低回声呈球形，大小不超过3cm，内可显示肾锥体结构。肾体表面无异常隆起	经过肾门做横切面，肾门见于肾的前方、前方内侧、外侧或后方	肾表面呈多处回陷与隆起，呈分叶状	冠状面查左肾中下部外侧局部隆起
肾积液	无	合并肾盂积液时，肾上极可见无回声，由于发育差或发育差，无回声，酷似肾囊肿	无	可伴肾积液	可伴肾积液	无	可伴肾积液	无	无
血流	一侧无肾脏，对侧肾脏血流正常	重复肾侧仅1组肾蒂血管	彩色血流较正常肾脏少	同侧融合肾有2组肾蒂血管	血流较正常肾脏少	肾柱肥大处无抱球样血流	血流方向有助于旋转反常方向的判断	正常	正常
与非先天性异常的鉴别诊断	肾下垂：立位时肾脏向下移位，但平卧位时仍可还纳至肾窝位置。游走肾：肾脏可移动至对侧腹部，但平卧位时仍可还纳至肾窝位置	双肾盂：仅仅是肾盂出现分成上下部，输尿管不重复，超声表现为分为不相连的两团，无肾盂积液表现。肾囊肿：上位肾盂积液呈球形，酷似囊肿，但肾盂扩张积液时必有囊肿与扩张的输尿管相连，中下段探及扩张的输尿管无回声，另肾盂积液连接处呈漏斗样，也是鉴别点之一	后天性肾萎缩：后天性小肾脏及双侧肾内结构模糊，皮质回声增强，实质变薄，肾窦回声不明显。梗阻后小肾脏：实质变薄，肾窦回声增强。慢性肾炎：此种肾萎缩后肾萎缩表面不平，实质薄，对称性肾萎缩	团块肾与肠道肿胀：肠道肿瘤表现为"假肾征"，团块位于盆腔，可能会被误诊，故在肾肿瘤诊断前，必须探测双侧肾脏是否存在于正常肾脏结构	肾下垂及游走肾：异位肾不能纳至肾窝，肾下垂和游走肾平卧位时可还纳至肾窝	—	—	肾占位病变：连续扫查时分叶回声不显示为球形肿块，肾窦形肿块显示，肾窦不受压，正常结构血，彩色血流显示，流图显示正常血流	肾占位病变：左肾脾侧隆起仅在冠状面扫查时显示，肾窦不受压，血流图显示肾脏血流分布正常

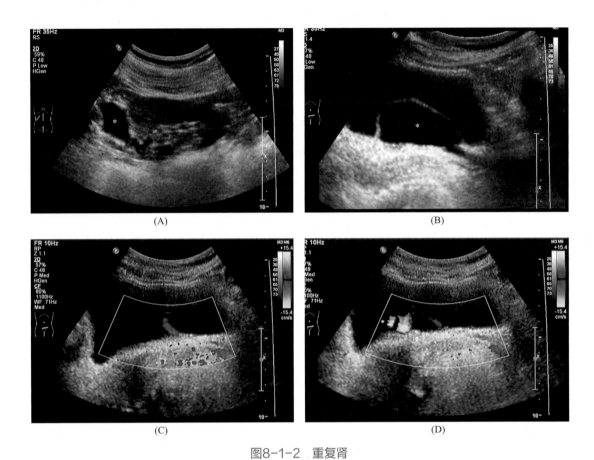

(A)   (B)

(C)   (D)

图8-1-2　重复肾

（A）二维超声显示左肾窦分为上、下两部分，上部肾窦集合系统分离（＊）;（B）二维超声显示膀胱左后壁异位开口输尿管，并伴有输尿管囊肿（＊）;（C）CDFI 显示左侧正常输尿管开口处喷尿;（D）CDFI 显示右侧正常输尿管开口处喷尿

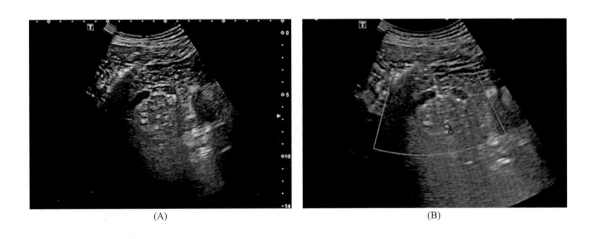

(A)   (B)

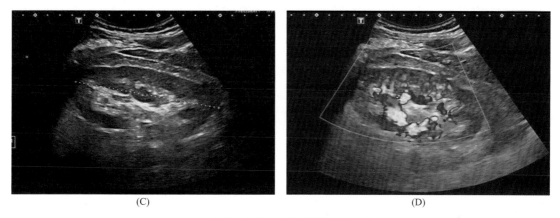

(C)
(D)

图8-1-3　左肾发育不全

（A）二维超声显示左肾小，大小为 5.26cm×2.93cm×2.92cm，实质薄；（B）CDFI 显示左肾内见少量彩色血流信号；（C）二维超声显示右肾大小形态正常；（D）CDFI 显示右肾内可见正常彩色血流信号

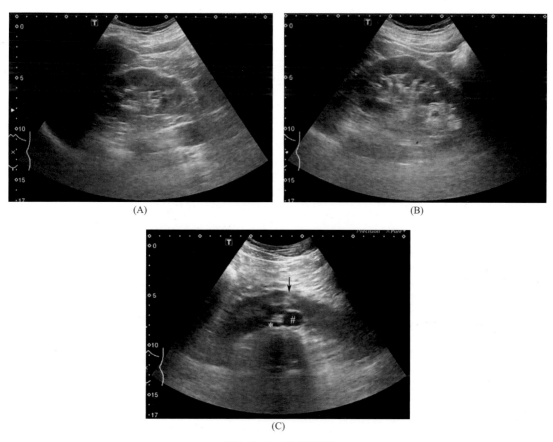

(A)
(B)

(C)

图8-1-4　蹄铁形肾

二维超声显示（A）右肾与（B）左肾等高；（C）显示两侧肾脏下极在腹主动脉（#）及下腔静脉（*）前方相连（➝）

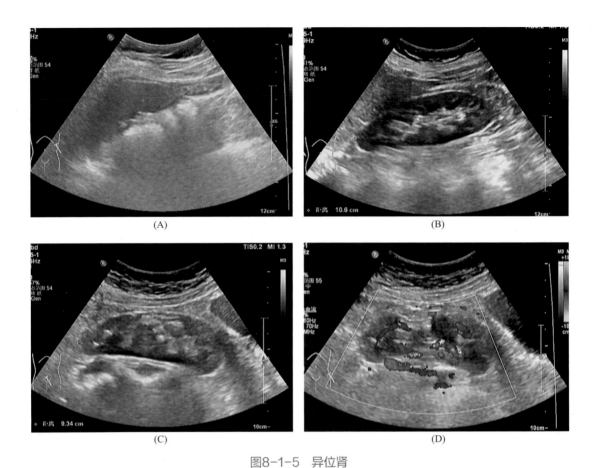

(A)

(B)

(C)

(D)

图8-1-5　异位肾

二维超声显示：（A）左肾窝未见肾脏回声，见肠管回声；（B）右肾窝可见正常肾脏结构；（C）左侧髂腰部可见异位肾脏结构回声，较右侧肾脏小，旋转不良，肾门朝前。（D）CDFI显示异位肾脏内可见稀疏走行树枝状彩色血流信号

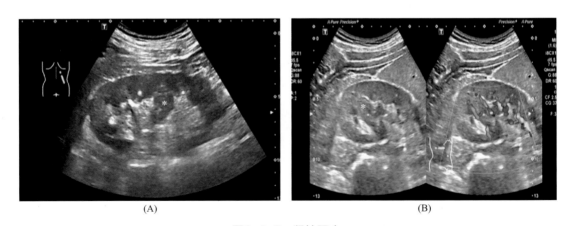

(A)

(B)

图8-1-6　肾柱肥大

（A）二维超声显示右侧肾窦内等回声（＊），与肾脏实质结构相连，回声一致；（B）CDFI显示局部无占位效应

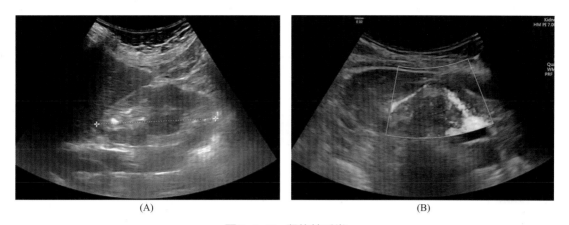

图8-1-7 肾旋转反常

（A）二维超声显示右侧肾脏偏小，大小为 8.1cm×4.1cm×2.7cm；（B）CDFI 横切面见肾门朝向腹侧偏内

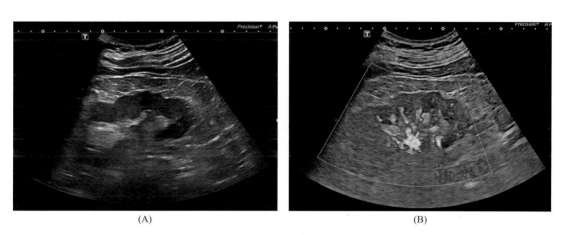

图8-1-8 分叶肾

（A）二维超声显示肾表面呈多处凹陷与隆起，呈分叶状；（B）CDFI 显示正常血流信号分布

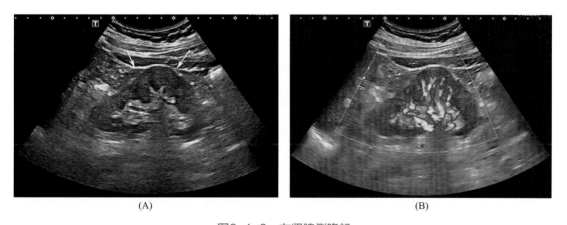

图8-1-9 左肾脾侧隆起

（A）二维超声冠状面扫查示左肾中下部外侧局部隆起（➡）；（B）CDFI 显示血流信号分布正常，局部无占位效应

（张云飞）

8.2 肾脏弥漫性疾病的鉴别诊断

项目	急性肾功能不全（图8-2-1）	慢性肾功能不全（图8-2-2）
分类	分为肾前性、肾性和肾后性。肾前性急性肾功能不全为血容量不足或血压过低等导致的肾供血不足。肾性急性肾功能不全为肾小球、肾小管及间质疾病所引起，如急性肾小管坏死、肾间质及肾小管水肿、肾小球肾炎、肾皮质坏死等。肾后性急性肾功能不全为尿路梗阻所引起	分为5期。①肾功能不全代偿期：只有原发病的症状，血肌酐和肾小球滤过率在正常范围。②肾功能不全失代偿期：血肌酐升高，但低于178μmol/L，肾小球滤过率60～89mL/（min·1.73m²），没有临床症状。③氮质血症期：血肌酐178～445μmol/L，肾小球滤过率30～59mL/（min·1.73m²），可以出现轻度贫血、多尿或者夜尿。④肾衰竭期：血肌酐445～707μmol/L，肾小球滤过率15～29 mL/（min·1.73m²），出现明显贫血及水电解质平衡紊乱，可有胃肠道症状、心衰和中枢神经系统症状。⑤尿毒症期：血肌酐大于707μmol/L，肾小球滤过率在15 mL/（min·1.73m²）以下，可出现明显的临床症状和电解质紊乱、酸碱平衡失调，需要肾脏替代治疗
大小	正常或增大	正常或缩小
超声表现	肾前性急性肾功能不全超声表现为双侧肾脏呈正常声像图，下腔静脉管腔充盈不良，可有体腔内积液或积血。 肾后性急性肾功能不全超声表现为双侧肾盂积液，或一侧肾盂积液，另一侧为肾发育不全或肾缺如。肾脏周围可有组织水肿引起的低回声带，肾盂黏膜水肿时，可在积液与肾窦间见低回声带。 肾性急性肾功能不全超声表现为双肾增大，皮质增厚、回声增强，髓质肿大、回声减低，有时可见肾周积液和（或）腹水	慢性肾功能不全代偿期双肾声像图可正常，或仅表现为肾皮质回声增强。终末期表现为双肾萎缩，皮质回声增强，皮、髓质界限不清晰，肾窦回声不明显或消失，整个肾脏成为一团块状等回声
血流	丰富、正常或稀疏	正常或稀疏，甚至无血流

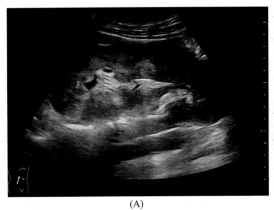

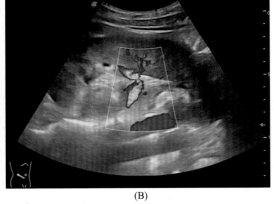

(A) (B)

图8-2-1　急性肾功能不全

（A）二维超声显示肾脏增大，形态饱满，皮质回声增强；（B）CDFI显示彩色血流信号稀疏

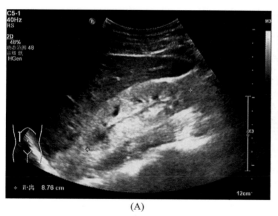
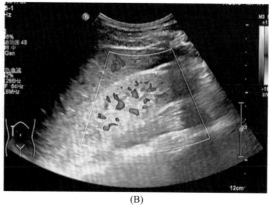

(A)   (B)

图8-2-2　慢性肾功能不全

（A）二维超声显示肾脏变小，皮质回声增强；（B）CDFI 显示肾脏内稀疏彩色血流信号

（张云飞）

8.3　肾脏囊性疾病的鉴别诊断

项目	肾囊肿 （图 8-3-1）	多囊肾 （图 8-3-2）	肾盂源性囊肿 （图 8-3-3）	肾盂旁囊肿 （图 8-3-4）	肾囊性肿瘤 （图 8-3-5）
临床特点	多数无症状。当囊肿过大时可出现腹部包块、腰胀，肾被膜受牵拉时可出现疼痛不适，胃肠道受压时可出现腹胀，肾组织受压或肾蒂受牵拉可出现高血压，囊壁过度牵拉破裂时可出现血尿，合并感染时可出现发热	为先天性发育异常，分为成人型和婴儿型两种。成人型多囊肾为常染色体显性遗传，一般在40～60岁出现临床症状，表现为腹部肿块、腰痛、血尿和高血压，最终发展为肾功能不全。常合并多囊肝。婴儿型多囊肾为常染色体隐性遗传，预后差，多数在出现症状后3个月内死亡	也称肾盏憩室，为先天性疾病，囊肿与肾盂或肾盏相通，相通处狭窄，流通不畅，内容物为尿液。囊肿内形成结石时可见强回声，小且多，呈沙砾样	肾盂旁囊肿严格意义上是指肾窦内的淋巴性囊肿，但一般也将肾盂旁向肾窦内延伸的囊肿包括在内，压迫集合系统时可引起积液	肾脏肿瘤发生液化坏死时可表现为无回声，但多数肿瘤仍以实性为主。少数肾细胞癌以囊性成分为主，仅有少量的实性成分，易被误诊为肾囊肿
单侧／双侧	单侧或双侧	双侧	多单侧	多单侧	多单侧
分布	实质	整个肾脏	肾窦旁	肾窦内	实质
回声	无回声	成人型多囊肾为无回声；婴儿型多囊肾超声不能显示囊肿的无回声结构，表现为双肾增大，回声增强、不均匀	无回声	无回声，压迫集合系统时可引起积液	无回声或囊实混合性回声
分隔	多无分隔，有分隔者分隔较少，为细分隔	无回声之间有分隔	无	无	分隔较多，较厚或厚薄不均，可有血流，可有乳头样结构
强回声	可伴强回声	可伴强回声	当囊肿内有结石形成时，囊腔内可见泥沙样强回声堆积，且强回声与无回声形成规则平面，改变体位后强回声可移动变形，称肾钙乳症	无	可伴强回声

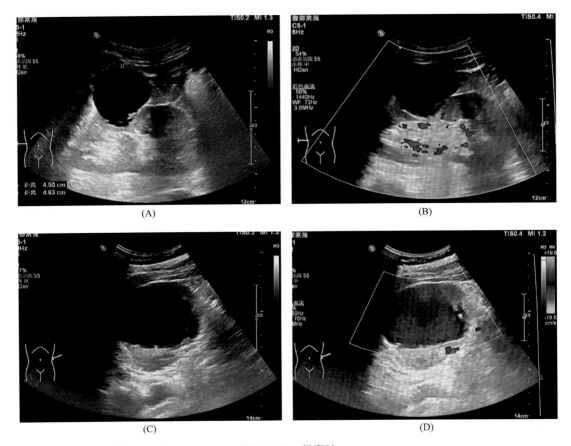

图8-3-1 肾囊肿

（A）二维超声显示右肾单纯囊肿，肾实质可见无回声，形态规则，边界清楚，壁薄，内部回声清晰，向肾外突出；（B）CDFI显示无回声内无彩色血流信号；（C）二维超声显示左肾囊肿合并出血，肾实质内可见无回声，形态规则，内部回声不清晰，可见密集点状回声；（D）CDFI显示无回声内未见彩色血流信号，超声引导下穿刺抽液，抽出咖啡色浑浊液体，为陈旧出血

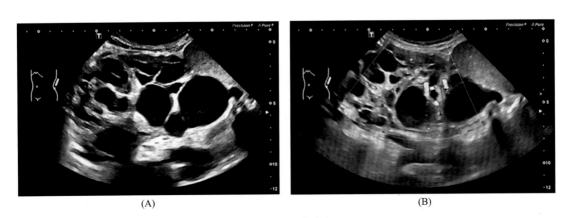

图8-3-2 多囊肾

（A）二维超声显示双肾增大，形态失常，内可见多发密布大小不等的无回声，彼此互不相通；（B）CDFI显示其内部可见稀疏彩色血流信号

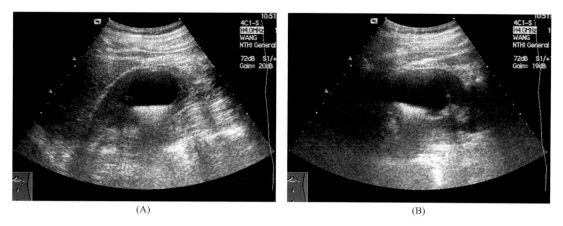

(A) (B)

图8-3-3 肾钙乳症（肾盂源性囊肿）

（A）二维超声显示肾窦边缘可见无回声，内可见泥沙样强回声堆积，与无回声形成规则平面；（B）改变体位后强回声移动变形

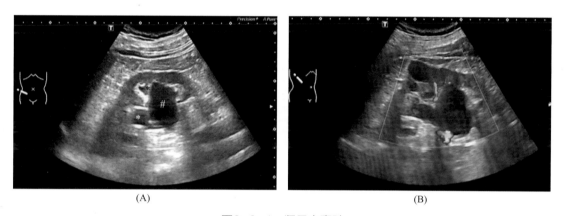

(A) (B)

图8-3-4 肾盂旁囊肿

（A）二维超声显示肾窦内局限性无回声（#），不与集合系统相通，周围集合系统受压积液（＊）；（B）CDFI显示无回声内无彩色血流信号

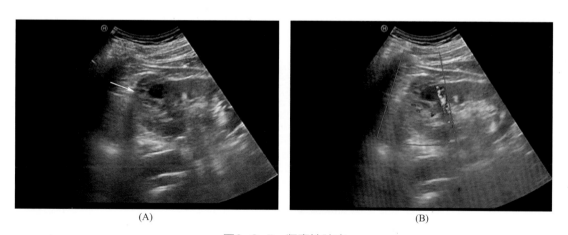

(A) (B)

图8-3-5 肾囊性肿瘤

（A）二维超声显示肾上极实质可见混合回声（➝），向肾外突出，内可见无回声及多发厚薄不均分隔样结构；（B）CDFI显示混合回声内点状彩色血流信号。手术病理为肾透明细胞癌

（张云飞）

8.4 肾脏肿瘤的鉴别诊断

项目	肾细胞癌（图 8-4-1）	肾母细胞瘤	肾盂肿瘤（图 8-4-2）	肾血管平滑肌脂肪瘤（图 8-4-3）
好发人群	50～60岁	2～5岁	40～70岁	30～60岁
临床特点	肾细胞癌是肾脏最常见的恶性肿瘤，多起源于肾小管上皮细胞，占原发性肾脏恶性肿瘤的85%左右。早期无症状，侵入肾盂肾盏时出现血尿，晚期有发热、恶病质等症状	最早的症状往往为腹部肿块	肾盂肿瘤90%以上为移行上皮肿瘤。临床上早期可表现为间歇无痛性肉眼血尿，晚期可出现消瘦、体重下降、贫血、衰弱、下肢水肿、腹部肿物及骨痛等转移症状	肾血管平滑肌脂肪瘤又称错构瘤，常无症状，随着超声体检的普及，越来越多的错构瘤被检出，目前发病率已居所有肾脏良性肿瘤的首位
病理特点	肿瘤呈分叶状，有假包膜，剖面以黄色为主，中心部可有液化坏死和囊腔形成，偶有钙化	肿瘤呈圆形或椭圆形，有假包膜，剖面呈灰白色，当有变性、出血和坏死时呈橙黄或棕红色	最常见的为移行上皮乳头状癌。分级低的乳头状癌常有短蒂，浸润型乳头状癌基底宽，向肾盂壁浸润	瘤体由血管、平滑肌、脂肪混合构成
数量	多单发	多单发	多单发	单发或多发
位置	实质	实质	肾盂	实质
回声	低回声、等回声、高回声或混合回声	等回声、高回声	当瘤体较小或在肾盂腔内平铺浸润生长时，超声检查难以发现。如肾盂腔内有积液时，可以显示肾盂肿瘤的异常回声团块，团块多表现为等回声或稍低回声	高回声或高、低回声交错
液化、囊性变	可有	可有	无	可有
血流	丰富，可形成抱球样表现	内部及周边血流	少血流	少血流
肾积液	少见	可压迫肾盂引起积液	可阻塞尿路引起积液	少见
转移途径	主要为血行转移，形成肾静脉、下腔静脉癌栓，呈等回声。偶有肾门淋巴结转移或直接侵犯肾周组织。远处转移可播散到肺和骨	主要为淋巴转移和血行转移。转移至肾门淋巴结、肺、肝等	分级低的乳头状癌以种植转移为主，向输尿管和膀胱种植。浸润型乳头状癌以淋巴转移为主，引起肾门部淋巴结肿大	无

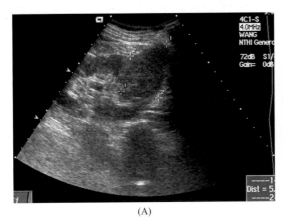

(A)

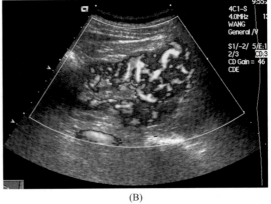

(B)

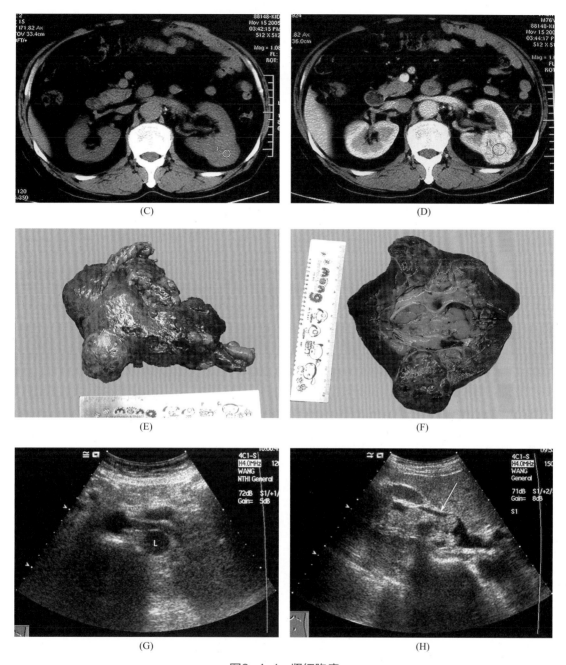

图8-4-1 肾细胞癌

（A）二维超声显示左肾中下部实质低回声肿物，大小约5.8cm×4.5cm，形态欠规则，内部回声不均匀，与肾脏实质边界不清晰，肿物向肾外突出；（B）能量多普勒超声显示该肿物内可见丰富的彩色血流信号；（C）CT平扫显示该肿物CT值与肾实质相近；（D）增强CT显示该肿物呈不均匀高增强；（E）左肾肿物的大体标本，肿物向肾外突出，表面不平整；（F）剖开肿物，发现肿物主要位于实质内，深部达到肾窦位置，周围有包膜，切面呈棕黄色，局部有出血坏死，病理诊断为肾透明细胞癌；（G）另一标本，二维超声显示肾门部淋巴结转移，淋巴结（L）呈低回声，圆形，无门样高回声结构；（H）肾细胞癌血行转移，肾静脉、下腔静脉内癌栓，二维超声表现为静脉腔内的等回声团块（➡）

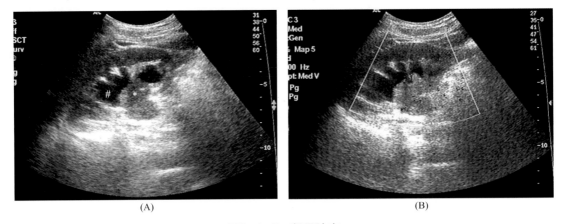

(A)　　　　　　　　　　　　　　　　(B)

图8-4-2　肾盂肿瘤

（A）二维超声显示肾盂内可见低回声团块（ * ），形态不规则，同时伴有肾积液（ # ）；（B）CDFI 显示肿块内见少量血流信号。手术病理为移行上皮癌

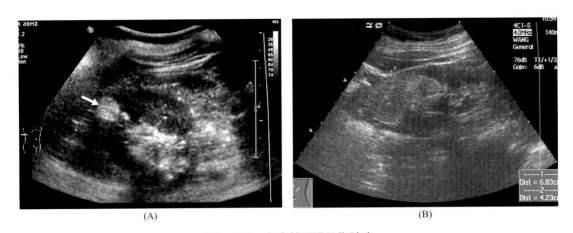

(A)　　　　　　　　　　　　　　　　(B)

图8-4-3　肾血管平滑肌脂肪瘤

（A）小的肾血管平滑肌脂肪瘤（ → ），二维超声显示为均匀的团块状高回声，呈圆形，边界清晰；（B）大的血管平滑肌脂肪瘤，二维超声显示为弥漫性高回声，内部回声不均匀

（张云飞）

8.5　肾盂疾病的鉴别诊断

项目	肾积水（图 8-5-1）	肾结石（图 8-5-2）
临床特点	常为尿路梗阻所致。上尿路梗阻常表现为单侧肾积水，下尿路梗阻表现为双侧肾积水。梗阻严重时可导致肾脏萎缩	肾结石常为草酸钙和磷酸钙的混合结石，或磷酸钙和磷酸镁铵的混合结石。草酸钙结石常呈桑葚状，磷酸盐结石常呈鹿角状。主要症状为镜下血尿和腰痛
超声表现	表现为肾脏集合系统分离，呈无回声，重度积水时肾实质变薄，巨大型肾积水时肾实质可菲薄如纸	肾窦内强回声，后方有声影，CDFI 可见快闪伪像，偶尔引起肾盂肾盏积水时表现为无回声。小结石常位于肾下盏后部。结石较大时仅能显示表面的带状强回声，不能显示结石全貌，鹿角状结石易被误诊为多发结石，因而导致超声测量的结石大小与实际不符

项目	肾积水（图8-5-1）	肾结石（图8-5-2）
备注	生理性集合系统分离一般前后径不超过1.5cm，尤其是小于0.6cm时，大多数为生理性分离。病理性集合系统分离前后径一般至少大于0.8cm，当前后径大于2cm时几乎可认为是病理性分离。当不能够确定为生理性分离还是病理性分离时，要仔细寻找原因。膀胱过度充盈和大量饮水的患者可嘱其排尿后1h复查或多次排尿复查，生理性分离可减小甚至消失	肾窦本身为高回声，因而小结石不易被发现。可以降低仪器的增益，通过彩色多普勒快闪伪像来发现一些隐匿的结石，此外，俯卧位背部扫查较侧卧位冠状面扫查对结石的显像更好

注：肾盂疾病还包括肾盂肿瘤（见8.4）、肾盂源性囊肿（见8.3）及肾盂旁囊肿（见8.3），详见相关章节。

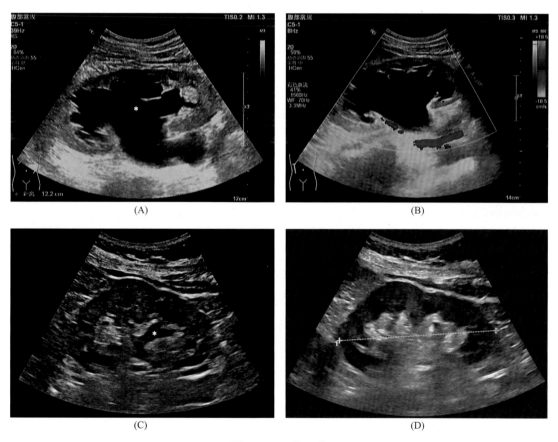

(A)　　　　　　　　　　　　　(B)

(C)　　　　　　　　　　　　　(D)

图8-5-1　肾积水

（A）二维超声显示重度肾积水（*），表现为肾脏集合系统分离，呈无回声，肾实质变薄；（B）CDFI显示肾内稀疏彩色血流信号；（C）二维超声显示生理性集合系统分离（*），前后径为0.8cm；（D）与（C）为同一病例，二维超声显示排尿1h后，生理性集合系统分离消失

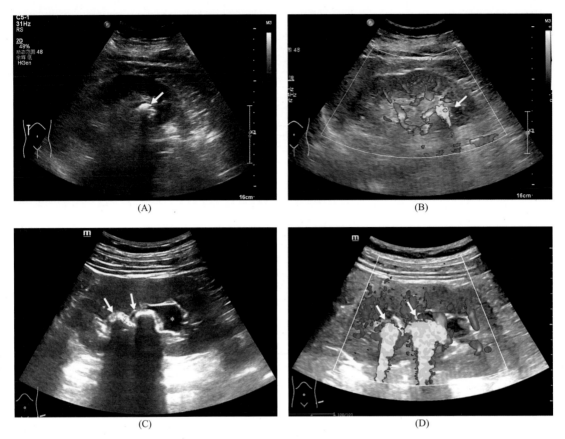

(A)

(B)

(C)

(D)

图8-5-2 肾结石

（A）二维超声显示右肾窦内强回声（ ➡ ），后方有声影；（B）CDFI显示强回声后方可见"快闪伪像"（ ➡ ）；（C）左肾结石，二维超声显示肾窦内强回声（ ➡ ），后方有声影，同时伴有集合系统分离（＊）；（D）CDFI显示强回声后方可见"快闪伪像"（ ➡ ）

（张云飞）

8.6 移植肾及并发症的鉴别诊断

项目	急性肾小管坏死（图8-6-1）	急性排斥反应（图8-6-2）	慢性排斥反应（图8-6-3）
发病时间	术后2～3天	术后6～90天	术后数周、数月，甚至数年
临床特点	肾实质缺血是造成急性肾小管坏死的主要原因，如缺血时间长、低血压、术中大量出血等	由T细胞介导和抗体介导	机制尚不清楚。可能为抗体介导的排斥反应和T细胞介导的排斥反应反复发作，加上多种非免疫因素导致的慢性移植物失功
形态大小	肾脏体积变化一般不明显，严重者体积可增大	肾脏形态饱满，体积增大，术后早期体积增大可超过30%，皮质增厚、回声增强，锥体增大膨隆	肾脏体积增大、正常或减小，皮质回声增强，皮、髓质界限不清晰
血流显示率	正常或下降	正常或下降	正常或下降
阻力指数（RI）	RI>0.8	RI>0.8	正常（0.5～0.7）
治疗	透析治疗，RI恢复时间长	激素冲击治疗，RI恢复时间短	—

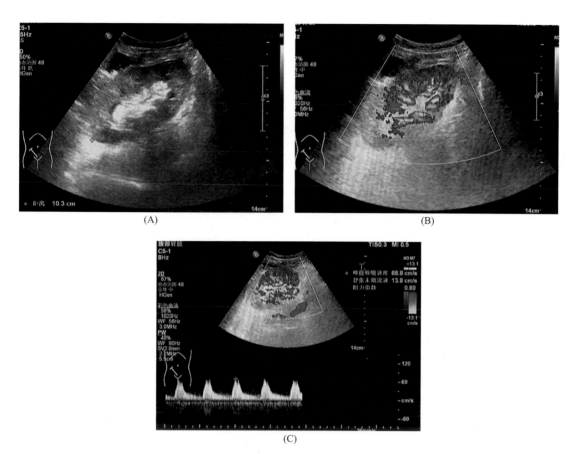

(A)

(B)

(C)

图8-6-1　急性肾小管坏死

患者为移植肾术后3天，少尿，24h尿量<400mL，血肌酐值与术前比较无下降。（A）二维超声显示移植肾形态大小正常；（B）CDFI显示彩色血流信号正常；（C）频谱多普勒显示肾内动脉呈高阻频谱，RI：0.8。患者经规律透析后肾功能恢复正常

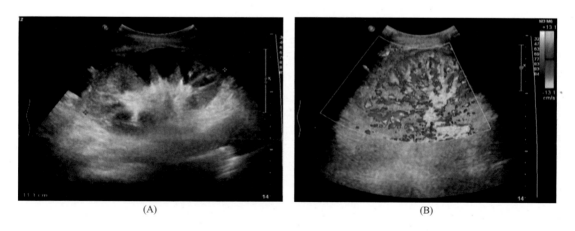

(A)

(B)

图8-6-2

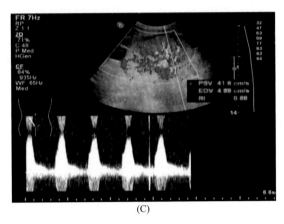

(C)

图8-6-2 急性排斥反应

移植肾术后1周，患者突发少尿，24h尿量＜400mL，血肌酐升高。（A）二维超声显示移植肾形态饱满，皮质回声增强；（B）CDFI显示肾内可见丰富彩色血流信号；（C）频谱多普勒显示肾内动脉阻力指数升高，RI：0.88。经激素冲击治疗，移植肾功能逐渐恢复

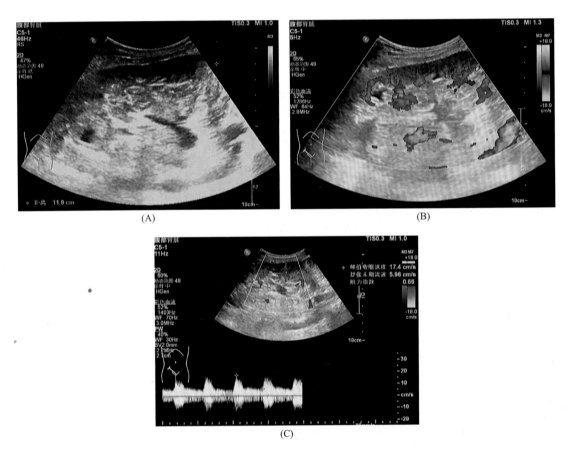

(A)

(B)

(C)

图8-6-3 慢性排斥反应

患者为肾移植术后8年，近1年血肌酐逐渐升高。（A）二维超声显示移植肾皮质回声增强，皮、髓质边界不清晰；（B）CDFI显示肾内见稀疏彩色血流信号；（C）频谱多普勒显示肾内动脉频谱正常，RI：0.66

（张云飞）

8.7 输尿管疾病的鉴别诊断

项目	输尿管结石（图 8-7-1）	输尿管肿瘤（图 8-7-2）	输尿管狭窄（图 8-7-3）	输尿管反流（图 8-7-4）
临床特点	多由肾结石进入输尿管所引起，临床会出现明显的肾绞痛，伴有肉眼或镜下血尿	大多数为恶性，主要为移行上皮癌，易形成梗阻	一种先天性输尿管发育障碍	指输尿管膀胱连接处功能不良，失去闭锁能力，尿液逆流入上尿路的疾病状态
位置	多发生于输尿管 3 个生理性狭窄部位，即肾盂输尿管连接处、输尿管跨髂血管处和输尿管膀胱壁内段	任何位置	好发于输尿管膀胱连接处和肾盂输尿管连接处	反流开始为输尿管开口处及下段，以后向上发展至输尿管全程，以及肾盂肾盏
回声	结石表现为强回声，其上方输尿管扩张	肿瘤表现为等回声或低回声团块，形态规则或不规则，其上方输尿管扩张。输尿管末端肿瘤可向膀胱内生长，易被误诊为膀胱肿瘤。一旦有输尿管扩张，应更多考虑为输尿管肿瘤	狭窄处呈梭形或楔形。狭窄位于肾盂输尿管连接处时表现为肾积液，积液于肾门稍下位置截然而止。狭窄位于输尿管膀胱连接处时，输尿管全程扩张，肾积液	输尿管扩张
声影	有	无	无	无
血流信号	后方可见快闪伪像	可见彩色血流信号	无	无

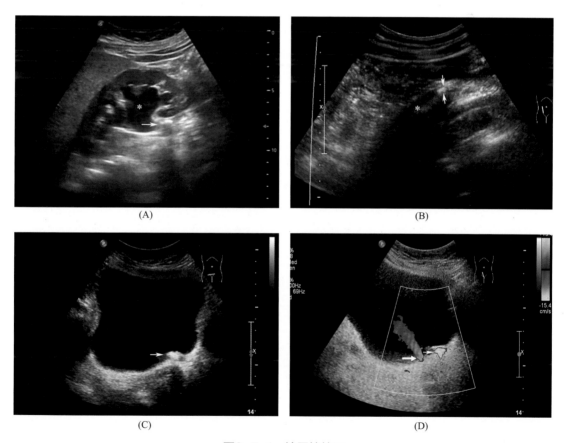

(A)　　　　　　　　　　　　　　　(B)

(C)　　　　　　　　　　　　　　　(D)

图8-7-1　输尿管结石

（A）肾盂输尿管连接处结石，二维超声显示强回声（——），后方有声影，伴有肾盂积液（＊）；（B）输尿管跨髂血管处结石，二维超声显示为强回声（——），其上方输尿管扩张，表现为管状无回声（＊）；（C）输尿管膀胱壁内段结石，二维超声表现为强回声（——）；（D）CDFI 显示强回声后方见快闪伪像（——），同时可见输尿管喷尿（——）

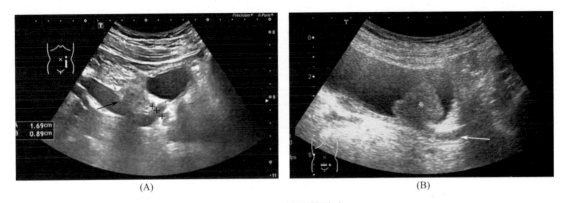

图8-7-2　输尿管肿瘤

（A）输尿管末端管腔内低回声肿块（+++），形态规则，其上段输尿管扩张（➡）；（B）输尿管末端低回声肿块（＊），向膀胱内生长，形态不规则，盆段输尿管扩张（➡）

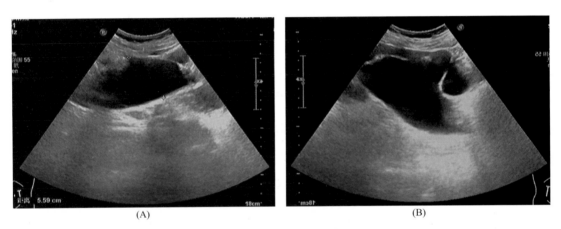

图8-7-3　输尿管狭窄

（A）输尿管局部呈梭形狭窄，上段输尿管扩张；（B）同侧伴有肾积液

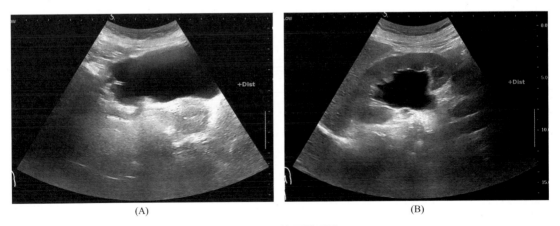

图8-7-4　输尿管反流

（A）输尿管开口处及下段扩张，向上发展至输尿管全程；（B）同侧肾盂积液

（张云飞）

8.8 膀胱疾病的鉴别诊断

项目	膀胱结石（图8-8-1）	膀胱异物（图8-8-2）	膀胱肿瘤（图8-8-3）	膀胱内凝血块（图8-8-4）	脐尿管囊肿（图8-8-5）
位置	膀胱腔内	膀胱腔内	膀胱壁，多发于膀胱三角区和两侧壁，向膀胱内突出	膀胱腔内	膀胱前上方，壁间或脐与膀胱中线部位
形态	团块状、扁圆形	依异物的形态，可呈棒状、管状、带状等	团块状或菜花状	多种多样，多不规则	椭圆形或尖圆形
回声	强回声，有声影	依异物性质，多呈高回声	多呈等回声或低回声，伴坏死时可有低回声或无回声，伴钙化时可有强回声	多呈等回声或低回声	无回声
是否可移动	是	多可移动	否，偶有带蒂者可摆动	是	否
彩色血流	无血流，可有快闪伪像	无血流	有血流	无血流	无血流

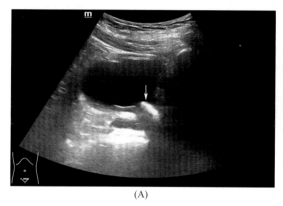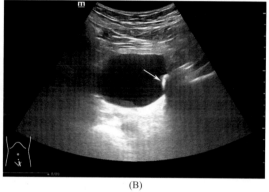

(A)　　　　　　　　　　　　　　　　　(B)

图8-8-1　膀胱结石
（A）平卧位膀胱后壁强回声（ →）；（B）左侧卧位后强回声发生移动（ →）

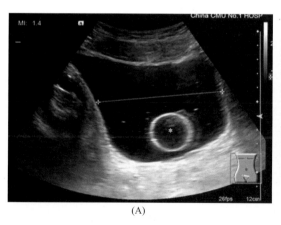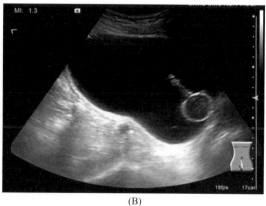

(A)　　　　　　　　　　　　　　　　　(B)

图8-8-2　膀胱内导尿管
（A）横切面示膀胱腔内见导尿管球囊结构（*），内部呈无回声（注射物为生理盐水），边缘呈高回声；（B）纵切面示除球囊结构外，还可见导尿管末端结构，超声表现为条状高回声

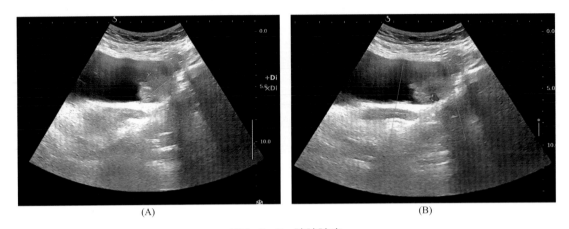

图8-8-3 膀胱肿瘤

（A）二维超声显示膀胱左后壁低回声，形态不规则，菜花状；（B）CDFI显示基底部可见彩色血流信号

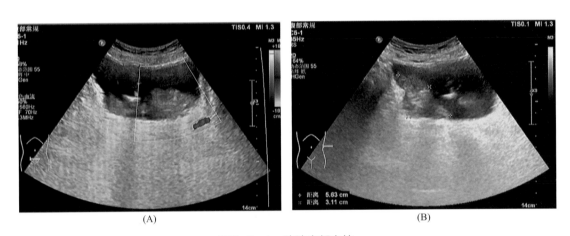

图8-8-4 膀胱内凝血块

（A）平卧位，CDFI显示膀胱左后壁见低回声，内无彩色血流信号；（B）右侧卧位，二维超声显示低回声可见移动

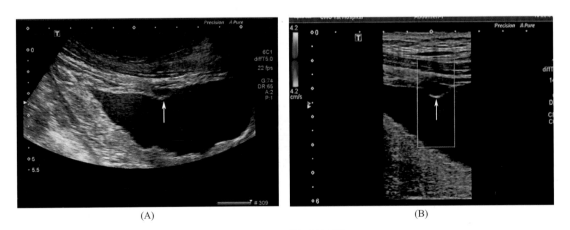

图8-8-5 脐尿管囊肿

（A）二维超声显示膀胱前上方壁间可见椭圆形无回声（➞）；（B）CDFI显示无回声内无血流信号（➞）

（张云飞）

8.9 前列腺疾病的鉴别诊断

项目	前列腺炎 （图8-9-1）	前列腺脓肿 （图8-9-2）	前列腺增生 （图8-9-3）	前列腺癌 （图8-9-4）	前列腺淋巴瘤 （图8-9-5）	前列腺囊肿 （图8-9-6）	米勒管囊肿 （图8-9-7）	射精管囊肿 （图8-9-8）
临床特点	多发于中青年男性。可出现下腹及会阴部疼痛、尿频、尿急、尿痛等症状。严重感染者血清前列腺特异性抗原（PSA）水平可明显升高	中青年及老年男性都可出现。可出现下腹及会阴部疼痛、尿频、尿急、尿痛等症状。血清PSA水平可明显升高	多发于老年男性。出现尿频、尿急或排尿困难。血清PSA水平一般轻度升高	多发于老年男性。可出现尿频、尿急或排尿困难。血清PSA不同程度升高	多发于老年男性。可出现尿频、尿急或排尿困难。血清PSA水平一般不升高	多发于内腺，滞留性囊肿常继发于前列腺增生症的老年男性。可出现尿频、尿急或排尿困难	中青年及老年男性都可出现。一般无症状	中青年及老年男性都可出现。继发感染或钙化可出现血精
病灶超声位置	以前列腺包膜下为主	前列腺腺体内	可见增大的内腺	外腺为主	累及前列腺全部腺体	增大的内腺腺体内	前列腺尿道走行上方、精阜周围	沿射精管走行区
回声及其边界、形态	片状低回声	形态不规则、边界不清晰的无回声	以不均匀的等回声为主	低回声，边界不清	低回声	无回声，圆形	无回声，圆形或泪滴样	无回声，泪滴样
CDFI	病灶内部血流可略增多，与前列腺腺体分布一致	病灶周边血流丰富	病灶内部少血流	病灶内部血流可增多，不规则	病灶内部少血流	病灶内部无血流	病灶内部无血流	病灶内部无血流
弹性成像	质软	无	质中	质硬	质硬	无法进行弹性成像检查	无法进行弹性成像检查	无法进行弹性成像检查

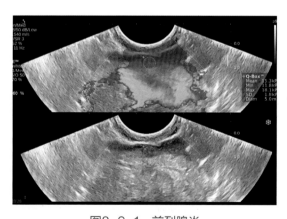

图8-9-1 前列腺炎
二维超声显示前列腺外周带回声减低，沿被膜为主，质软，最大杨氏模量值为18.1kPa

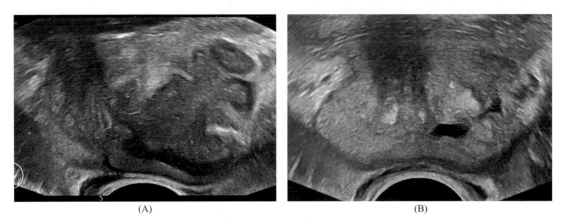

(A)
(B)

图8-9-2　前列腺脓肿

（A）示前列腺内混合回声，内见细小点状回声；（B）示治疗后好转，液性回声范围减少

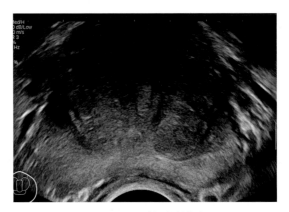

图8-9-3　前列腺增生

二维超声显示前列腺内腺增大，外周带未见明显低回声区

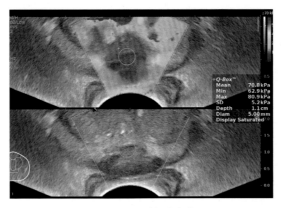

图8-9-4　前列腺癌

二维超声显示前列腺低回声，以外周带为主，病灶质硬，最大杨氏模量值为 80.9kPa

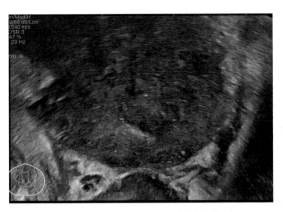

图8-9-5　前列腺淋巴瘤

二维超声显示前列腺极低回声，正常前列腺腺体几乎显示不清

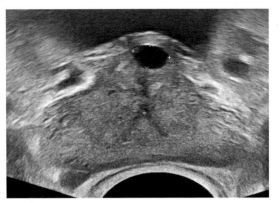

图8-9-6　前列腺囊肿

二维超声显示前列腺内无回声，类圆形

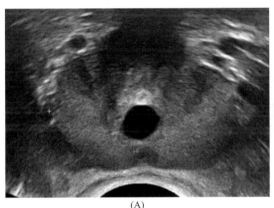

(A)

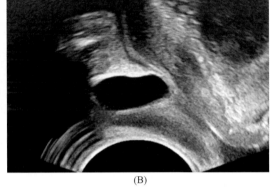

(B)

图8-9-7　米勒管囊肿

（A）二维超声显示，横切面前列腺中线处无回声；（B）二维超声显示，纵切面无回声与尿道紧邻

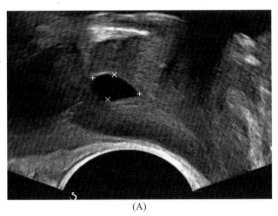

(A)

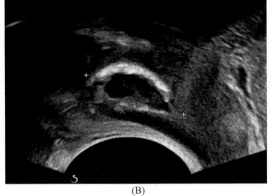

(B)

图8-9-8　射精管囊肿

（A）示前列腺内射精管走行区无回声，泪滴样；（B）示囊壁合并钙化

（方　毅）

8.10 睾丸常见肿瘤的鉴别诊断

项目	精原细胞瘤（图8-10-1）	胚胎癌（图8-10-2）	畸胎瘤（图8-10-3）	卵黄囊瘤	混合性生殖细胞瘤（图8-10-4）	支持细胞瘤（图8-10-5）	间质细胞瘤（图8-10-6）	淋巴瘤（图8-10-7）	神经内分泌肿瘤（图8-10-8）	横纹肌肉瘤	表皮样囊肿（图8-10-9）
好发人群	好发于30~50岁	青少年	各个年龄	儿童多见	各个年龄	各个年龄	各个年龄	高龄男性，一般大于50岁	40~60岁多见	各个年龄	各个年龄
临床特点	睾丸可有坠胀感	血人绒毛膜促性腺激素(HCG)升高	血HCG和甲胎蛋白(AFP)均可升高	血AFP升高	含有多种生殖细胞肿瘤组织成分，所以临床及声像图表现不定，可出现多种生殖细胞肿瘤的临床及声像图特点	恶性程度较低，病程较长	恶性程度较低，病程较长	大部分为继发性淋巴瘤，可有淋巴瘤病史	可出现类癌综合征等神经内分泌症状	来源于精索、附睾、睾丸鞘膜间质成分	睾丸良性瘤样病变，多无临床症状
病灶回声	呈低回声，当病灶体积较大，可出现无回声区或钙化	低回声内出现散在的，互不相通的无回声	混合回声，无回声范围较大、互相融合，并可出现较大的钙化	低回声内出现散在的，互不相通的无回声		低回声，回声较均匀，无液化及钙化出现	低回声，内回声较均匀，无液化及钙化出现	极低回声，回声较均匀，无液化及钙化出现	低回声，回声均匀，无液化及钙化出现	睾丸旁的不均匀稍低回声，正常睾丸组织受压	出现洋葱皮样改变，周边有环状或蛋壳样强回声
形态、边界	形态不规则，边界较清晰	边界较清晰	边界欠清	边界较清晰		形态规则，体积较小，边界清晰	形态规则，体积较小，边界清晰	形态不规则，边界不清晰	形态较规则，边界清晰	形态不规则，边界不清晰	边界清晰，形态规则
CDFI	血流少量，不规则	血流少量，不规则	血流少量，不规则	血流少量，不规则		血流略丰富	血流略丰富	血流稀少	血流少量	血流少量	无血流

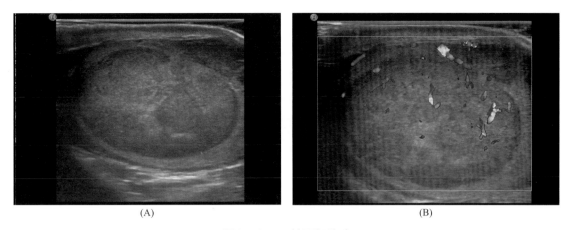

图8-10-1　精原细胞瘤

（A）二维超声显示睾丸内实质低回声区，内回声不均；（B）CDFI 示血流信号分布不规则

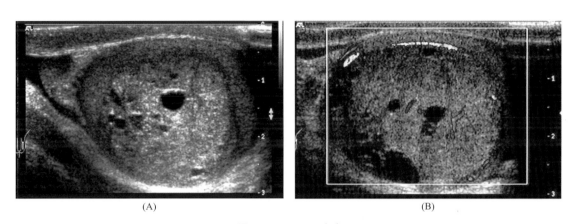

图8-10-2　胚胎癌

（A）二维超声显示睾丸内混合回声，内出现无回声且互不相通；（B）CDFI 示血流信号分布不规则

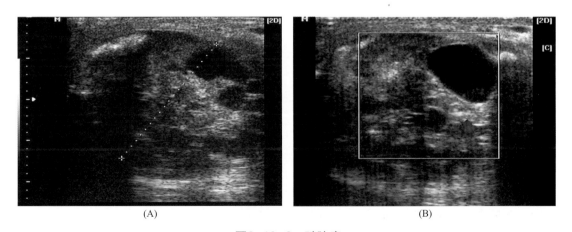

图8-10-3　畸胎瘤

（A）二维超声显示睾丸内混合回声，内出现范围较大的无回声，见粗大钙化；（B）CDFI 显示少量血流信号

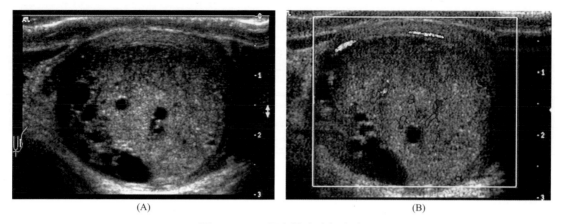

(A) (B)

图8-10-4　混合性生殖细胞瘤

（A）二维超声显示睾丸内混合回声，实性为主，内出现无回声区（该病例包含胚胎癌成分）；（B）CDFI 显示血流信号不规则

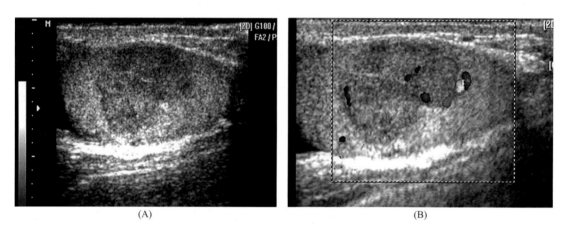

(A) (B)

图8-10-5　支持细胞瘤

（A）二维超声显示睾丸内低回声；（B）CDFI 显示血流信号略丰富

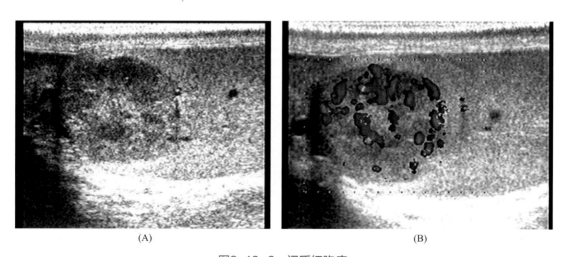

(A) (B)

图8-10-6　间质细胞瘤

（A）二维超声显示睾丸内低回声，形态较规则；（B）CDFI 显示血流信号较丰富

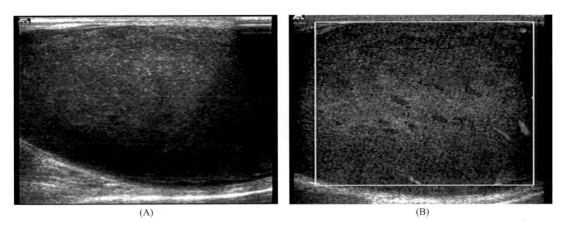

图8-10-7　睾丸淋巴瘤

（A）二维超声显示睾丸内极低回声，正常睾丸结构几乎显示不清；（B）CDFI显示少量血流信号

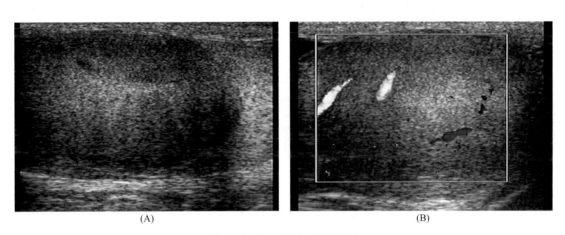

图8-10-8　神经内分泌肿瘤

（A）二维超声显示睾丸内低回声，形态较规则；（B）CDFI显示少量血流信号

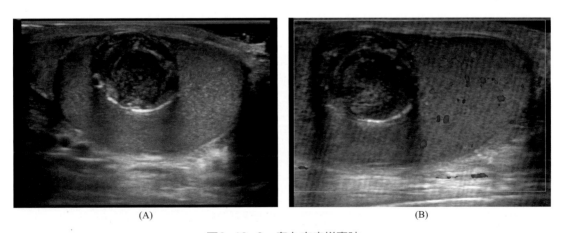

图8-10-9　睾丸表皮样囊肿

（A）二维超声显示睾丸内混合回声，内洋葱皮样改变，周边蛋壳样钙化；（B）CDFI显示无血流信号

（方　毅）

第 9 章

肾上腺疾病的鉴别诊断 »»»

肾上腺占位性病变及肾上腺皮质增生的鉴别诊断

项目	肾上腺囊肿 （图9-1-1）	肾上腺皮质腺瘤 （图9-1-2）	肾上腺皮质腺癌 （图9-1-3、图9-1-4）	肾上腺嗜铬细胞瘤 （图9-1-5）	肾上腺转移癌 （图9-1-6、图9-1-7）	肾上腺皮质增生 （图9-1-8）
临床特点	无症状	无功能性患者常无症状，肿瘤增大时可有疼痛；功能性患者根据分泌激素不同而表现不同，可表现为库欣（Cushing）综合征或原发性醛固酮增多症		多见于壮年。患者出现阵发性高血压，检验尿儿茶酚胺增高	有原发肿瘤病史，最常见的为肺癌（60%）、乳腺癌（30%）	库欣（Cushing）综合征
数目 （单或双侧）	多为单侧	多为单侧	多为单侧	右侧多见，偶有双侧（10%）	双侧多见（50%以上）	双侧
回声	典型者为无回声	多为低回声或等回声	肿瘤较小时（直径＜6cm）呈较均匀低回声或等回声；较大时表现复杂，可同时出现低回声、无回声、强回声，可伴腹腔淋巴结肿大	高回声多见，也可为等回声或低回声，内不均匀，易出现囊性变及钙化	低回声多见，肿瘤较大时可出现无回声、高回声，表现为混合回声	等回声，可伴有低回声微小结节（直径＜1cm）
形态	可单房或多房，患侧正常肾上腺未显示	类圆形，边界清晰	发现时多较大（直径＞7cm），呈分叶状	多较大（直径＞5cm），圆形或椭圆形	较小时为圆形或椭圆形	双侧肾上腺形态饱满，弥漫性增大，厚度＞0.8cm

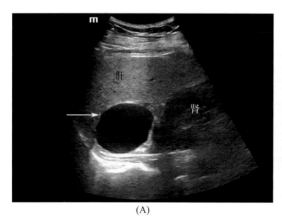
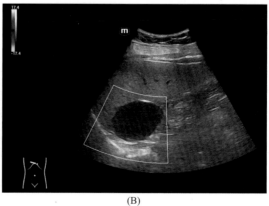

(A)　　　　　　　　　　　　　　(B)

图9-1-1　右肾上腺囊肿

（A）二维超声显示右肾上腺区见类圆形无回声（ → ）；（B）CDFI 显示病灶内未探及血流信号

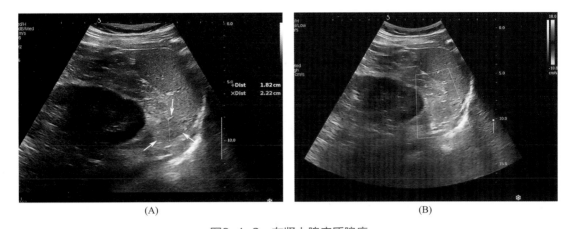

(A)

(B)

图9-1-2 左肾上腺皮质腺瘤

（A）二维超声显示左肾上腺区见类圆形等回声（→），轮廓较清晰；（B）CDFI显示病灶内未探及确切血流信号

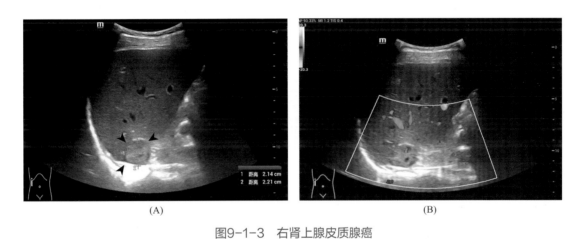

(A)

(B)

图9-1-3 右肾上腺皮质腺癌

（A）二维超声显示右肾上腺区见类圆形等回声（▸），轮廓较清晰，内部回声不均匀，显示小无回声灶；（B）CDFI显示病灶内可探及点状血流信号

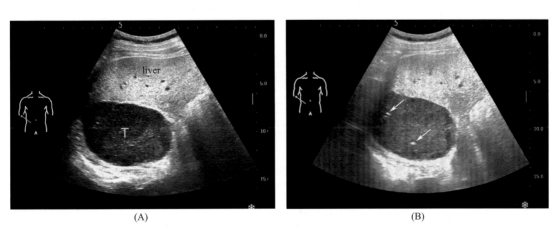

(A)

(B)

图9-1-4

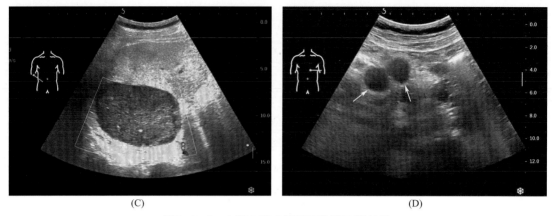

(C)   (D)

图9-1-4　右肾上腺皮质腺癌伴淋巴结转移

（A）二维超声显示右肾上腺区见类椭圆形低回声（T），边界较清晰，内部回声不均匀；（B）二维超声显示病灶内见多发斑点状强回声（ ➡ ）；（C）CDFI显示病灶内未探及血流信号；（D）二维超声显示腹后壁多发淋巴结肿大（ ➡ ），呈类圆形低回声

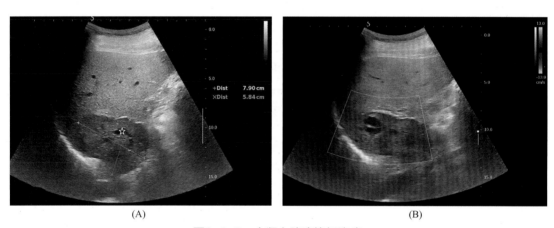

(A)   (B)

图9-1-5　右肾上腺嗜铬细胞瘤

（A）二维超声显示右肾上腺区见低回声，形态不规则，浅分叶状，边界较清晰，内部回声不均匀，显示片状无回声区（ ☆ ）；（B）CDFI显示病灶内未探及血流信号

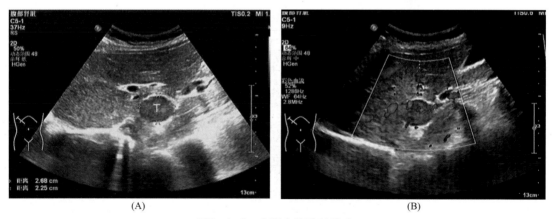

(A)   (B)

图9-1-6　右肾上腺肺转移癌

（A）二维超声显示右肾上腺区见低回声（T），类椭圆形，边界较清晰，内部回声均匀；（B）CDFI显示病灶内可探及较丰富血流信号

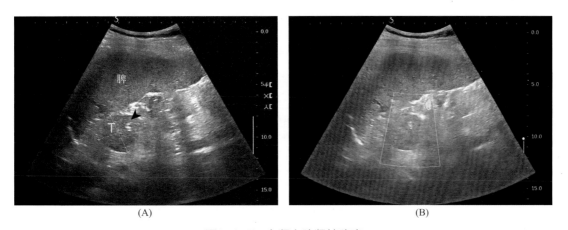

(A)　　　　　　　　　　　　　(B)

图9-1-7　左肾上腺肾转移癌

（A）左肾恶性肿瘤术后未显示，二维超声显示左肾上腺区见低回声（T），类圆形，边界欠清晰，内部回声不均匀，可见斑块样强回声（➤）;（B）CDFI 显示病灶内未探及血流信号

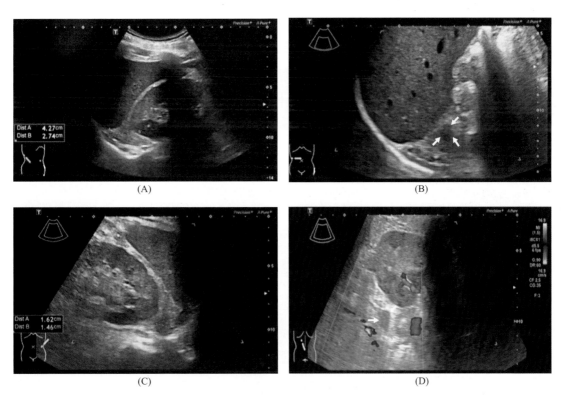

(A)　　　　　　　　　　　　　(B)

(C)　　　　　　　　　　　　　(D)

图9-1-8　双肾上腺皮质增生伴小结节

（A）右肾上腺大小为 4.27cm×2.74cm，呈高回声，形态饱满;（B）右肾上腺内隐约见小低回声结节（➡）;（C）左肾上腺大小为 1.62cm×1.46cm，呈低回声，形态饱满;（D）俯卧位背侧扫查显示左肾上腺呈三角形低回声（➡），CDFI 未探及血流信号

（李　响）

第 10 章

消化道疾病的鉴别诊断 》》》

10.1 胃部疾病的鉴别诊断

项目	胃炎 （图 10-1-1）	胃溃疡 （图 10-1-2）	胃息肉 （图 10-1-3）	胃石 （图 10-1-4）	胃异物 （图 10-1-5）	胃间质瘤 （图 10-1-6）	胃癌 （图 10-1-7）	胃淋巴瘤 （图 10-1-8）
好发人群	随年龄增长，患病率逐渐增加	中老年人，男性多于女性	各年龄段，中老年多见	中老年人多见	学龄前儿童多见	55～65岁多发，男女比例相当	40～70岁多发，男性多见	45～60岁，男性多见
好发部位	胃窦及胃大、小弯	胃窦及胃体部	胃底及胃体部，尤其是胃大弯	胃腔内	胃腔内	胃壁各部固有肌层	胃窦、胃小弯及贲门部	胃窦及幽门部
大小	点片状	大小不一	常较小	常较大	大小不一	大小不一	大小不一	范围较大
超声表现	黏膜表面回声高低不均匀或减低，胃壁层次清晰	胃壁局限性增厚，黏膜凹陷（火山口样）	黏膜低回声或等回声隆起	胃腔内弧形或不规则强回声，多可移动	吞入异物不同则超声表现不同，常为高回声或强回声	胃壁固有肌层低回声结节，可伴液化	胃壁局部不规则增厚，低回声，层次不清	胃壁弥漫性不均匀增厚，极低回声，层次不清
CDFI	无血流或少许血流	常有略丰富血流	基底部少许血流	无血流	无血流	较丰富血流	较丰富血流	较丰富血流

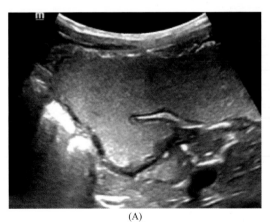

(A)

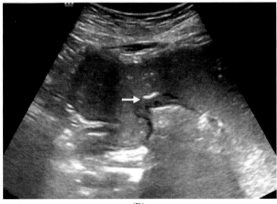

(B)

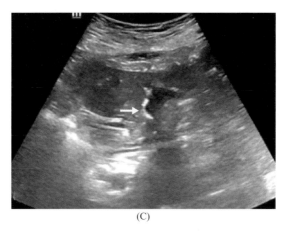

(C)

图10-1-1　胃炎

（A）显示正常胃壁结构；（B）、（C）显示胃角处胃壁黏膜回声高低不均匀（➡）

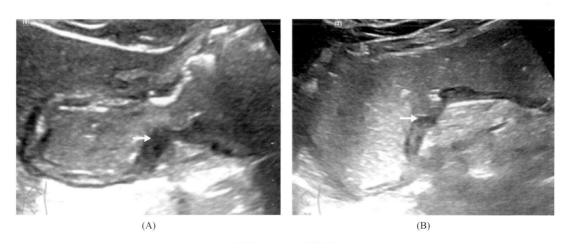

(A)　　　　　　　　　　　　　　　(B)

图10-1-2　胃溃疡

（A）、（B）显示胃角处胃壁黏膜增厚，回声减低，局部凹陷（➡）

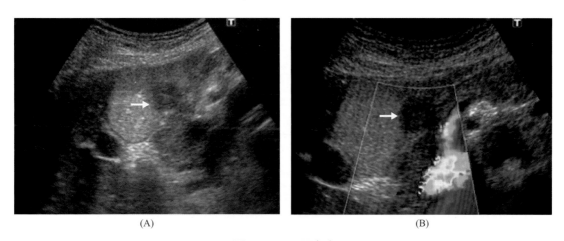

(A)　　　　　　　　　　　　　　　(B)

图10-1-3　胃息肉

（A）二维超声显示胃壁黏膜层低回声隆起（➡），边界清晰；（B）CDFI 显示未探及明显血流（➡）

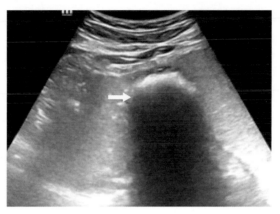

图10-1-4 胃石

显示胃腔内弧形强回声（➡），后方可见声影

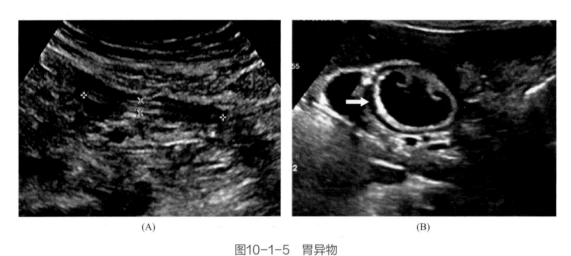

(A)   (B)

图10-1-5 胃异物

（A）显示胃腔内条状高回声（测量区），结合异物吞咽史，考虑为吸管；（B）显示胃腔内环状高回声（➡），结合异物吞咽史，考虑为未消化蘑菇

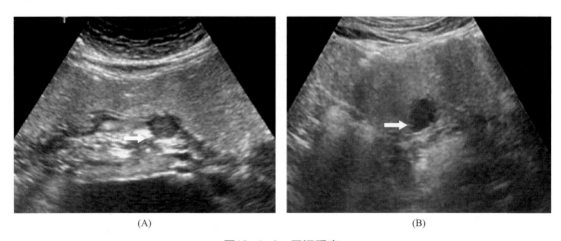

(A)   (B)

图10-1-6 胃间质瘤

（A）、（B）显示胃壁固有肌层低回声（➡），边界清晰，形态规则，内压外凸

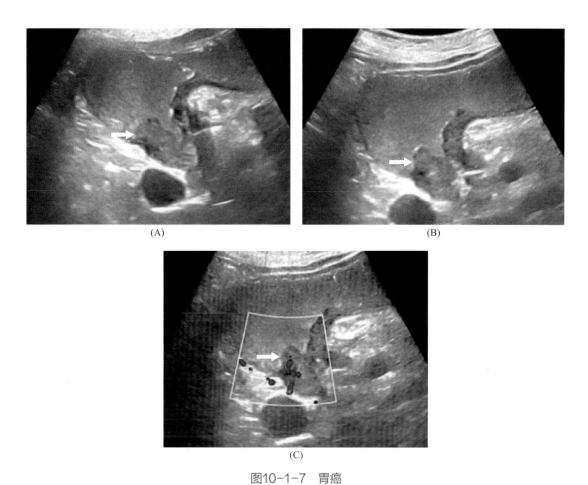

图10-1-7　胃癌

（A）、（B）二维超声显示胃壁不均匀增厚，呈不规则层低回声（➡），胃壁层次不清晰，明显隆起；（C）CDFI可见血流信号

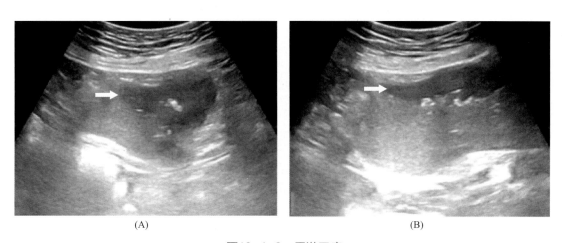

图10-1-8　胃淋巴瘤

（A）、（B）显示胃壁不均匀增厚，呈不规则层低回声（➡），胃壁层次不清晰，病灶多发

10.2 肠道肿瘤性疾病的鉴别诊断

项目	小肠淋巴瘤 （图10-2-1）	直肠子宫内膜 异位症 （图10-2-2）	直肠腺瘤性 息肉 （图10-2-3）	直肠间质瘤 （图10-2-4）	直肠神经 内分泌肿瘤 （图10-2-5）	直肠腺癌 （图10-2-6）	肛管直肠恶性 黑色素瘤 （图10-2-7）
好发人群	40～60岁	20～50岁女 性	中老年人	中老年人	50～80岁， 男性多发	中老年人， 男性多发	老年人多见
好发部位及 肠壁层次	回肠及空肠	直肠浆膜及 固有肌层	直肠黏膜层	直肠固有肌 层	直肠黏膜上 皮	直肠各部	肛管与直肠 交界齿状线处
大小	大小不一	多较小	大小不一， 多较小	大小不一	多较小	大小不一	大小不一， 多较大
超声表现	小肠壁低回 声增厚或团块 状极低回声，肠 壁层次不清	浆膜处或固 有肌层低回声， 无包膜	黏膜层低回 声或等回声隆 起	固有肌层低 回声，结节样， 假包膜	黏膜及黏膜 下层稍低回声， 回声不均	肠壁低回声， 浸润深度不一， 回声不均	肠壁低回声 结节，回声不 均
形态	不规则	欠规则	欠规则	多规则	不规则	不规则	多规则
CDFI	较丰富血流	少许血流	点状或树枝 状血流	较丰富血流	少许血流	较丰富杂乱 血流	较丰富杂乱 血流

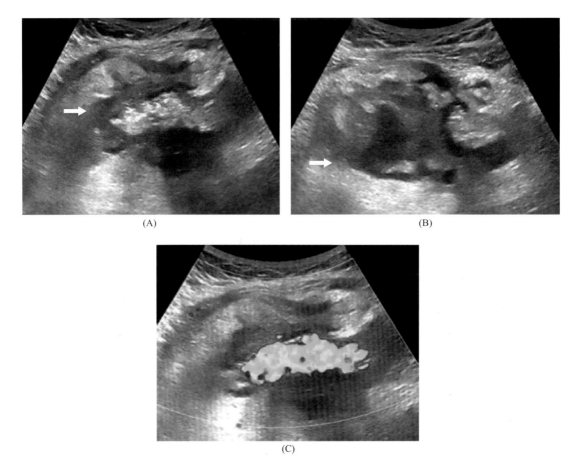

（A） （B）

（C）

图10-2-1 小肠淋巴瘤

（A）、（B）二维超声显示回肠末端肠壁增厚，回声减低（➡），肠壁层次不清，团块样，呈"假肾征"，无正常肠腔结构；（C）CDFI可见少量血流信号

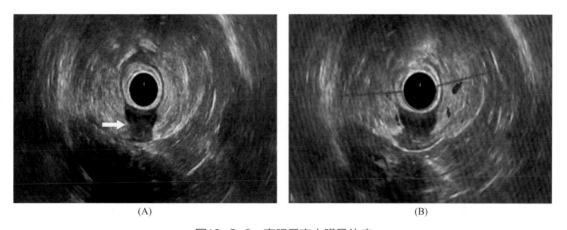

(A) (B)

图10-2-2 直肠子宫内膜异位症

（A）二维超声显示直肠浆膜处不规则低回声（➡），固有肌层受累；（B）CDFI 示边缘可见少量血流信号

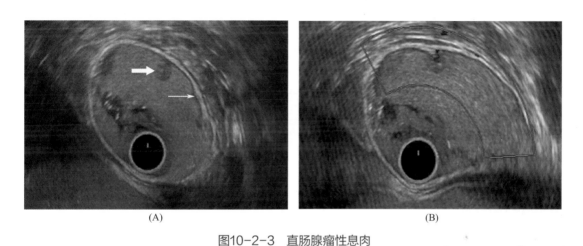

(A) (B)

图10-2-3 直肠腺瘤性息肉

（A）二维超声显示直肠黏膜层低回声隆起（➡），病变仅位于黏膜表层，黏膜肌层显示清晰，细箭头示黏膜表层与肠腔内容物的界面层；（B）CDFI 示基底部可见少量血流信号

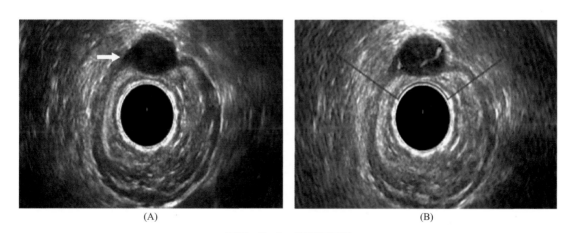

(A) (B)

图10-2-4 直肠间质瘤

（A）二维超声显示直肠固有肌层低回声（➡），两端与固有肌层相连，内压外凸；（B）CDFI 示病灶内少量血流信号

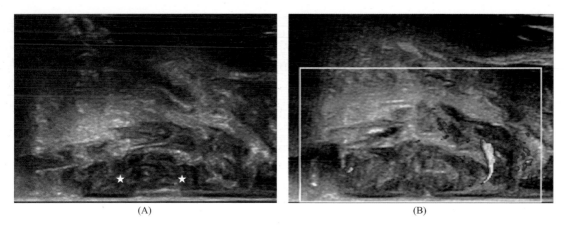

图10-2-5　直肠神经内分泌肿瘤（直肠NET）

（A）二维超声显示直肠黏膜及黏膜下层不规则低回声（★）；（B）CDFI显示病灶内少量血流信号

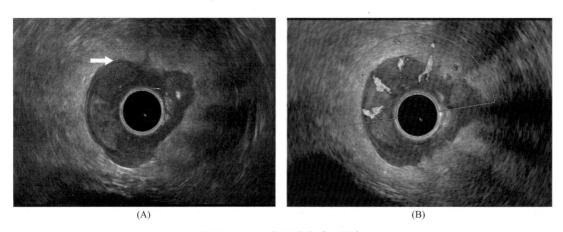

图10-2-6　直肠腺癌（T₃期）

（A）二维超声显示直肠肠壁不规则低回声，病变侵及浆膜（➡）；（B）CDFI显示病灶内较丰富血流信号

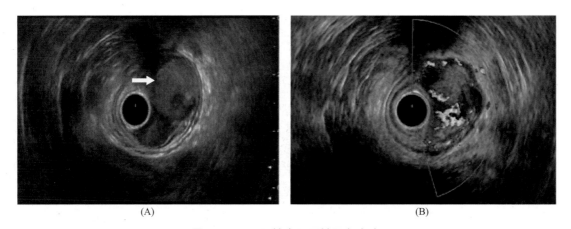

图10-2-7　肛管直肠恶性黑色素瘤

（A）二维超声显示直肠黏膜及黏膜下层不规则低回声（➡），浆膜显示清晰；（B）CDFI显示病灶内较丰富血流信号

10.3 肠道非肿瘤疾病的鉴别诊断

项目	克罗恩病 （图10-3-1）	溃疡性结肠炎 （图10-3-2）	肠结核 （图10-3-3）	直肠黏膜脱垂 （图10-3-4）	直肠阴道瘘 （图10-3-5）	直肠黏膜下脓肿 （图10-3-6）	肛周脓肿及肛瘘 （图10-3-7）
好发人群	任何年龄，15～25岁高发	20～49岁	40岁以下青壮年	60～70岁，女性高发	年轻女性多发	中青年男性多发	20～40岁，男性多发
好发部位	回肠末端及邻近结肠	结肠及直肠	回盲部	直肠黏膜或肠壁全层	直肠与阴道之间	低位直肠及肛管与直肠交界黏膜下	肛管及直肠周围
临床特点	常多发，呈节段性、跳跃性	结、直肠多发溃疡	结核病史	生育后多发	阴道排气排便	下腹肛周不适	肛周不适
超声表现	肠壁节段性增厚、回声高低不均，肠腔狭窄，肠周淋巴结肿大，肠周脂肪炎	结肠壁增厚，回声高低不均，常见溃疡	肠壁增厚，回声减低，无明显特异性	直肠黏膜或全层脱出或不同程度地下移或聚集	阴道与直肠之间低回声瘘道，常伴气体	直肠黏膜下低回声或囊实混合回声，伴不同程度液化	肛周皮下或深部间隙低回声，片状或条状，常伴液化
CDFI	较丰富血流	较丰富血流	少许血流	少许血流	少许血流	较丰富血流	较丰富血流

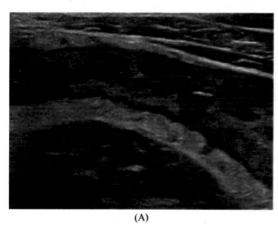 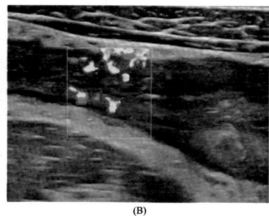

(A)　　　　　　　　　　　　　　(B)

图10-3-1　克罗恩病

（A）二维超声显示回肠末端肠壁弥漫性增厚，回声高低不均，肠壁层次欠清；（B）CDFI显示病灶内较丰富血流信号

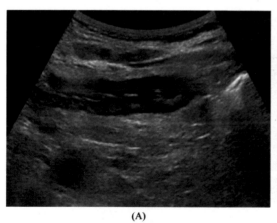 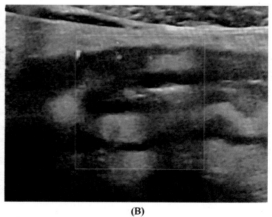

(A)　　　　　　　　　　　　　　(B)

图10-3-2　溃疡性结肠炎

（A）二维超声显示升结肠肠壁弥漫性增厚，回声高低不均，肠壁层次不清；（B）CDFI显示病灶内少量血流信号

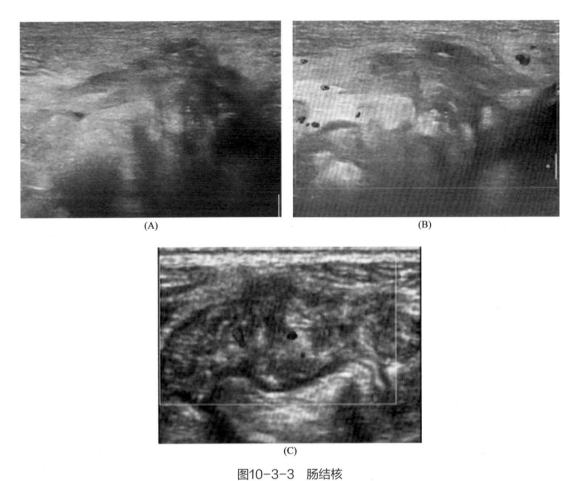

(A)

(B)

(C)

图10-3-3　肠结核

（A）、（B）显示右下腹肠壁增厚，回声高低不均，层次不清，炎症累及腹壁；（B）、（C）CDFI 显示病灶内少量血流信号

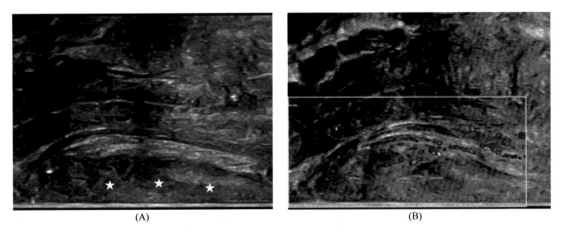

(A)

(B)

图10-3-4　直肠黏膜脱垂

（A）二维超声显示直肠黏膜聚集，回声减低（★）；（B）CDFI 显示病灶内少量血流信号

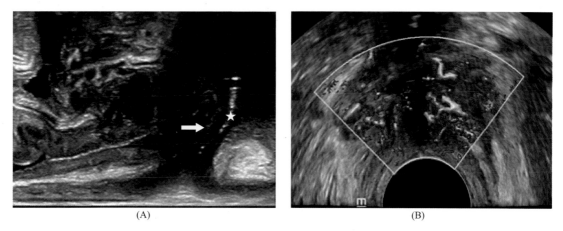

图10-3-5　直肠阴道瘘

（A）二维超声显示阴道与直肠之间低回声瘘道（➡），直肠端开口显示清晰，瘘道内伴气体样强回声（★）；（B）CDFI显示较丰富血流信号

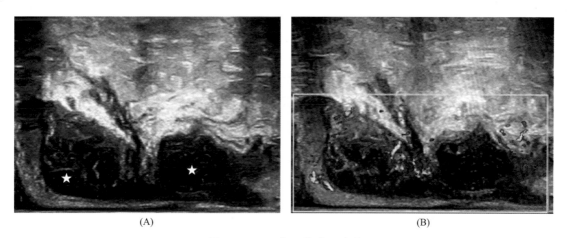

图10-3-6　直肠黏膜下脓肿

（A）二维超声显示直肠黏膜下囊实混合回声，囊性部分呈点状（★），黏膜显示清晰；（B）CDFI显示病灶内较丰富血流信号

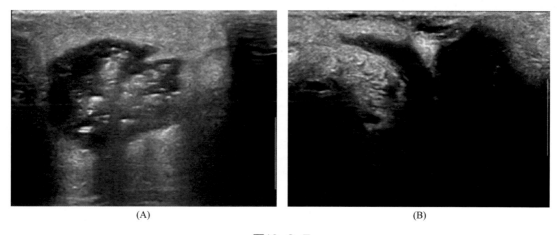

图10-3-7

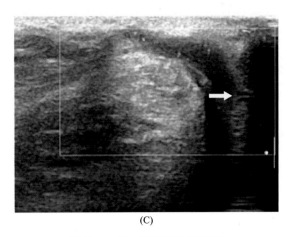

(C)

图10-3-7　肛周脓肿及肛瘘

（A）二维超声显示肛旁软组织内囊实混合回声，内伴气体样强回声；（B）二维超声显示肛旁瘘道样低回声；（C）CDFI显示肛旁瘘道样低回声，局部与肛管相通，形成肛瘘（➡），可见少量血流信号

（卞东林）

第11章

妇科疾病的鉴别诊断 ▶▶▶

11.1　子宫先天性异常的鉴别诊断

项目	正常子宫 （图 11-1-1）	弓形子宫 （图 11-1-2）	不完全 纵隔子宫 （图 11-1-3）	完全 纵隔子宫 （图 11-1-4）	双角子宫 （图 11-1-5）	双子宫 （图 11-1-6）	单角子宫 （图 11-1-7）	单角 - 残角子宫 （图 11-1-8）
宫底外形	弧形或平坦	正常或略凹陷	大致正常	大致正常	中心部凹陷	2 个宫底	狭小或大致正常	狭小或无异常
宫腔数目	1 个	靠近宫底，1 个宫腔	2 个	2 个	2 个	2 个	1 个	1 个或 2 个
宫腔形态	倒置三角形	宫底内膜凹陷，深度为 5~10mm	宫腔呈"Y"字形，纵隔深度大于 10mm，纵隔达宫颈内口以上	宫腔呈两个柳叶刀形，纵隔深度达宫颈内口或以下	凹陷深度超过 10mm，宫底部内膜呈"Y"字形	两个独立的宫腔，二者距离较远，浆膜层分离	外形狭长，横径小，冠状面内膜呈管状、半月状或柳叶状	子宫内膜呈管状或柳叶刀形，宫旁可见残角，残角有宫腔或无宫腔，与正常发育宫腔相通或不相通
宫颈管	1 个。宫颈正常	1 个。宫颈正常	1 个。宫颈正常	纵隔达宫颈内口为单宫颈管，纵隔达宫颈外口为双宫颈管	1 个。宫颈正常	2 个。可伴有阴道纵隔	1 个	1 个
输卵管和卵巢	正常	正常	正常	正常	正常	各有单一的输卵管和卵巢	一侧有输卵管和卵巢，另一侧输卵管和卵巢可正常或未发育	残角子宫有正常的卵巢和韧带，有时有正常输卵管

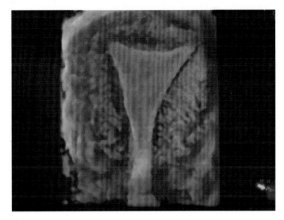

图11-1-1　正常子宫

二维超声显示子宫内膜呈倒置的三角形，左右两个宫角显示清晰，宫底呈光滑穹隆状

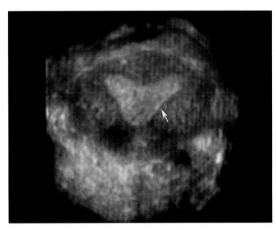

图11-1-2　弓形子宫

二维超声显示宫底内膜凹陷，深度为 5～10mm

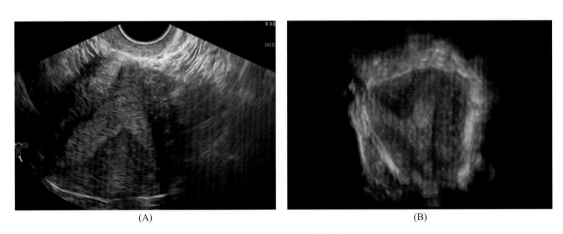

(A)　　　　　　　　　　　　　　　　　(B)

图11-1-3　不完全纵隔子宫

（A）二维超声显示左右两个宫腔内膜回声，于宫腔中段汇合；宫底平滑，中心部未见明显凹陷。（B）子宫三维成像显示纵隔下至宫腔中段呈不完全纵隔子宫，宫底形态未见异常

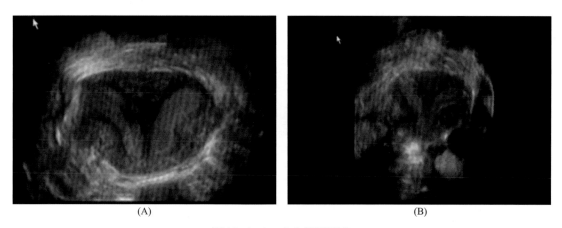

(A)　　　　　　　　　　　　　　　(B)

图11-1-4　完全纵隔子宫

（A）纵隔深度达宫颈外口；（B）纵隔深度达宫颈内口

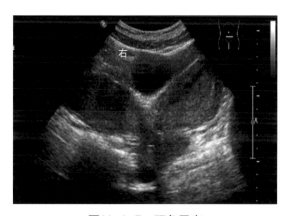

图11-1-5　双角子宫

二维超声显示宫底中心部有明显凹陷，靠近宫底部左右两宫腔分离

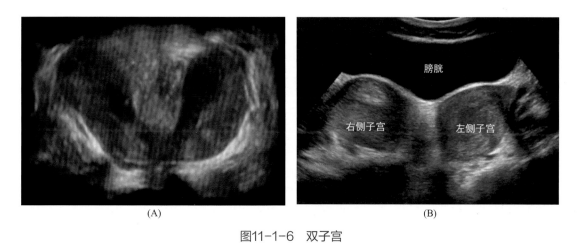

(A)　　　　　　　　　　　　　　　(B)

图11-1-6　双子宫

（A）三维超声显示两个倒置梨形子宫，轮廓清晰；有两个独立的宫腔，子宫浆膜层分离。（B）二维超声显示横切面上可见左、右两个椭圆形子宫体

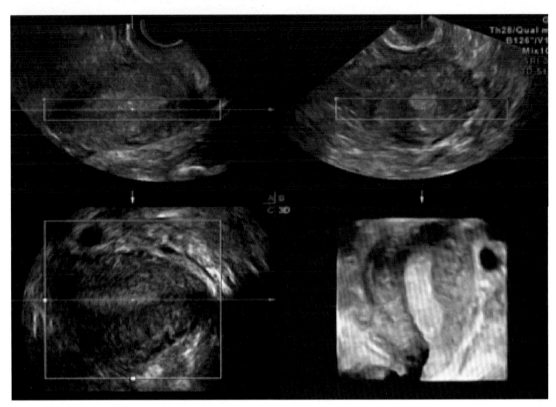

图11-1-7　单角子宫

子宫内膜外形狭长，横径小，冠状面内膜呈管状略偏向一侧

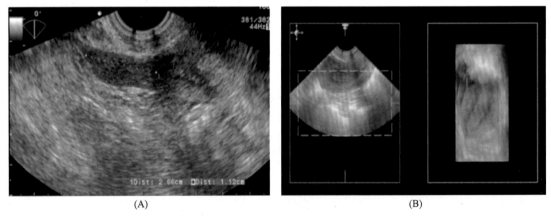

（A）　　　　　　　　　　　　　　　（B）

图11-1-8　单角-残角子宫

（A）二维超声右侧残角子宫显示为子宫右侧相连低回声，大小为 2.66cm×1.12cm×2.08cm，回声与子宫肌层回声相同，中心部未见明显内膜回声；（B）左侧单角子宫内膜三维成像呈指状，偏向一侧

（李　平　刘艳君）

11.2 子宫常见病变的鉴别诊断

11.2.1 子宫肌层常见病变的鉴别诊断

项目	子宫肌瘤 （图11-2-1）	子宫腺肌病 （图11-2-2）	子宫颈癌 （图11-2-3）	子宫平滑肌肉瘤 （图11-2-4）
临床表现	月经量增多、不规则出血、腹痛以及膀胱、直肠压迫症状等	下腹部疼痛、月经过多、痛经和不孕等	阴道出血，尤其是接触性出血，阴道分泌物增多，甚至有烂肉样组织排出，还可能会出现疼痛、发热等	肌瘤在短时间内迅速长大，伴阴道出血
二维超声	实质性球体，低回声多见，内部结构致密，为平滑肌和结缔组织形成的旋涡状。肌瘤一般生长较慢，边界光滑，周围常可见含血管的结缔组织形成的低回声晕——假包膜	子宫球形增大，前后壁不对称增厚，肌层回声明显不均匀和粗糙，内膜-肌层分界不清，结合带增厚、不规则或中断，子宫肌层内小囊肿。弥漫型子宫腺肌病的子宫增大常表现为整个子宫体增大（不包括宫颈），而局限型子宫腺肌病则为子宫肌壁局部增厚，与子宫肌瘤相似，但病灶边界不清、内部回声有子宫腺肌病的回声特点	宫颈形态早期无明显变化，进展期宫颈增大，严重者宫体小、宫颈大，两者倒置。宫颈低回声，呈菜花样、浸润型或结节型，分布不均，边界不规则，界限欠清晰；阻塞宫颈内口时，宫腔内见积液无回声区。可有宫旁组织浸润及盆底淋巴结肿大	瘤体迅速增大，边界不清，内部回声杂乱及不均，可有不规则低回声或无回声区
CDFI	血流多丰富或较丰富，周围型为主，呈半环状、弧形、条状或星点状，假包膜处可探及绕行的动静脉血流	显示子宫肌层受累区域的血流信号增加，血流走行仍为穿入血流方式等	肿物周围及内部见丰富血流信号，走行不规则，呈高速低阻型	病灶血流丰富

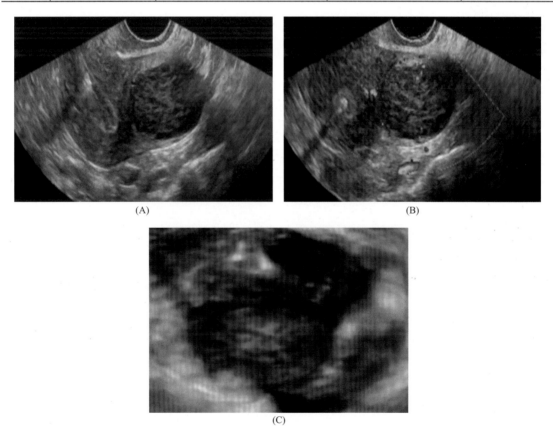

(A)　　　　　　　　　　　　　　　　　(B)

(C)

图11-2-1　子宫肌瘤

（A）二维超声显示子宫体后壁低回声结节，轮廓较清晰，略向外突出；（B）CDFI显示结节周边及内部可见星点状血流；（C）三维成像肌瘤显示得更直观、立体

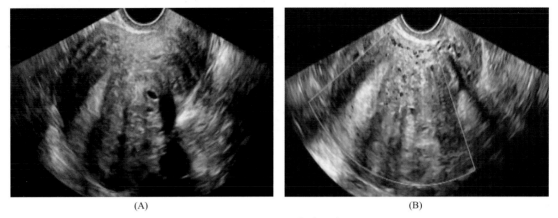

图11-2-2　子宫腺肌病

（A）二维超声示子宫较大，肌层回声粗糙，后壁明显，后壁肌层内可见小的囊性回声；（B）CDFI示子宫肌层星点状血流，增厚的后壁血流信号明显

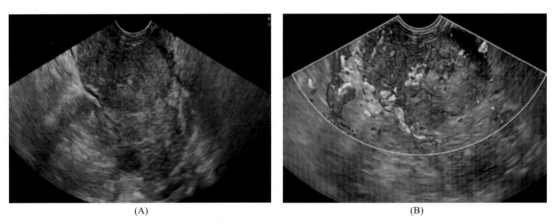

图11-2-3　子宫颈癌

（A）二维超声示宫颈增大，失去正常形态，病灶呈低回声，不均匀，边界欠清晰；（B）CDFI示宫颈病灶血流丰富、杂乱

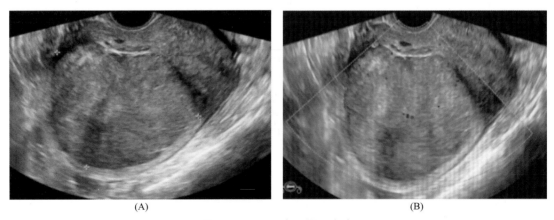

图11-2-4　子宫平滑肌肉瘤

患者为51岁女性，在超声引导下行子宫前壁病灶穿刺活检，穿刺病理提示子宫平滑肌肉瘤。（A）二维超声示子宫前壁低回声病灶，轮廓较清晰，内部回声欠均匀；（B）CDFI示病灶周边及内部有星点状血流信号

（李　平　刘艳君）

11.2.2 子宫内膜常见病变的鉴别诊断

项目	正常子宫内膜（图11-2-5）	子宫内膜增生（图11-2-6）	子宫内膜息肉（图11-2-7）	黏膜下肌瘤（图11-2-8）	子宫内膜癌（图11-2-9）	子宫内膜间质肉瘤（图11-2-10）
临床表现	青春期开始月经来潮，每月1次，每次3～5天，月经规律，量适中，50岁左右月经逐渐停止来潮	阴道不规则出血，月经稀发或闭经一段时间后出现长期大量阴道出血	不规则阴道出血，不孕等	月经量过多，不规则阴道出血	不规则阴道出血，尤其是绝经后阴道出血	不规则阴道出血，月经增多，阴道排液，贫血，下腹痛等。从阴道口或阴道内发现软脆，易出血的息肉样肿物，肿瘤体积比一般息肉大，蒂觉，质软脆
内膜厚度	育龄期子宫内膜厚度小于12mm，绝经后小于5mm	均匀性增厚	正常或增厚	正常或增厚	育龄期内膜厚度大于12mm，绝经后大于5mm	正常或增厚
内膜回声	内膜厚度、回声随月经周期而呈节律性变化	①单纯型增生者内膜回声多呈均匀高回声。②复杂型增生者内膜可见散在小囊状或稀疏细小无回声暗区。③不典型增生者内膜增厚，回声不均，可见斑状增强回声和低回声相间，内膜外形轮廓规整	可单发或多发。息肉病灶局限，位于子宫内膜内，回声为中等或稍高回声，可呈水滴状、核形或稍圆形，病灶处位宫腔线变形，但内膜基底线正常，与正常内膜分界清。息肉发生囊性变时，其内可见细小无回声区	内膜回声不均，内见低回声结节，向宫腔突出，表面覆盖子宫黏膜	内膜呈局灶性或弥漫性不均匀混合性回声，增厚内膜病灶区可呈低回声或高低不均匀杂乱回声，也可呈不均匀高回声。可合并宫腔积液	子宫明显增大，瘤体形态不规则，与肌层分界不清。其回声为均匀的低回声或呈网格状蜂窝样强弱不均匀回声，类似葡萄胎
内膜血流	无血流或稀疏星点状血流	单纯型子宫内膜增生，内无明显彩色血流信号，复杂型增生或不典型增生时，内膜内有条状血流信号，可记录到中等阻力动脉频谱	CDFI可显示条状彩色血流信号自息肉蒂部至息肉内	血供来源于基底部	内膜内或内膜基底部可显示局灶性较丰富彩色血流信号，可检测到异常低阻力型动脉血流频谱，阻力指数常低至0.4以下	低阻血流
子宫肌层	正常	正常	内膜基底线正常	内膜基底线变形	病变累及肌层时，病灶处内膜基底层与肌层边界不清晰，局部肌层呈低回声，回声不均匀。肌层受侵范围较大时增厚，回声普遍减低，不均匀，无法辨认子宫内膜及正常肌层结构	可侵犯肌层

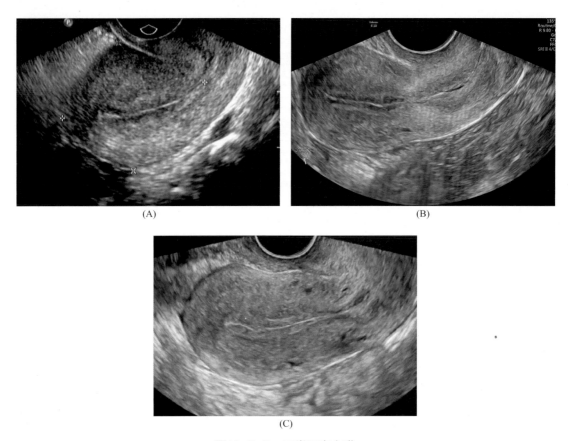

(A)   (B)

(C)

图11-2-5　正常子宫内膜

（A）月经后子宫内膜呈现为薄的均一的回声线。（B）增生期子宫内膜呈现为三线征，深层的高回声基底层被低回声的功能层分离，前后功能层相连接处为薄的高回声中心线。（C）月经周期的分泌期，功能层回声增强，与基底层分界不清；子宫内膜逐渐增厚，回声弥漫性增强

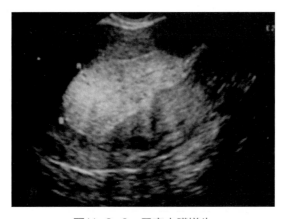

图11-2-6　子宫内膜增生

患者 53 岁，阴道出血 2 个月。二维超声示子宫内膜均匀性增厚，内膜厚度为 2.58cm，呈高回声，内膜与肌层边界清晰

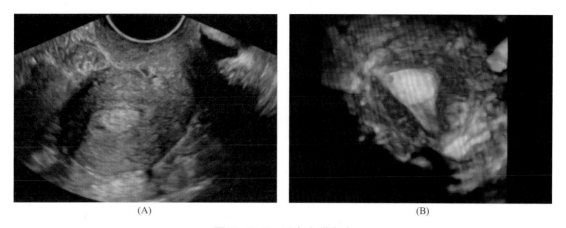

(A) (B)

图11-2-7 子宫内膜息肉

（A）二维超声显示宫腔局灶性高回声，形态规则，内部回声较均匀；（B）内膜息肉三维成像呈高回声，空间位置关系立体直观

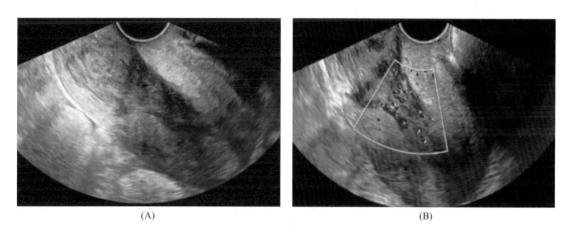

(A) (B)

图11-2-8 黏膜下肌瘤

（A）二维超声显示宫颈管内团块状低回声，有较粗的蒂连至宫腔上段，轮廓较清晰，回声欠均匀；（B）CDFI示蒂部的条状血流信号

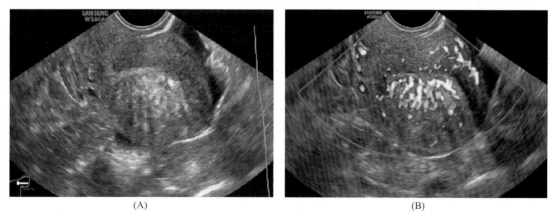

(A) (B)

图11-2-9 子宫内膜癌

（A）二维超声显示子宫内膜增厚，形态不整，回声不均匀；（B）CDFI显示子宫内膜病灶内探测到丰富的血流信号

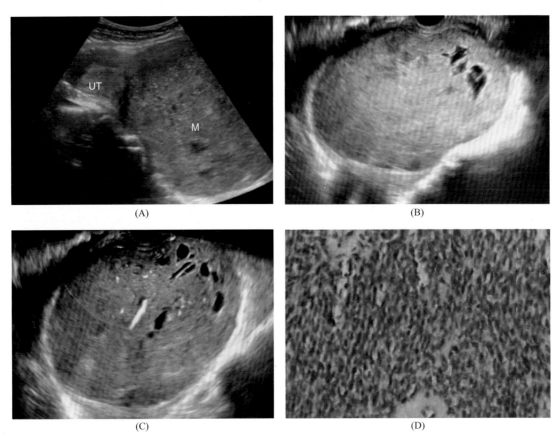

(A)

(B)

(C)

(D)

图11-2-10　子宫内膜间质肉瘤

（A）二维超声经腹扫查显示宫颈部位较大团块样低回声（M），轮廓较清晰，回声不均匀（UT：宫体）；（B）经阴道扫查显示宫颈部位较大团块内有数个无回声；（C）CDFI示病灶内星点状及短条状血流，术前疑肌瘤伴囊壁变；（D）术后病理显示瘤细胞弥漫呈片状分布，旋涡状生长，细胞核呈卵圆形或长梭形、染色深，小血管扩张充血。结合免疫组化结果，符合子宫内膜间质肉瘤（低级别）

（李　平　刘艳君）

项目	滤泡囊肿（图11-3-1）	黄体囊肿（图11-3-2）	黄素囊肿（图11-3-3）	子宫内膜异位囊肿（图11-3-4）	卵巢囊性畸胎瘤（皮样囊肿）（图11-3-5）	浆液性囊腺瘤（图11-3-6）	黏液性囊腺瘤（图11-3-7）	多囊卵巢综合征（图11-3-8）
临床特点	育龄女性多见，为生理性囊肿，可自行变化或消失	多数可自行消退，少数可发生破裂	通常出现在滋养细胞肿瘤患者或促排卵治疗患者中	好发于30~45岁，多伴痛经	好发于育龄期年轻女性	中青年女性	中青年女性	育龄期女性，伴月经失调，多毛、肥胖
数目（单侧）（双侧）	单侧	单侧	多呈双侧	50%以上累及双侧	多为单侧	多为单侧	多为单侧	双侧
病灶回声	超声表现为典型单纯性囊肿，圆形无回声区；后方回声增强	超声变化较大，通常表现为卵巢内无回声，囊壁稍厚，其内可有散在点状回声及片状高回声带	卵巢体积增大，圆形或椭圆形无回声区伴多房性间隔	圆形或不规则形无回声区，壁厚，囊内结构多变，充满密集点状回声，部分可见血凝块回声	超声特异性征：①脂液分层征；②面团征；③瀑布征或垂柳征；④星花征；⑤壁立结节征；⑥多囊征；⑦杂乱结构征；⑧线条征	圆形或椭圆形无回声区，单房多见	圆形或椭圆形无回声区，内可见散在细小点状回声；呈多房结构，房腔大小不一；囊壁均匀增厚（厚度>5cm）	双侧卵巢增大；卵巢内见多个（多于10个）大小不等的无回声区；卵巢包膜增厚；囊壁均匀增厚，回声增强；髓质回声增强
大小	多数直径<5cm，少数较大甚至大于10cm	直径一般为3cm左右，出血性黄体囊肿可达8cm	大小不一，直径一般为3~5cm	直径一般为5~6cm	大小不等	直径一般为5~10cm	体积较大，内径多在10cm以上	卵巢增大（单侧面积>5.5cm²）
形态、边界	形态规则、边界清晰、光滑	黄体囊肿破裂时形态欠规则，边界不清晰	边界清晰，壁薄、光滑	边界尚清晰，形态规则或不规则	多数形态规则，表面光滑	形态规则，囊壁薄而清，内壁光滑	边缘光滑，轮廓清晰	形态规则，边界清晰
CDFI	囊壁无血流或有少许细条状血流	囊肿周边环状血流，囊内无血流	囊壁及分隔可见少许细条状血流	囊内无血流，仅在囊壁见环状或条状血流	囊内无血流	囊壁可见血流	囊壁及间隔可见点状血流	—

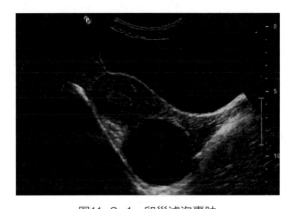

图11-3-1 卵巢滤泡囊肿

二维超声显示典型单纯性囊肿，右附件圆形无回声区，囊壁菲薄，内壁光滑，边界清晰，后方回声增强

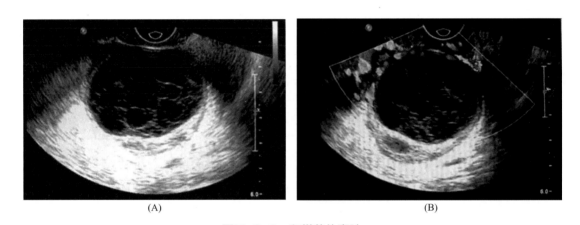

(A)　　　　　　　　　　　　　　　(B)

图11-3-2 卵巢黄体囊肿

（A）二维超声显示右侧附件区无回声，囊壁稍厚，囊内见网格样回声，内回声不清晰，可见散在点状回声；（B）CDFI 显示囊肿周边环状血流信号

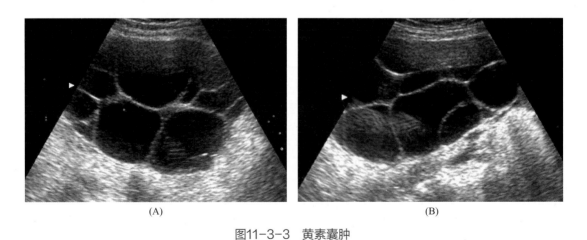

(A)　　　　　　　　　　　　　　　(B)

图11-3-3 黄素囊肿

（A）、（B）二维超声显示双侧附件区圆形或椭圆形无回声区，囊壁菲薄，边界清晰，内可见较多分隔光带回声，囊肿呈多房样改变

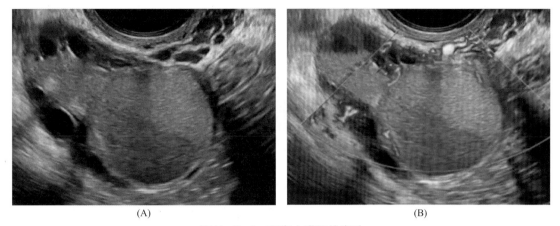

（A）

（B）

图11-3-4　子宫内膜异位囊肿

（A）二维超声显示左侧卵巢内圆形无回声区，其旁可见正常卵巢回声组织，囊肿内呈特征性均匀密集点状回声，为云雾状；（B）CDFI示囊壁上可显示少许血流信号，囊内无血流信号显示

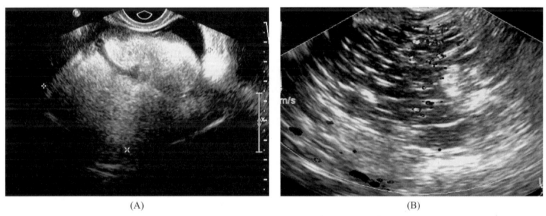

（A）

（B）

图11-3-5　卵巢囊性畸胎瘤（皮样囊肿）

（A）二维超声显示附件区形态不规则的强回声团，粘于内壁，后方回声轻度衰减；囊内还可见无回声结构。（B）二维超声及CDFI显示囊性畸胎瘤内的毛发结构表现为线条状强回声，平行排列，浮于无回声结构内

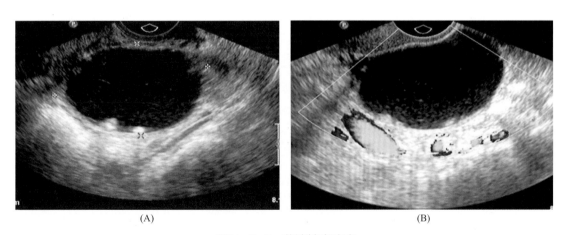

（A）

（B）

图11-3-6　浆液性囊腺瘤

（A）二维超声显示附件区薄壁、单房无回声囊性肿物，囊壁内见乳头状突起；（B）CDFI显示乳头状突起内无血流信号，囊壁可见点状血流信号

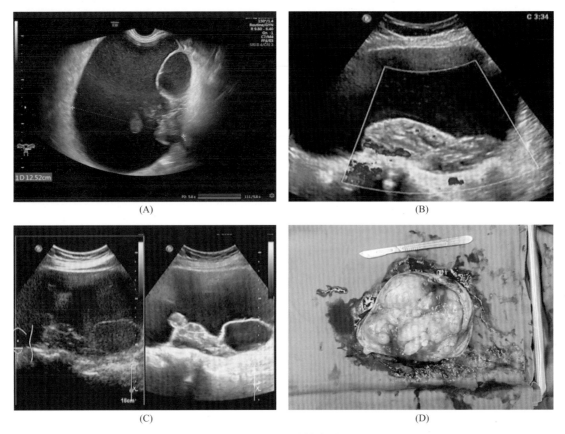

(A) (B)

(C) (D)

图11-3-7　黏液性囊腺瘤

（A）二维超声显示子宫上方囊性为主混合性回声，内不清晰，可见点状回声，内壁不光滑，后壁可见低回声，形态不规整；（B）CDFI可见较丰富条状彩色血流，肿物内血流测及动脉频谱，RI：0.42；（C）超声造影显示病灶包膜及内部网格状回声16s时开始增强，40s达到高峰，60s开始逐渐减退，壁上未见明显乳头样回声；（D）术中可见肿物内含大量胶冻样黏液基质，术后病理提示为卵巢黏液性囊腺瘤

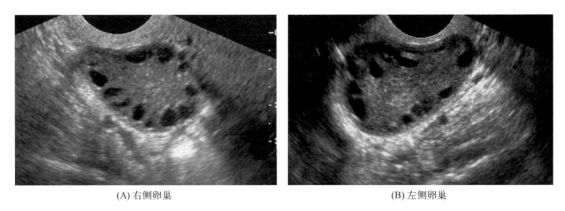

(A) 右侧卵巢　　　　　　　　　　　　　　　　(B) 左侧卵巢

图11-3-8　多囊卵巢综合征

（A）、（B）二维超声显示两侧卵巢体积增大，卵巢中央髓质回声稍强；每侧卵巢都探及大小几乎均匀的多个小卵泡

（王　静　刘艳君）

11.4 卵巢实性及偏实性肿瘤的鉴别诊断

项目	卵巢纤维瘤（图11-4-1）	卵巢布伦纳瘤（Brenner瘤）（图11-4-2）	卵泡膜细胞瘤（图11-4-3）	成熟畸胎瘤（图11-4-4）	浆液性囊腺癌（图11-4-5）	黏液性囊腺癌（图11-4-6）	转移瘤（图11-4-7）
临床特点	多见于中年女性，常伴发腹水或胸腔积液	可分为良性、交界性和恶性3种类型，良性者几乎占99%，常与囊性卵巢肿瘤如黏液性囊腺瘤等同时发生	为良性肿瘤，是具有内分泌功能的卵巢实性肿瘤，能分泌雌激素，常合并子宫内膜增生过长	好发年龄为20~40岁	占卵巢恶性肿瘤的40%~50%，为最常见的卵巢恶性肿瘤	占卵巢恶性肿瘤的10%	常见的卵巢转移瘤为库肯伯格（Krukenberg）瘤，大多来自胃肠道，镜下可见印戒细胞
数目（单侧/双侧）	多为单侧	多为单侧	多为单侧	多为单侧	50%为双侧	多为单侧	多为双侧
病灶回声	超声表现为圆形或椭圆形实性肿块，为均匀的中、低回声或高回声，有时与质地致密的子宫肌瘤相似	表现为实性肿块，瘤体内部回声因明显衰减常无法显示，瘤体表现为扇形深重声影，呈蛋壳征	表现为圆形实性肿块，内为密集均匀稍低回声，后方回声轻度增强，部分瘤体内可见少许无回声	呈圆形或椭圆形肿块，内部回声情况与其组成成分有关。根据不同回声特点，可分为面团征、脂液分层征、壁立结节征、杂乱结构征、瀑布征或垂柳征	表现为囊实性肿块，有囊性为主、实性为主以及囊实混合性回声。以实性为主的肿块囊内壁见等回声或高回声肿块突起，内部缺血坏死形成不规则囊腔	与浆液性囊腺癌相似，声像上难以区分。有时具有多隔分房、囊性区内有含黏液的密集云雾状低回声等特征，与浆液性囊腺癌有所不同	库肯伯格瘤表现为实性不均质稍高回声，有时伴衰减，无明显包膜反射，呈肾形。常伴有腹水，且量较多
大小	—	常为2~8cm	—	大小不等		瘤体较大	—
形态、边界	形态规则，边界清晰	边界清晰	边界及轮廓清晰	多数形态规则，表面光滑	形态不规则，乳头向外生长时边界难辨	形态不规则，边界常清晰	边界清晰
CDFI	近场可见少许血流信号，远场因声衰减常无血流显示	瘤体表面及瘤体内均无血流信号	可见散在分布的较微弱血流信号	在肿块内部和边缘较难探及血管，血流特征为少血流或无血流	肿块边缘、间隔上和实性区可见丰富血流信号，可记录到低阻频谱，RI≤0.4	与浆液性囊腺癌表现相同	瘤内血流丰富，血流频谱以中等阻力（RI＞0.40）为主

注：成熟畸胎瘤虽以囊性为主，但囊内成分多样，可为混杂回声，故亦于此鉴别。

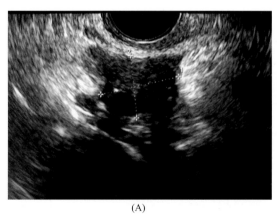
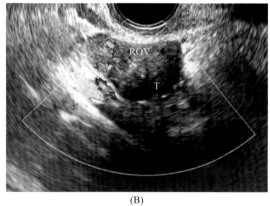

(A)　　　　　　　　　　　　　(B)

图11-4-1　右卵巢纤维瘤

（A）二维超声示右卵巢实质性低回声（++），轮廓较清晰，后方衰减；（B）CDFI示肿瘤边缘部点状彩色血流信号

ROV—右卵巢；T—肿瘤

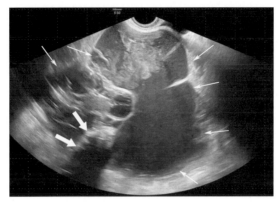

图11-4-2　卵巢布伦纳（Brenner）瘤伴黏液性囊腺瘤

二维超声显示右卵巢混合回声，囊性为主，内见杂乱分隔，病理证实为黏液性囊腺瘤（➜），近右上壁可见强回声团块，后伴声影，病理证实为 Brenner 瘤（➡）

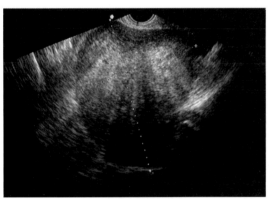
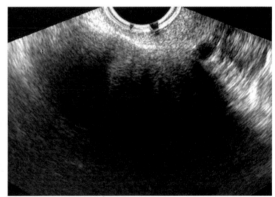

(A) 左卵巢卵泡膜细胞瘤 　　　　　　　　　　　(B) 右卵巢卵泡膜细胞瘤

图11-4-3　卵泡膜细胞瘤

（A）左卵巢实性中等回声，轮廓清楚，回声不均匀，手术病理为卵泡膜细胞瘤伴变性及出血坏死；（B）右卵巢实性低回声，后方衰减

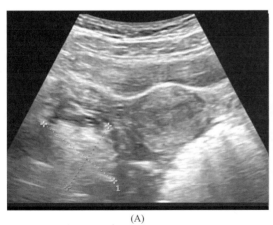

(A) 　　　　　　　　　　　　　　　　　　　　(B)

图11-4-4　卵巢成熟畸胎瘤

（A）二维超声显示右卵巢内高回声，边界清晰；（B）高回声型，易与肠管混淆

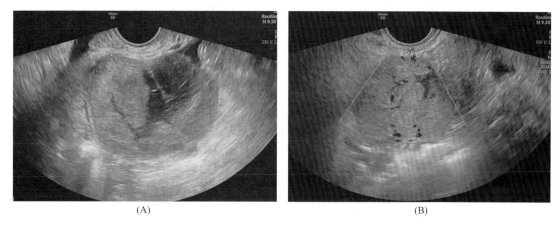

(A) (B)

图11-4-5 浆液性囊腺癌

（A）二维超声示右卵巢囊实混合性回声，偏右前方以实性低回声为主；（B）CDFI示肿瘤内部及边缘点条样血流信号，较丰富

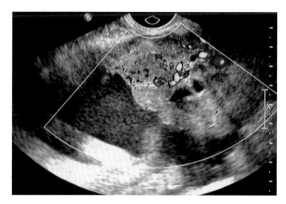

图11-4-6 黏液性囊腺癌

右卵巢囊实性混合回声，形态不规则，以实性为主，CDFI示肿瘤内部及边缘丰富彩色血流信号

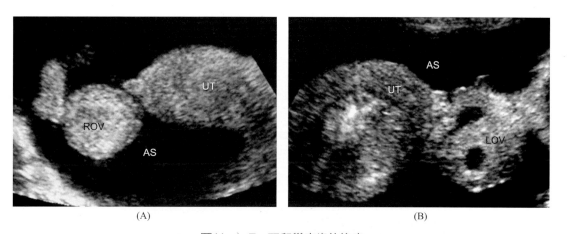

(A) (B)

图11-4-7 双卵巢库肯伯格瘤

患者30岁，腹胀，消瘦，胃癌（印戒细胞癌）双侧卵巢转移，腹水。二维超声示双卵巢均表现为实性不均质稍高回声

UT—子宫；ROV—右卵巢；LOV—左卵巢；AS—腹水

（李杏哲　刘艳君）

11.5 附件炎性疾病的鉴别诊断

女性盆腔炎性疾病主要包括子宫内膜炎、输卵管炎、输卵管卵巢炎、盆腔腹膜炎，其中以附件炎症最为常见且超声表现典型，也是本节鉴别诊断的重点。

项目	单纯性急性输卵管炎（图11-5-1）	输卵管积液（图11-5-2）	输卵管脓肿（图11-5-3）	输卵管卵巢脓肿（图11-5-4）
位置	一侧或双侧附件区卵巢旁	一侧或双侧附件区卵巢旁	一侧或双侧附件区卵巢旁	一侧或双侧附件区
形态	长管状或腊肠形	长管状、"C"形或"S"形	长管状或腊肠形	混合性包块
回声	增粗的输卵管呈低回声，有盆腔积液作为背景时输卵管显示更清晰	无回声，囊壁较薄，内壁有皱襞突起，呈腰围征、不完全分隔征、齿轮征	囊性回声，囊壁增厚，内壁不光滑，腔内见不均质的低回声或呈云雾状回声，部分可充满细密点状回声	输卵管部分呈长管状或腊肠形，卵巢部分呈圆形或椭圆形，囊腔内均呈不均质低回声或云雾状回声，二者粘连在一起难以分开
与周围组织结构关系	与子宫、卵巢边界清晰，滑动征（+）	与子宫、卵巢分界清，滑动征（+）	可见卵巢组织结构，滑动征（+）	输卵管与卵巢边界不清晰，滑动征（-）
CDFI	管壁上可见彩色血流信号	管壁上较难探及血流	管壁上可见彩色血流信号	分隔处可见彩色血流信号

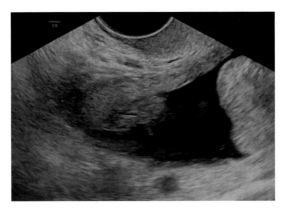

图11-5-1 单纯性急性输卵管炎
输卵管增粗，盆腔积液

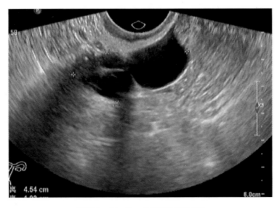

图11-5-2 输卵管积液
右附件区管状无回声，囊壁较薄，内壁可见皱襞突起，呈不完全分隔征

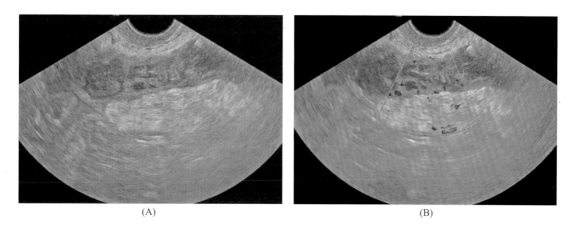

(A)   (B)

图11-5-3　输卵管脓肿

（A）二维超声显示右侧附件区囊性回声，囊壁较厚，内见点絮状低回声；（B）CDFI 显示囊壁点状彩色血流信号

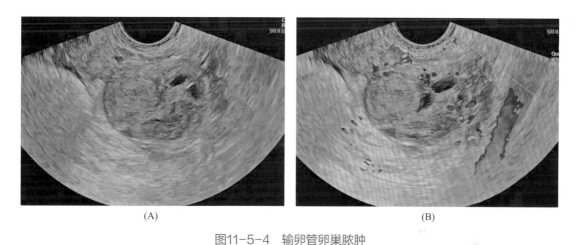

(A)   (B)

图11-5-4　输卵管卵巢脓肿

（A）二维超声显示左附件区混合回声，其内可见数个囊性回声，部分内见密集点状低回声；（B）CDFI 显示囊壁及实性部分点条状血流信号

（计子瑶　刘艳君）

第12章

产科疾病的鉴别诊断 ▶▶▶

12.1 异常妊娠的鉴别诊断

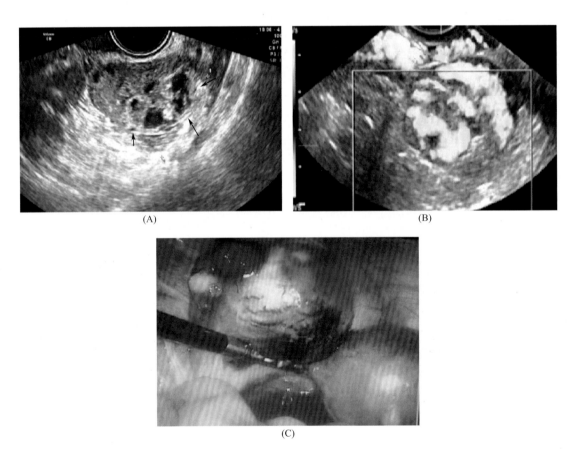

(A)

(B)

(C)

图12-1-1 卵巢妊娠

（A）二维超声显示右卵巢增大，可见混合回声（ ➡ ）；（B）CDFI 示混合回声边缘内部血流信号丰富；（C）术中见右卵巢妊娠，表面紫蓝色

项目	卵巢妊娠 (图 12-1-1)	腹腔妊娠 (图 12-1-2)	宫颈妊娠 (图 12-1-3)	生化妊娠	输卵管妊娠 壶腹部	峡部	间质部 (图 12-1-4)	先兆流产 (图 12-1-5)	不全流产	难免流产	瘢痕妊娠 (图 12-1-6)	复合妊娠 (图 12-1-7)
								自然流产				
发病率	1/7000～1/50000	1/10000～1/25000	极罕见	—	最多见，占异位妊娠的比例＞90%，其中壶腹部 70%，峡部 12%，间质部 2.4%，伞端 11%			—	—	—	1/1800	1/3800
妊娠部位	卵巢	腹腔	宫颈	未着床	输卵管的任何部位			宫腔			剖宫产瘢痕处	宫内和宫外均有
分型	未破裂型 破裂型	原发性 继发性	—	—	未破裂型 破裂型			以上为自然流产的 3 种类型			内生型 外生型	—
宫腔是否存在妊娠囊	否	否	否	否	否			有			有	有或无
妊娠维持时间	6～7 周	极少可以足月	不超过 20 周	4～5 周	6～7 周		—	时间不定			6～7 周	6～7 周
检查	阴道超声 腹部超声	腹部超声 阴道超声	阴道彩超 核磁共振 宫腔镜	阴道超声	阴道超声		阴道超声	腹部超声 阴道超声			阴道超声	阴道超声 腹部超声
宫颈口是否开放	否	否	否	否	否			否	否	是	否	否
包块与周围组织的关系	包块与卵巢同步运动	妊娠物被腹膜包围	妊娠物位于宫颈内口以下	无孕囊	包块与卵巢分离			妊娠物完整	妊娠物不完整	妊娠物全部分或者全部排出体外	妊娠物与瘢痕关系密切，可与膀胱边界不清晰	宫内妊娠与异位妊娠并存
妊娠部分或全部排出体外或宫内回声	混合回声	与孕周有关	混合回声或孕囊	无孕囊	混合回声 "面包圈征"			完整孕囊	不完整孕囊	妊娠物全部分或者全部排出体外	孕囊回声或者混合回声	宫内孕囊，宫外混合回声或者"面包圈征"
可能大网膜、肝脏、肠管受累	否	√										
生化检查	血清 β-HCG 检测，48h 内重复血清 β-HCG	血清 β-HCG 检测	血清 β-HCG 检测	血清 β-HCG 可以弱阳，很难达到强阳性	血清孕酮水平无法预测是否为异位妊娠。血清 β-HCG 水平可见包块可见超声有助于异位妊娠的治疗与管理			尿和血清 β-HCG 均可以阳性			常规不需要	血清 β-HCG 水平对复合妊娠的诊断价值有限
首选治疗	腹腔镜	腹腔镜	甲氨蝶呤 (MTX)	无须治疗	腹腔镜			保胎	清宫手术	立即行清宫术	子宫动脉栓塞后清宫	清宫及腹腔镜（不考虑继续妊娠的患者）
次选治疗	甲氨蝶呤	全身性甲氨蝶呤（静脉给药）和超声引导下杀胚	手术治疗	—	开腹手术，输卵管切除术，输卵管切开取胚，甲氨蝶呤，期待治疗			期待治疗	药物保守治疗和期待治疗	—	看病情况确定是否全额补使用止血药物和甲氨蝶呤，氯化钾或高渗性葡萄糖注入妊娠囊内杀胚	只有当宫内妊娠存活或不考虑继续妊娠的患者，可考虑给予甲氨蝶呤治疗。使用超高渗性葡萄糖吸出妊娠物

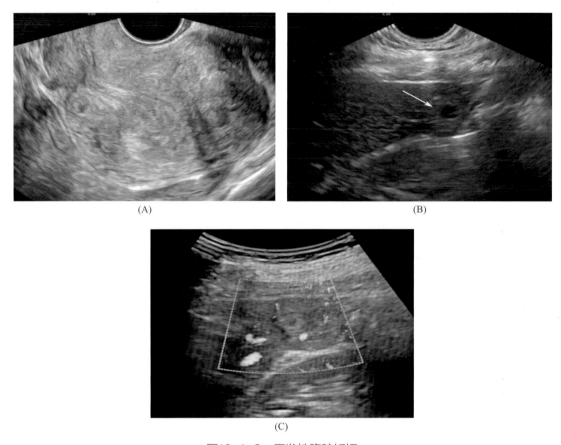

(A)   (B)

(C)

图12-1-2　原发性腹腔妊娠

36岁，女性，停经57天，HCG：63690mIU/ml（A）二维超声显示子宫肌层回声不均匀，宫腔内未见妊娠囊；（B）二维超声显示肝右叶可见混合回声，内似可见妊娠囊（➞）；（C）CDFI显示混合回声边缘及内部可见血流。手术证实：符合肝脏异位妊娠。

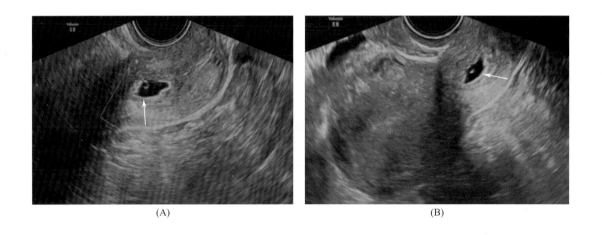

(A)   (B)

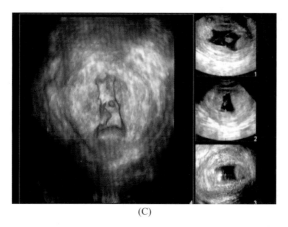

(C)

图12-1-3　宫颈妊娠

（A）、（B）二维超声显示宫体部宫腔内未见妊娠囊，宫颈管内可见妊娠囊，内见卵黄囊回声（→）；（C）为另一病例宫颈妊娠三维成像，宫颈管内见妊娠囊

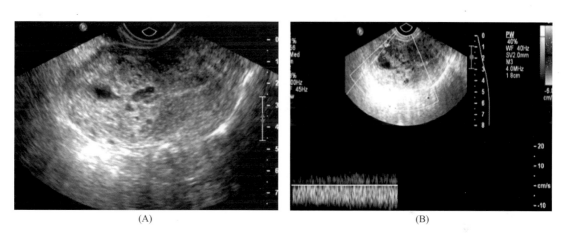

(A)　　　　　　　　　　　　　　　　　　　　(B)

图12-1-4　输卵管间质部妊娠

（A）二维超声显示子宫右侧壁相当于右侧宫角部位可见混合性回声，轮廓欠清晰，其内回声不均匀，以高回声为主，可见无回声区；（B）CDFI显示病灶内见较丰富彩色血流信号，其内侧与宫腔相通，外侧肌层显示不清，浆膜层显示模糊

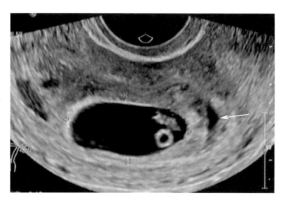

图12-1-5　先兆流产

二维超声显示妊娠囊旁形态不规则无回声（→）

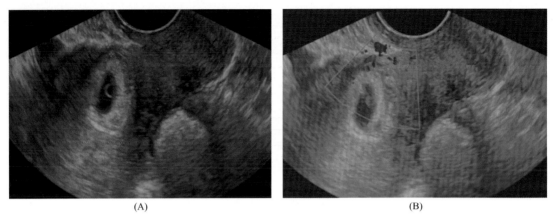

(A)   (B)

图12-1-6　瘢痕妊娠

子宫下段偏前壁瘢痕处可见妊娠，其前方肌层变薄，瘢痕处 CDFI 血流丰富

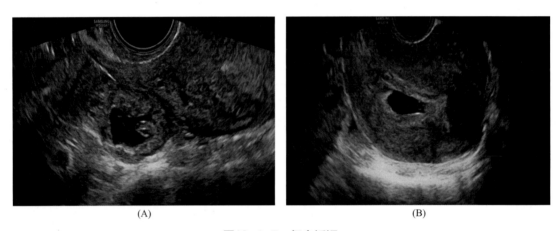

(A)   (B)

图12-1-7　复合妊娠

宫内和右侧附件区同时可见妊娠囊

（宛伟娜　刘艳君）

12.2　妊娠滋养细胞疾病的鉴别诊断

项目	完全性葡萄胎（图12-2-1）	部分性葡萄胎（图12-2-2）	侵蚀性葡萄胎（图12-2-3）	绒毛膜细胞癌（图12-2-4）	胎盘部位滋养层肿瘤和上皮样滋养层肿瘤
来源	细胞滋养层细胞和合体滋养层细胞	细胞滋养层细胞和合体滋养层细胞	细胞滋养层细胞和合体滋养层细胞	细胞滋养层细胞和合体滋养层细胞	罕见，均起源于中间型滋养细胞，起自胎盘种植部位
大体病理	所有绒毛高度水肿形成透明薄壁水泡，有如葡萄，如果绒毛均呈葡萄样改变则称为完全性葡萄胎	部分绒毛高度水肿形成透明薄壁水泡，还有部分正常绒毛存在	水泡状绒毛侵入子宫肌层，常见出血坏死	滋养细胞高度增生并大片侵犯子宫肌层和血管，伴有明显和广泛的出血坏死。常伴有远处转移	一般无坏死和绒毛

项目	完全性葡萄胎 （图12-2-1）	部分性葡萄胎 （图12-2-2）	侵蚀性葡萄胎 （图12-2-3）	绒毛膜细胞癌 （图12-2-4）	胎盘部位滋养层肿瘤和上皮样滋养层肿瘤
镜下所见	绒毛水肿、绒毛间质血管消失以及滋养层细胞不同程度增生	部分胎盘正常，部分如完全性葡萄胎	滋养层细胞增生程度和异型性比葡萄胎显著，其中可见水泡和绒毛。（有侵袭，有绒毛结构）	异型性明显，显微镜下见不到绒毛结构（有侵袭，无绒毛结构）	一般无坏死和绒毛
临床表现	① 停经后不规则阴道出血。 ② β-HCG 显著升高，多高于 100000 mIU/mL。 ③ 子宫大小>停经月份	同"完全性葡萄胎"	① 继发于葡萄胎的妊娠滋养细胞肿瘤（GTN）：患者通常无症状，但 β-HCG 持续升高，部分患者在葡萄胎清宫后有不规律阴道出血。 ② 非葡萄胎的 GTN：妊娠后子宫异常出血，达数月到数年之久	β-HCG 水平在绒毛膜细胞癌中显著升高。 患者也可以远处转移为最初症状	β-HCG 略有升高或正常
二维超声表现	宫腔内充满大小不等的无回声，呈蜂窝状	宫腔内可见妊娠囊结构。胎盘增大，胎盘实质内散在多发囊性结构	子宫增大，肌层回声不均匀，呈混合回声病灶，侵犯宫旁组织时，可见宫旁混合回声病灶	同"侵蚀性葡萄胎"	同"侵蚀性葡萄胎"
CDFI 表现	蜂窝状回声内几乎无血流信号	同"完全性葡萄胎"	病灶内显示五彩镶嵌的彩色血流信号。肌壁大片不均质低回声中无血流信号时，提示局部组织坏死	同"侵蚀性葡萄胎"	同"侵蚀性葡萄胎"
脉冲多普勒表现	—	—	多呈低阻动脉频谱、大量静脉频谱和动静脉瘘性频谱，后者是因为肿瘤破坏肌层血管，导致血管构筑异常，发生动静脉吻合	同"侵蚀性葡萄胎"	同"侵蚀性葡萄胎"
治疗方案	首选清宫手术。 对于一些有高危因素的患者，如高龄、高血压及糖尿病合并症等患者，则可以采用清宫手术联合预防性化疗、子宫切除术	同"完全性葡萄胎"	化疗首选，手术和放疗作为辅助治疗	同"侵蚀性葡萄胎"	以手术治疗为主，出现转移时，结合化疗

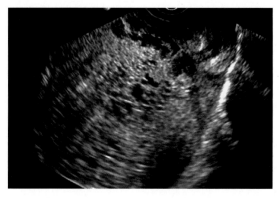

图12-2-1　完全性葡萄胎

二维超声显示子宫大于相应孕周，宫腔内充满大小不等的无回声区，呈蜂窝状

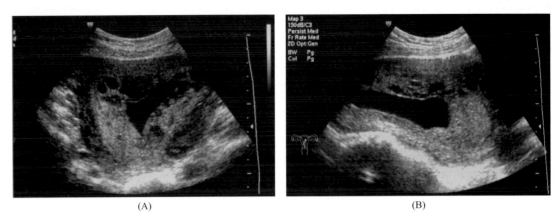

(A)　　　　　　　　　　　　　　　　　　(B)

图12-2-2　部分性葡萄胎

二维超声显示子宫增大，宫腔内可见一部分正常胎盘及羊水，另一部分胎盘呈蜂窝状改变

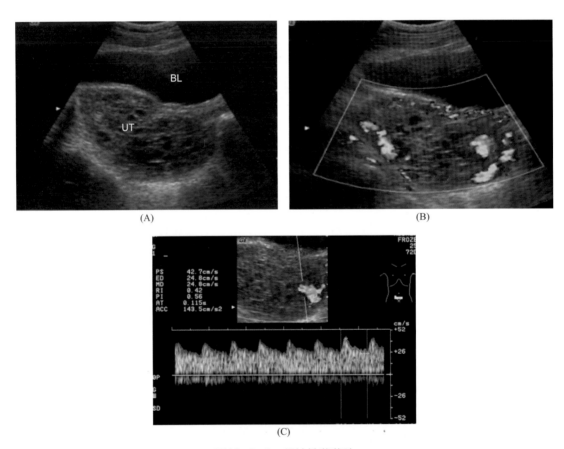

(A)　　　　　　　　　　　　　　　　　　(B)

(C)

图12-2-3　侵蚀性葡萄胎

患者3个月前因葡萄胎于当地医院清宫。病理：部分性葡萄胎伴部分滋养叶细胞中重度增生。（A）二维超声示子宫增大，子宫内蜂窝样回声，形态不规整，侵犯宫腔及肌壁，边界不清晰；（B）CDFI示病灶周边血流丰富；（C）脉冲多普勒显示探及动脉频谱，阻力指数较低

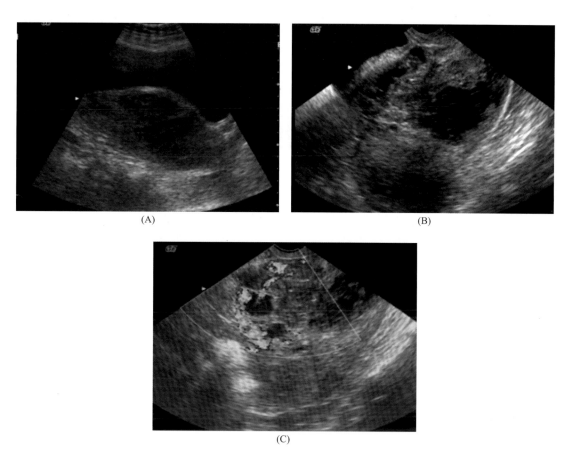

(A)

(B)

(C)

图12-2-4　绒毛膜细胞癌

人工流产术后 1 个月，阴道不规则出血，血 HCG∶58.1mIU/mL。（A）经腹部二维超声扫查显示子宫增大，偏左前壁可见混合性回声，边界不清；（B）经阴道扫查显示病灶以囊性为主，回声杂乱，几乎达浆膜层，宫底部可见肌层组织，回声欠均匀；（C）CDFI 示病灶血流丰富

（李　平　刘艳君）

12.3　胎盘异常的鉴别诊断

项目	副胎盘（图 12-3-1）	双叶胎盘（图 12-3-2）	轮状胎盘（图 12-3-3）	胎盘边缘性脐带入口（图 12-3-4）	帆状胎盘（图 12-3-5）	前置胎盘（图 12-3-6）	胎盘植入（图 12-3-7）	胎盘早剥（图 12-3-8）	胎盘血池（图 12-3-9）	胎盘绒毛膜血管瘤（图 12-3-10）	胎盘囊肿（图 12-3-11）
临床症状	无典型临床表现	无典型临床表现	无典型临床表现	无典型临床表现	合并血管前置时出现反复、无痛性阴道出血	孕晚期反复、无痛性阴道出血	孕晚期无痛性阴道出血、子宫压痛、持续宫缩	腹痛、阴道出血、血尿或腹痛	无典型临床表现	无典型临床表现	无典型临床表现
胎盘形状	见两个或多个胎盘回声，主胎盘大，副胎盘小	见两个大小相似的胎盘回声	胎盘边缘呈片状或环状凸向羊膜腔	—	—	—	胎盘增厚，常 > 5cm	胎盘增厚	—	胎盘局部增厚	—

项目	副胎盘（图12-3-1）	双叶胎盘（图12-3-2）	轮状胎盘（图12-3-3）	胎盘边缘性脐带入口（图12-3-4）	帆状胎盘（图12-3-5）	前置胎盘（图12-3-6）	胎盘植入（图12-3-7）	胎盘早剥（图12-3-8）	胎盘血池（图12-3-9）	胎盘绒毛膜血管瘤（图12-3-10）	胎盘囊肿（图12-3-11）
胎盘回声	主胎盘与副胎盘之间间距＞2cm，CDFI显示二者借助走行于胎膜下的血管相连	两胎盘借助薄的胎盘组织相连	—	—	—	妊娠28周后胎盘部分或完全覆盖宫颈内口	胎盘实质内见多个云雾状液性暗区、胎盘后间隙消失	胎盘后方或边缘异常回声包块，CDFI示包块内无血流信号	胎盘实质中央或边缘无回声内可见云雾状回声	胎盘胎儿面类圆形单发实性回声，CDFI可见丰富血流信号	胎盘胎儿面囊性无回声，形态规整，边界清晰，CDFI无血流信号
胎盘脐带入口	脐带与主胎盘相连	脐带在两胎盘之间分叉进入，或脐带入口位于其中一个胎盘	—	脐带入口位于胎盘边缘，距离胎盘边缘≤2cm	脐带入口位于胎膜上，脐血管在胎膜下呈扇形走行一段距离后于胎盘边缘进入胎盘	—					
母体宫颈回声	—		—	—	合并前置血管时，CDFI可见脐血管跨过宫颈内口上方	宫颈内口上方可见血凝块混合性回声	合并前置胎盘时正常宫颈形态完全或部分消失				

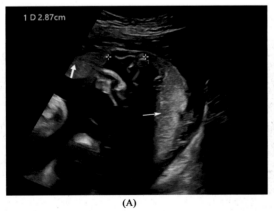
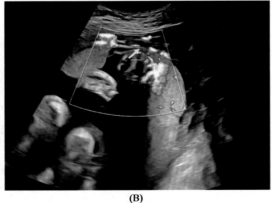

(A)　　　　　　　　　　　　　　　　(B)

图12-3-1　副胎盘

（A）二维超声显示子宫后壁主胎盘（ → ）、左前壁副胎盘（ → ），二者之间距离为2.87cm；（B）CDFI显示主胎盘与副胎盘间无胎盘实质，二者借助胎膜和血管相连（ → ）

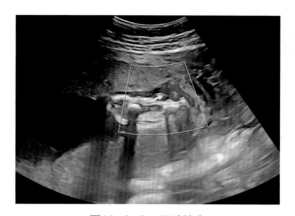

图12-3-2 双叶胎盘

子宫前壁与右后壁可见两个大小相似的胎盘回声，二者由薄的胎盘组织相连，CDFI 显示脐带入口位于二者之间（➡）

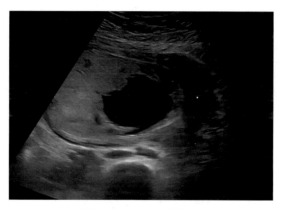

图12-3-3 轮状胎盘

二维超声显示胎盘增厚，边缘卷曲凸向羊膜腔

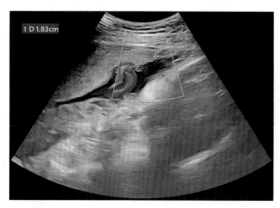

图12-3-4 胎盘边缘性脐带入口

CDFI 显示胎盘脐带入口距胎盘右侧缘＜2cm

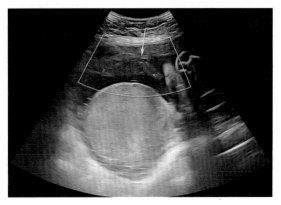

图12-3-5 帆状胎盘

CDFI 显示胎盘脐带入口位于子宫右侧壁胎膜上，分支进入胎盘实质（箭头所示胎盘入口位于胎膜上）

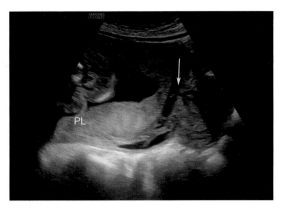

图12-3-6 完全性前置胎盘

二维超声显示胎盘（PL）完全覆盖宫颈内口（➙）

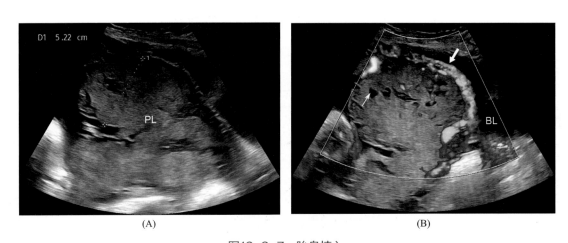

(A)　　　　　　　　　　　　　　　　　(B)

图12-3-7 胎盘植入

（A）二维超声显示胎盘（PL）增厚，厚度＞5cm，胎盘后间隙几乎消失；（B）增厚的胎盘内见多个无回声区（➙），CDFI 显示胎盘后方与膀胱（BL）壁之间可见桥样血管（➙）

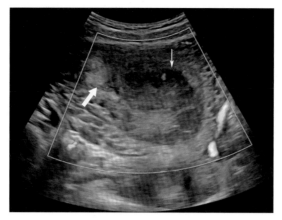

图12-3-8　胎盘早剥

CDFI 显示胎盘下缘（➡）与子宫肌层（→）之间的低回声，其内未见血流信号

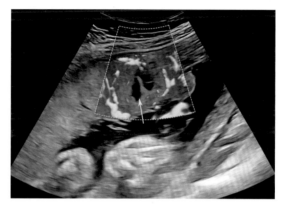

图12-3-9　胎盘血池

CDFI 显示胎盘实质内无回声（→），其内未见血流信号

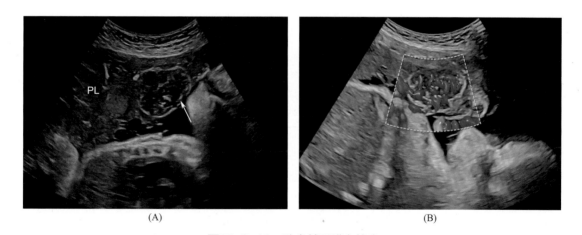

(A)　　　　　　　　　　　　　　　　　　(B)

图12-3-10　胎盘绒毛膜血管瘤

（A）二维超声显示胎盘（PL）近胎儿面可见不均匀低回声（→）;（B）CDFI 显示胎盘不均匀低回声内可见丰富血流信号

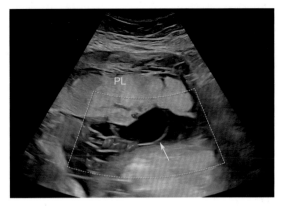

图12-3-11　胎盘囊肿

胎盘（PL）近胎儿面可见无回声（——），CDFI 示其内无血流信号

（杨加敏　刘艳君）

12.4　胎儿常见先天性畸形的鉴别诊断

12.4.1　胎儿常见神经管缺陷的鉴别诊断

项目	无脑畸形 （图12-4-1）	露脑畸形 （图12-4-2）	脑膨出 （图12-4-3）	开放性脊柱裂 （图12-4-4）
病理特征	前神经孔闭合失败	外胚层间质迁移失败	前神经孔闭合不良	后神经孔闭合失败
畸形特征	前脑和眼眶以上颅骨发育缺陷； 颅底和面骨存在； 大脑半球缺失	颅骨缺失； 脑组织暴露于羊水中，有脑膜覆盖； 末期有可能发展成无脑儿	颅骨缺损； 伴脑膜和脑组织膨出（脑膨出）； 仅脑膜而无脑组织膨出（脑膜膨出）	脊柱背侧的两个椎弓未能融合； 背部皮肤缺损，椎管内成分膨出； 脑脊液渗漏导致小脑扁桃体下疝畸形
超声表现 （颅骨强回声环）	消失（妊娠12周后诊断）	消失（妊娠12周后诊断）	连续性中断	完整；伴"柠檬头征"：前额隆起，双侧颞骨内陷，形似柠檬
超声表现 （脑组织）	大脑半球缺失；脊柱头侧见"瘤结状"回声，为颅底骨结构及脑干和中脑组织	脑组织结构紊乱，暴露于羊水中	脑组织自颅骨缺损处向外膨出； 形成囊性包块（脑膜膨出）或囊实性包块（脑膨出）	
超声表现 （颅内其他异常）	—	—	大量脑组织膨出时可致小头畸形； 常伴有脑积水	颅后窝池消失伴"香蕉小脑"：小脑变小、向后弯曲呈香蕉状； 侧脑室扩张和脑积水：约占3/4
超声表现 （面部）	面骨和面部结构存在； 冠状面球突出，呈"蛙眼征"	面骨和面部结构存在	额部脑膨出可致眼距增宽、面部畸形	—
超声表现 （脊柱）	常合并脊柱裂	常合并脊柱裂	常合并脊柱裂	矢状面：脊柱平行串珠样强回声连续性中断，伴皮肤缺损。缺损处见囊性包块，为脊膜膨出。 横切面：脊柱后方的两个椎弓骨化中心向后开放，呈"V"形或"U"形。 冠状面：椎弓骨化中心间距增大

项目	无脑畸形 （图12-4-1）	露脑畸形 （图12-4-2）	脑膨出 （图12-4-3）	开放性脊柱裂 （图12-4-4）
超声表现 （肢体）	可伴畸形足，如足内翻、摇椅足	可见胎手搔抓暴露于羊水中的脑组织	—	常伴足内翻
合并其他异常	羊水过多； 唇腭裂、脐膨出等	羊水过多； 羊水中漂浮大量点状、絮状回声	可为综合征的一部分，如羊膜带综合征，梅克尔 - 格鲁贝尔（Meckel-Gruber）综合征等	羊水过多； 染色体异常
特殊征象	头部"瘤结状"； 面部"蛙眼征"	—	—	颅后窝池消失伴"香蕉小脑"； "柠檬头征"
预后	致死性	致死性	总体较差，与膨出脑组织多少、合并其他畸形和染色体异常等相关	总体较差，神经系统的预后与脊髓损伤的位置和范围相关

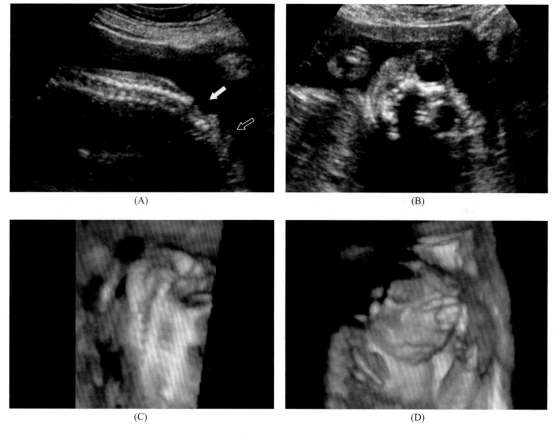

(A)　　　　　　　　　　　　　　　(B)

(C)　　　　　　　　　　　　　　　(D)

图12-4-1　无脑畸形

（A）胎儿脊柱矢状切面二维超声显示脊柱上方未见颅骨强回声，可见"瘤结状"回声（⇨），还可见脊柱颈段排列不整齐，皮肤层回声可见中断（➡）；（B）胎儿面部冠状切面二维超声显示双眼眶位于最高处，眼球突出，呈青蛙样面容或"蛙眼征"；（C）胎儿脊柱三维成像脊柱上方未显示颅骨强回声，可见"瘤结状"回声，脊柱颈段排列不整齐，椎间隙增宽；（D）胎儿颜面部三维成像显示面部结构存在，眼眶上方颅骨及大脑半球不显示，眼球突出呈"蛙眼征"

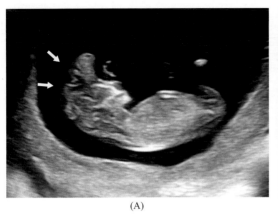
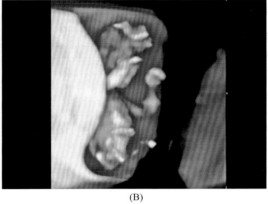

(A)　　　　　　　　　　　　　　　　　(B)

图12-4-2　露脑畸形

（A）胎儿正中矢状切面二维超声显示胎头颅骨强回声未显示，可见脑组织暴露于羊水中（➡），表面不规则，结构紊乱；（B）胎儿三维成像显示脑组织回声紊乱，表面不平

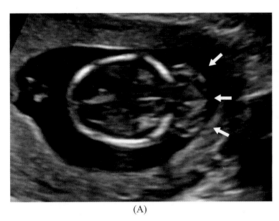
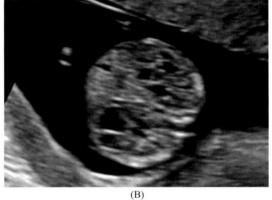

(A)　　　　　　　　　　　　　　　　　(B)

图12-4-3　脑膨出

患者为梅克尔 - 格鲁贝尔（Meckel-Gruber）综合征胎儿。（A）颅脑横切面二维超声显示枕部颅骨强回声中断，脑组织自缺损处向外膨出（➡），颅内脑组织结构紊乱；（B）胎儿双肾呈多囊性发育不良肾改变，双肾横切面二维超声显示肾脏体积增大，见多个囊性回声，大小不等，互不相通

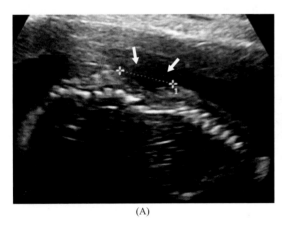
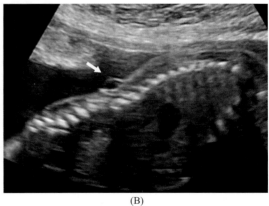

(A)　　　　　　　　　　　　　　　　　(B)

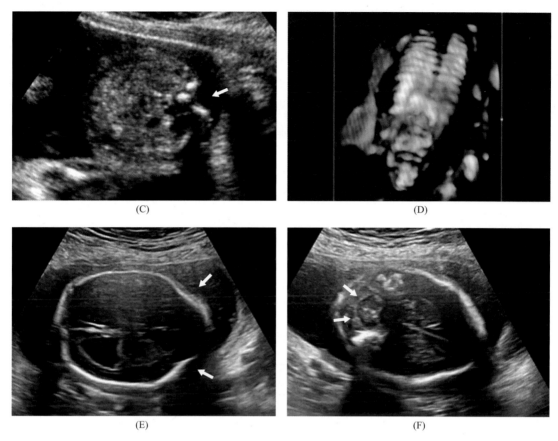

(C)　　　　　　　　　　　　　　　　　　(D)

(E)　　　　　　　　　　　　　　　　　　(F)

图12-4-4　开放性脊柱裂

（A）胎儿脊柱矢状切面二维超声显示脊柱腰骶段排列不整齐，后方皮肤层回声连续性中断（➡）；（B）胎儿脊柱矢状切面二维超声显示腰骶部缺损处见囊性包块（➡），向外膨出，为脊膜膨出；（C）胎儿脊柱横切面二维超声显示脊柱三角形骨化中心后方的两个椎弓骨化中心向后开放，呈典型的"V"字形，后方的皮肤和软组织缺损（➡）；（D）胎儿脊柱三维成像显示脊柱腰骶段排列不整齐；（E）胎儿侧脑室水平横切面二维超声显示胎头前额隆起，双侧颞骨内陷（➡），呈"柠檬头征"，同时伴有侧脑室扩张；（F）胎儿小脑水平横切面二维超声显示颅后窝池消失，伴小脑变小、向后弯曲，呈"香蕉小脑"改变（➡）

12.4.2　胎儿常见引起侧脑室扩张的畸形的鉴别诊断

项目	侧脑室扩张 （图12-4-5）	脑积水 （图12-4-6）	无叶型全前脑/无叶型前脑无裂畸形 （图12-4-7）	胼胝体缺失或发育不全 （图12-4-8）
病理特征	脑脊液积聚侧脑室过多	脑脊液循环障碍；最常见的原因是中脑导水管狭窄	前脑未完全分开成左右两叶	胼胝体发育停滞
畸形特征	侧脑室增宽	侧脑室及多个脑室系统扩张	大脑半球融合，仅单个原始脑室，常伴面部中线部位畸形	胼胝体缺失；第三脑室位置升高，侧脑室间距增宽
超声表现 （透明隔腔）	正常	正常	消失	消失或减小
超声表现 （脑中线）	正常	一侧脑积水时，脑中线向健侧偏移	消失	两侧大脑半球内侧缘间距增宽，与脑中线呈"三线征"
超声表现 （侧脑室）	侧脑室三角区宽度正常：< 10mm 轻度侧脑室扩张：10～15mm	侧脑室重度扩张（> 15mm）；可见脉络丛"悬挂"	两侧丘脑融合，其前方见一较大的单一脑室	侧脑室前角外展，后角增宽，呈泪滴状

项目	侧脑室扩张（图12-4-5）	脑积水（图12-4-6）	无叶型全前脑/无叶型前脑无裂畸形（图12-4-7）	胼胝体缺失或发育不全（图12-4-8）
超声表现（颅内其他异常）	—	胎儿头围明显大于腹围；严重时脑组织受压变薄	—	第三脑室扩张、上抬；彩色多普勒显示胼周动脉走行异常
合并其他异常	—	常合并脊柱裂、足内翻、心脏畸形	常合并面部中线部位严重畸形，如眼距过近、独眼、喙鼻、单鼻孔、中央型唇腭裂	常合并脑中线部位脂肪瘤和囊肿
合并染色体异常	轻度侧脑室扩张与染色体异常相关	18-三体综合征、13-三体综合征	13-三体综合征最常见，也有18-三体综合征	常与染色体异常或综合征有关，如18-三体综合征、8-三体综合征、13-三体综合征
特殊征象	—	侧脑室脉络丛"悬挂"	单一脑室；面部中线部位畸形	侧脑室呈"泪滴状"；脑中线呈"三线征"
预后	取决于是否合并颅内外畸形、感染或染色体异常等。大多数孤立性侧脑室轻度扩张预后良好	与伴发畸形相关；核磁共振检查可协助评估胎儿神经系统发育情况	预后差	合并染色体异常或脑部其他畸形者预后差。单纯性胼胝体缺失预后差异大，从无症状到明显的神经系统症状不等

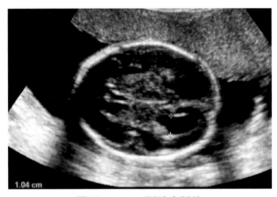

图12-4-5 侧脑室扩张

胎儿侧脑室水平横切面二维超声显示远场侧脑室后角三角区宽度为1.04cm（游标所示），为轻度侧脑室扩张

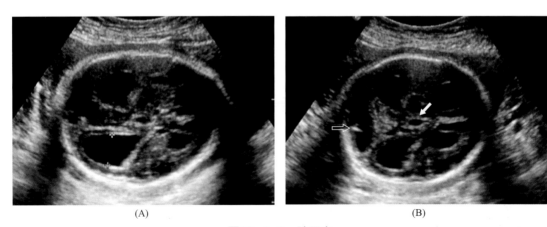

(A) (B)

图12-4-6 脑积水

（A）胎儿侧脑室水平横切面二维超声显示远场侧脑室后角三角区宽度为1.62cm（游标所示），为重度侧脑室扩张，可见侧脑室脉络丛"悬挂"；（B）胎儿颅脑横切面二维超声显示双侧侧脑室重度扩张，同时伴有第三脑室（➡）和颅后窝池增宽（⇨）

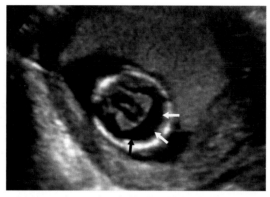

图12-4-7　无叶型全前脑/无叶型前脑无裂畸形

胎儿丘脑水平横切面二维超声显示脑中线和透明隔腔消失，两侧丘脑融合，两侧侧脑室在前方融合成单一脑室（➡）

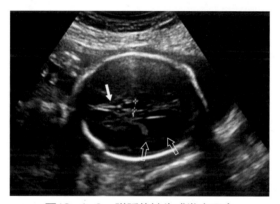

图12-4-8　胼胝体缺失或发育不全

胎儿侧脑室水平横切面二维超声显示透明隔腔消失（实心箭头所示区域正常应显示无回声的透明隔腔），侧脑室前角外展，后角明显增宽，呈"泪滴状"（⇨），第三脑室扩张上抬（游标所示），两侧端脑内缘间距增宽，呈"三线征"

12.4.3　胎儿常见唇腭裂畸形的鉴别诊断

项目	单纯唇裂（单侧或双侧） （图12-4-9）	唇裂伴牙槽突裂或完全性腭裂 （单侧或双侧） （图12-4-10）	中央型唇腭裂 （图12-4-11）	面横裂 （图12-4-12）
病理特征	同侧球状突和上颌突未能正常融合；多见于上唇，下唇罕见	单侧或双侧原发腭与继发腭未能正常融合	两侧球状突未能正常融合	同侧上颌突和下颌突未能正常融合
畸形特征	上唇出现裂隙	唇裂同时伴发原发腭裂（牙槽突裂）和/或继发腭裂	上唇中部缺失，伴上腭中部缺失	口角裂开，从口角向外延伸
颜面部超声表现	上唇横切面及鼻唇冠状切面显示上唇连续性中断，呈无回声带。Ⅰ度唇裂：仅唇红部，产前不易诊断；Ⅱ度唇裂：达上唇皮肤，鼻孔正常；Ⅲ度唇裂：唇红至鼻底完全裂开，鼻翼塌陷、鼻孔不对称	单侧唇腭裂：一侧唇裂，伴上牙槽突回声连续性中断，正常弧形结构消失，呈"错位"征象。双侧唇腭裂：双侧上唇与上牙槽突连续性中断，在鼻下方可见明显向前突出的强回声，称为颌骨前突	上唇中部较大缺损，伴上腭中部较大缺损	鼻唇冠状切面扫查，唇红消失时，仍可显示口角，并向后裂开；产前超声诊断非常困难
合并其他异常	大多数不合并其他畸形，可伴发颅脑畸形、心脏畸形等	大多数不合并其他畸形，可伴发颅脑畸形、心脏畸形等	常发生在全前脑和中部面裂综合征，合并相应颅内及面部畸形	常合并第一、第二鳃弓畸形，如小下颌、耳畸形等
特殊征象	—	双侧唇腭裂可见颌骨前突	—	—
预后	取决于伴发结构异常及遗传综合征	取决于伴发结构异常及遗传综合征	预后差	单纯面横裂可手术治疗，预后较好

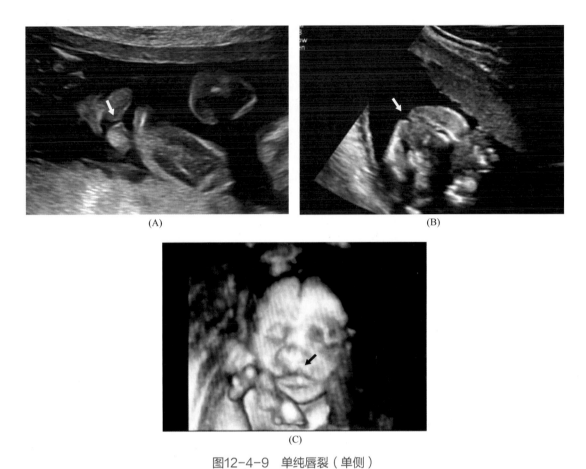

图12-4-9　单纯唇裂（单侧）

（A）胎儿鼻唇冠状切面二维超声显示一侧上唇连续性中断，呈无回声带（➡），断端可见回声增强；（B）胎儿上唇横切面二维超声显示一侧上唇连续性中断，呈无回声带（➡）；（C）胎儿颜面部三维成像显示一侧唇裂（➡）

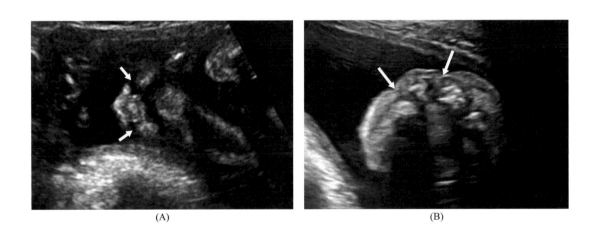

(A)　　　　　　　　　　　　　　　　(B)

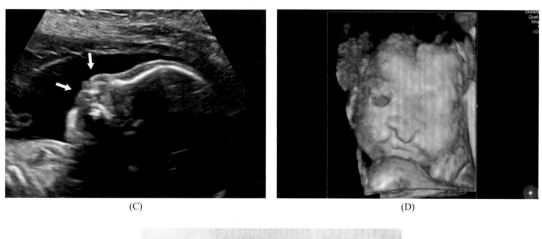

(C)   (D)

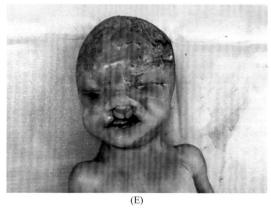

(E)

图12-4-10　唇裂伴牙槽突裂或完全性腭裂（双侧）

（A）胎儿鼻唇冠状切面二维超声显示上唇左、右两侧连续性中断（➡）；（B）胎儿上颌骨横切面二维超声显示上唇两侧不连续，上牙槽突排列不整齐，左、右两侧上牙槽突骨性强回声连续性中断（➡）；（C）胎儿面部正中矢状切面二维超声显示鼻下方的颌骨前突（➡）；（D）胎儿颜面部三维成像显示双侧唇裂；（E）胎儿引产后外观显示双侧唇裂伴腭裂，以及颌骨前突

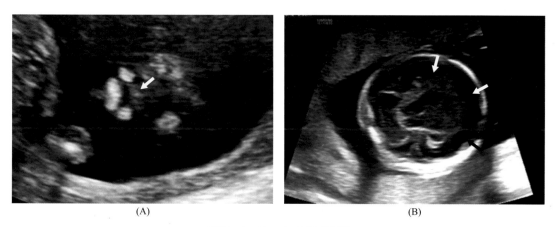

(A)   (B)

图12-4-11　中央型唇腭裂

（A）胎儿鼻唇冠状切面二维超声显示上唇中央部位较大回声中断（➡）；（B）胎儿丘脑水平横切面二维超声显示脑中线和透明隔腔消失，单一脑室（➡），提示前脑无裂畸形

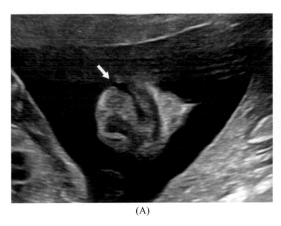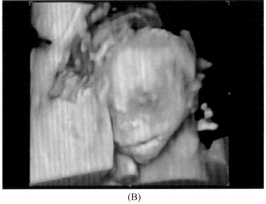

(A)   (B)

图12-4-12　面横裂

（A）胎儿鼻唇冠状切面二维超声显示一侧口角向后裂开（➡）；（B）胎儿颜面部三维成像显示开裂的口角

12.4.4　胎儿常见致死性骨发育异常的鉴别诊断

项目	致死性骨发育不良/致死性侏儒 （图12-4-13）	软骨不发育 （图12-4-14）	成骨不全Ⅱ型（脆骨病） （图12-4-15）
病理特征	成纤维细胞生长因子受体3基因突变导致骨过早成熟	特定基因突变引起的致死性软骨营养障碍，导致软骨不发育、骨化差	与Ⅰ型胶原基因突变引起的胶原不成熟有关；导致骨质减少，多发骨折
畸形特征	严重短肢； 胸廓狭窄，肋骨短，腹部膨隆； 头大，前额突出	严重短肢，躯干短小，骨化差； 胸廓狭窄，腹部膨隆； 巨颅	严重短肢； 骨化差； 宫内骨折
超声表现 （长骨长度）	严重短肢：四肢长骨长度均低于"（均值-4倍标准差）" 股骨长（FL）/腹围（AC）＜0.16	严重短肢； 骨化差，骨回声强度减弱，后方声影不明显	严重短肢伴骨化差
超声表现 （长骨形态）	长骨弯曲：股骨、肱骨骨干弯曲，干骺端粗大呈"电话听筒征"，主要为Ⅰ型（占85%）	短而平直	有多处骨折，显示骨折后成角、弯曲变形，骨折愈合后局部骨痂形成而变粗
超声表现 （躯干部）	胸廓狭窄、肋骨短小，心胸比＞0.6； 腹部膨隆，胸腹部移行处有明显分界，整个躯干呈钟形	躯干短； 胸腔狭窄，腹部膨隆，胸腹部移行处有明显分界，胸廓呈短桶状或钟形	肋骨可出现骨折，致胸廓变形
超声表现 （头部）	头径线大于孕周，前额突出； 三叶草形头：两侧颞部明显突出，经颞部横切面或冠状切面颅骨呈三角形，主要为Ⅱ型（占15%）	头径线大于孕周	头径线大于孕周； 因骨化差颅骨较薄，颅内结构清晰可见，探头加压时颅骨柔软、胎头变形，形成膜状颅骨
合并其他异常	脑室扩张、胼胝体发育不良、浆膜腔积液、水肿、心脏畸形、肾脏畸形、羊水过多等	脑积水、浆膜腔积液、水肿、颈部水囊瘤、心脏畸形、肾脏畸形、羊水过多等	羊水过多
特殊征象	"电话听筒征"（Ⅰ型）； 三叶草形头（Ⅱ型）	—	可出现宫内多发骨折
预后	致死性	致死性	致死性

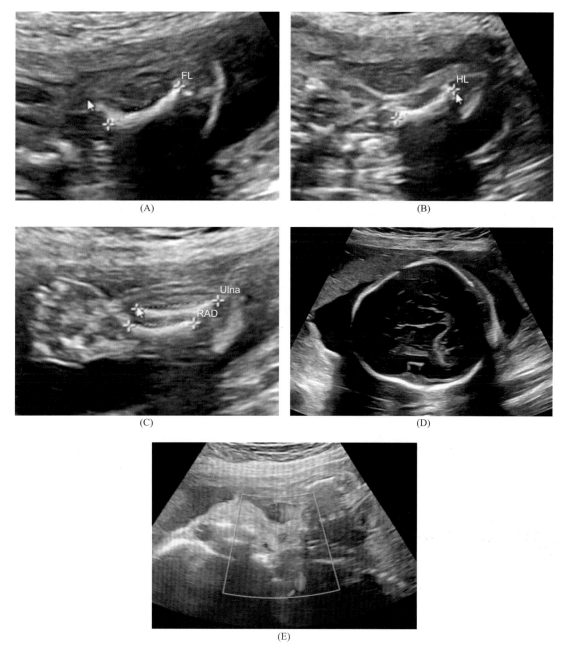

图12-4-13 致死性骨发育不良/致死性侏儒

（A）胎儿股骨长轴切面二维超声显示股骨短（游标所示），弯曲，呈"电话听筒征"；（B）胎儿肱骨长轴切面二维超声显示肱骨短（游标所示），弯曲，呈"电话听筒征"；（C）胎儿尺桡骨长轴切面二维超声显示尺骨 (Ulna) 和桡骨（RAD）短（游标所示），略弯曲；（D）胎儿颅脑横切面二维超声显示胎儿头型呈三角形，前额凸出；（E）胎儿矢状切面 CDFI 显示胎儿头大，胸廓狭窄，腹部膨隆，躯干呈钟形

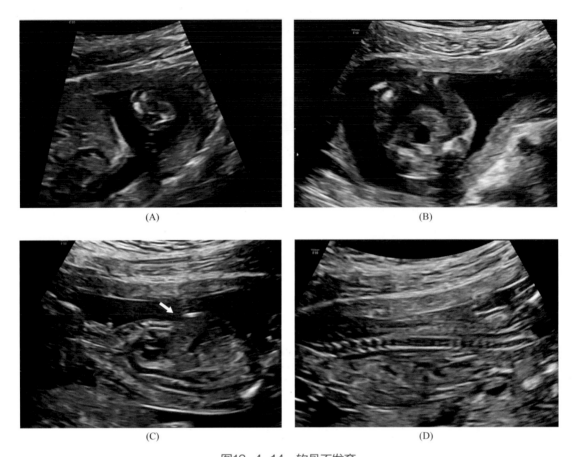

(A)

(B)

(C)

(D)

图12-4-14　软骨不发育

（A）胎儿上肢长轴切面二维超声显示肱骨极短，较平直，不弯曲；（B）胎儿下肢长轴切面二维超声显示股骨极短，较平直，不弯曲；（C）胎儿躯干矢状切面二维超声显示胸廓狭窄，胸腹部移行处可见切迹（➡）；（D）胎儿脊柱矢状切面二维超声显示脊柱椎体强回声骨化中心骨化差，回声减低（感谢沈阳市妇婴医院宋丹阳教授赠图）

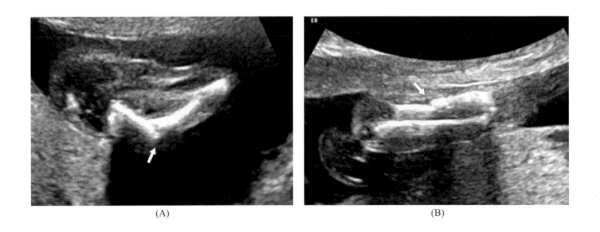

(A)

(B)

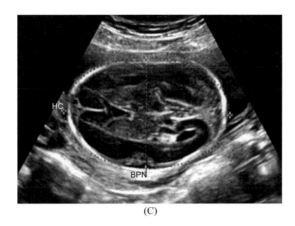

(C)

图12-4-15 成骨不全 II 型（脆骨病）

（A）胎儿股骨长轴切面显示股骨短，皮质回声连续性中断，弯曲呈角（➡）；（B）胎儿尺、桡骨长轴切面显示桡骨皮质连续性回声中断（➡），略呈角；（C）胎儿颅骨骨化不良，颅脑横切面显示颅内结构特别清晰，颅骨较软，加压探头颅骨变形

12.4.5　胎儿常见胸部包块的鉴别诊断

项目	先天性囊性腺瘤样畸形 / 先天性肺气道畸形 （图 12-4-16）	肺隔离症 / 支气管肺隔离症 （图 12-4-17）	先天性膈疝 （图 12-4-18）
病理特征	先天性肺组织错构畸形，未成熟的细支气管异常增生，与正常的支气管树相通	部分肺芽组织与支气管树分离产生的发育异常的无功能的肺组织	膈肌先天性发育缺陷，导致腹腔内容物疝入胸腔
畸形分类	I 型（大囊型）：由大于 2cm（3～10cm）的囊肿组成，可为单个或多个；II 型（小囊型）：由小于 2cm 的多个囊肿组成；III 型（微囊型）：由小于 0.5cm 的大量细小囊肿组成，呈实质性改变	叶外型肺隔离症：胎儿期主要类型，与正常肺组织分离，有自己的胸膜包绕。可位于胸腔内或膈下。叶内型肺隔离症：一般在出生后形成，与正常肺在同一个胸膜腔内	左侧膈疝：内容物常为胃和肠右侧膈疝：内容物多为肝和肠
超声表现（病变位置）	累及一段肺叶多见，也可累及一侧肺或双侧肺	多位于左胸腔底部，叶外型也可位于左侧膈下	85% 位于左侧
超声表现（包块回声）	胸腔内囊实混合性包块（I 型和 II 型）或高回声包块（III 型），边界清晰	圆形或三角形的高回声包块，边界清晰，内部回声均匀	胸腔内发现腹腔内容物回声。左侧膈疝：常可见胃泡无回声，腹腔内胃泡消失。右侧膈疝：常可见肝脏高回声。当疝入物仅为未充盈的肠管时，呈不均质中、高回声，不易诊断，如发现肠蠕动可确诊
超声表现（包块血供）	肺动脉	胸主动脉或腹主动脉	包块内含有肝脏时，与肺组织不易区别；如显示肝门静脉供血，可确诊
超声表现（心脏和肺）	包块较大时，心脏受压向对侧移位，肺组织回声减少	包块较大时，心脏受压向对侧移位	左侧膈疝使心脏移位至右侧胸腔，通常是发现膈疝的首要线索
超声表现（包块是否可以随孕周增加而缩小）	大部分随孕周增大而缩小，甚至完全消退	大部分随孕周增加而缩小，甚至完全消退	包块大小可能随腹内压改变而时大时小，胃泡无回声可能时大时小

项目	先天性囊性腺瘤样畸形 / 先天性肺气道畸形（图 12-4-16）	肺隔离症 / 支气管肺隔离症（图 12-4-17）	先天性膈疝（图 12-4-18）
合并其他异常	羊水过多、胎儿水肿、腹水	同侧胸腔积液、胎儿水肿	腹围缩小；膈肌弧形低回声带中断或消失（很难发现）；羊水过多、胎儿水肿
合并染色体异常	较少	较少	常合并染色体异常和综合征，如 18- 三体综合征、13- 三体综合征、21- 三体综合征等
预后	预后与包块大小和有无羊水过多、水肿有关。肺囊腺瘤体积比（CVR）=肺囊腺瘤体积（长 × 高 × 宽 ×0.52）/头围，是预后的重要指标。当 CVR > 1.6 时，易发生水肿，预后差	总体预后较好，合并胸腔积液、羊水过多、胎儿水肿者预后较差	预后取决于有无并发畸形和肺发育不良的程度。 诊断时胎龄越小，疝入包块越大，肝脏疝入越多，肺发育越差，预后越差。 肺头比（LHR）= 横切面健侧剩余肺面积 / 头围，这是评价肺发育的重要指标，常用于左侧膈疝评价。当 LHR > 1.4 时，存活率高

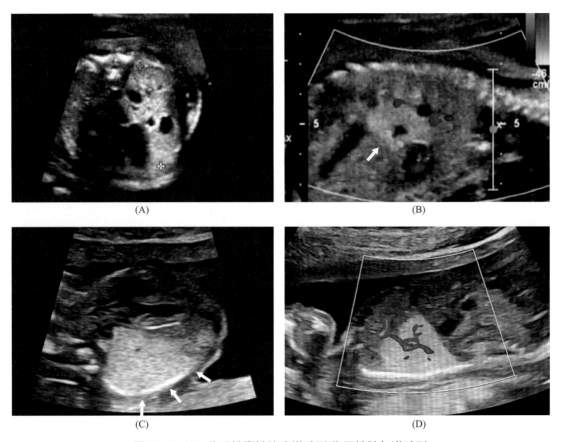

(A)　　　　　　　　　　　　　(B)

(C)　　　　　　　　　　　　　(D)

图12-4-16　先天性囊性腺瘤样畸形/先天性肺气道畸形

（A）胎儿胸部横切面二维超声显示左侧胸腔囊实混合性包块（游标所示），轮廓清晰，内见多个大小不等的无回声区，直径＜ 2cm，为肺囊腺瘤Ⅱ型，心脏向右侧移位；（B）同一病例胎儿胸部矢状切面 CDFI 显示囊实混合性包块及其内彩色血流（➡）；（C）另一胎儿胸部横切面二维超声显示左侧胸腔高回声包块（➡），轮廓清晰，为肺囊腺瘤Ⅲ型，心脏向右侧移位，右侧肺组织回声减少；（D）同一病例 CDFI 可见肺动脉血管分支进入包块内

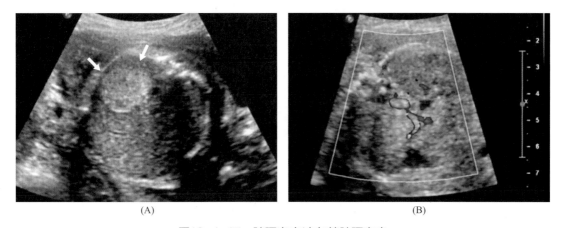

(A)

(B)

图12-4-17　肺隔离症/支气管肺隔离症

（A）胎儿腹部横切面二维超声显示左肾上方膈下高回声包块（➡），圆形，边界清晰，内部回声均匀；（B）CDFI可见主动脉血管分支进入包块内

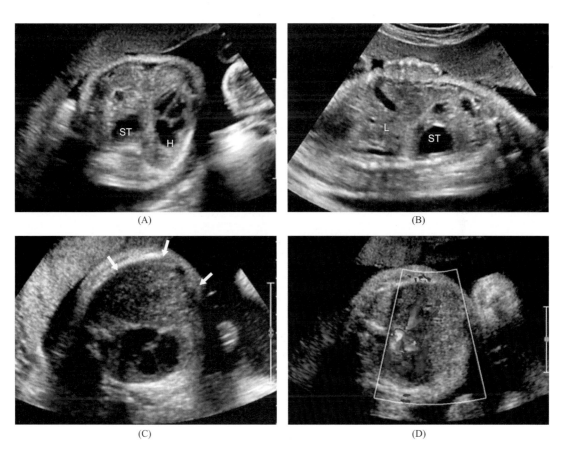

(A)

(B)

(C)

(D)

图12-4-18　先天性膈疝

（A）胎儿胸部横切面二维超声显示左侧胸腔混合性包块，内见胃泡（ST）无回声及肠管回声，为左侧膈疝，心脏（H）受压向右侧移位，右肺体积减小，左肺显示不清；（B）同一病例胎儿矢状切面二维超声显示胃泡（ST）位于膈肌上方的胸腔内，肝脏（L）位于胃泡和膈肌下方；（C）另一胎儿胸部横切面二维超声显示右侧胸腔实质性包块（➡），为右侧膈疝，肝脏疝入胸腔，心脏受压向左侧移位，双肺体积减小；（D）同一病例CDFI显示肝静脉血管分支

12.4.6 胎儿常见前腹壁畸形的鉴别诊断

项目	脐膨出 （图12-4-19）	腹裂/内脏外翻 （图12-4-20）	肢体-体壁综合征/体蒂异常 （图12-4-21）
病理特征	外胚层和中胚层沿中线融合失败，导致前腹壁中线部位发育不全	腹壁形成过程中，两侧襞之一发育不全，导致该侧脐旁前腹壁全层缺损	前腹壁闭合失败引起的严重腹壁缺陷，可能由于羊膜绒毛膜不融合，胎儿下半身位于胚外体腔内，造成类似羊膜带综合征的表现
畸形特征	脐带插入口处腹壁缺损，腹腔内容物疝出，其表面有腹膜和羊膜覆盖	邻近脐部的一侧前腹壁全层缺损；病变侧腹腔内容物通过缺损外翻至羊膜腔内	严重的腹裂、明显的脊柱侧弯、肢体异常、脐带异常短
超声表现（位置）	前腹壁中线部位，脐带插入口处	脐右侧常见，左侧极少	广泛前腹壁裂，有时可达胸部
超声表现（腹壁）	前腹壁中线部位腹壁皮肤回声中断、缺损，脐根部向外膨出包块	脐一侧前腹壁皮肤回声中断，一般为2～3cm；腹腔脏器外翻，腹围小于相应孕周大小	前腹壁广泛缺损；70%～80%合并脊柱侧弯，95%存在肢体畸形
超声表现（包块内容物）	根据腹壁缺损直径，可分为：小型脐膨出（直径＜5cm），内容物常仅为肠管；巨型脐膨出（直径＞5cm），内有肝、脾等内容物	主要为肠管，几乎无肝脏；当肠管出现并发症时，可见节段性扩张，肠壁增厚，当扩张的肠管突然消失时，提示肠穿孔可能	主要为肝脏、肠管，有时也有心脏或肺；包块常与胎盘相连续
超声表现（包块包膜）	有菲薄的强回声包膜，为腹膜和羊膜两层结构，两层膜间可见华通胶形成的网状无回声	无包膜，形态不规则	无包膜，形态不规则
超声表现（与脐带关系）	脐带腹壁插入口位于包块表面，中央顶端或偏于一侧，CDFI可以显示包块与脐带的关系	脐带腹壁插入口正常，包块位于插入口右侧	脐带极短或无脐带，常合并单脐动脉；胎儿固定在胎盘部位，胎动少
合并其他异常	常合并其他畸形，如心脏、肾、胃肠道、面部、神经管、肢体缺陷等	合并其他畸形不常见；常伴羊水过多	常合并膈肌缺如、肠道闭锁、肾脏畸形；40%病例可见羊膜带，可伴发唇裂及脑膨出等
合并染色体异常	小的脐膨出与染色体异常有关，常为非整倍体，主要为18-三体综合征、13-三体综合征、三倍体等；含有肝脏的较大脐膨出染色体异常的发生率低	较少	较少
预后	预后取决于合并畸形的类型及严重程度；单纯脐膨出患儿早期手术可以改善预后	预后与进入羊膜腔的肠管数量无关，而与有无肠管并发症有关	预后差，有致死性

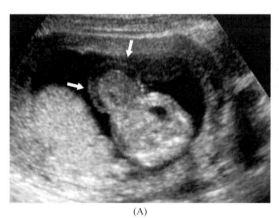

(A)

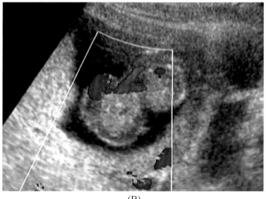

(B)

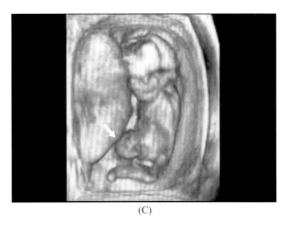

(C)

图12-4-19 脐膨出

（A）胎儿腹部横切面二维超声显示脐孔处混合性包块（➡），突向腹壁外，形态较规整，表面有包膜，还可见无回声的华通胶；（B）CDFI显示包块边缘部脐血管回声；（C）三维成像显示脐部包块（➡）

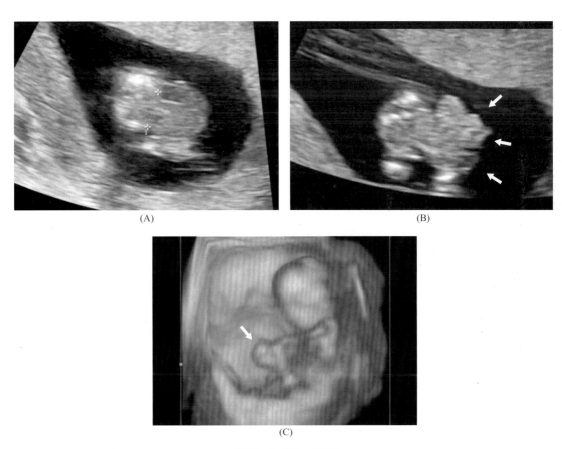

(A)　　　　　　　　　　　(B)

(C)

图12-4-20 腹裂

（A）胎儿腹部横切面二维超声显示前腹壁缺损（游标所示），腹腔内容物自缺损处外翻至羊膜腔内，腹围小于相应孕周大小；（B）二维超声显示包块形态不规则，表面无包膜覆盖（➡）；（C）三维成像显示腹壁前方包块（➡）

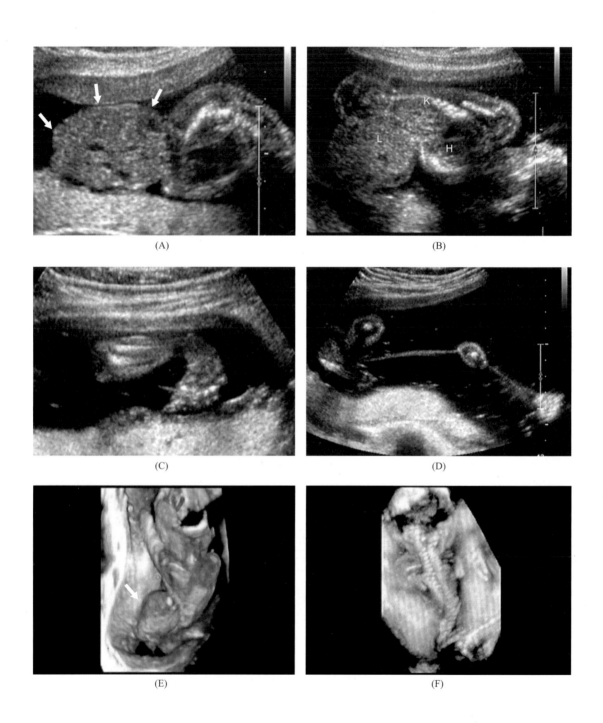

(A)

(B)

(C)

(D)

(E)

(F)

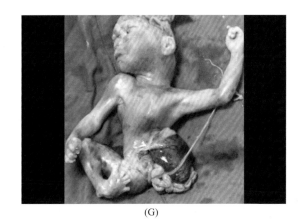

(G)

图12-4-21　肢体-体壁综合征/体蒂异常

（A）胎儿腹部横切面二维超声显示腹壁缺损，腹腔内容物自缺损处外翻至羊膜腔内形成包块（→），形态不规则，其内主要为肝脏；（B）胎儿腹部矢状切面二维超声显示腹壁前方包块，腹围明显减小，显示肝脏（L）、心脏（H）和肾脏（K）的相对位置关系；（C）二维超声显示胎儿仅可见一侧下肢，胫、腓骨长轴及足底长轴可于同一切面显示，呈足内翻姿势，对侧下肢未显示；（D）二维超声显示羊水内胎儿旁可见羊膜带回声与肢体相连；（E）胎儿三维成像显示腹壁前方包块（→）；（F）胎儿三维成像显示脊柱腰骶段明显侧凸，排列不整齐；（G）胎儿引产后外观显示胎儿前腹壁左侧较大缺损，肝脏和肠管外翻，左下肢缺如，右侧足内翻

12.4.7　胎儿常见肾发育异常的鉴别诊断

项目	双侧肾缺如（图 12-4-22）	单侧肾缺如/孤立肾（图 12-4-23）	盆腔异位肾（图 12-4-24）	常染色体隐性遗传性/婴儿型多囊肾（Potter Ⅰ 型）（图 12-4-25）	常染色体显性遗传性/成人型多囊肾（Potter Ⅲ 型）（图 12-4-26）	多囊性肾发育不良（Potter Ⅱ 型）（图 12-4-27）
病理特征	双侧输尿管芽不发育	一侧输尿管芽不发育	肾脏发育成熟后未达到正常的位置	PKHD1 基因突变引起的单基因疾病；病变主要在肾髓质；肾集合小管明显伸长、扩张形成无数的小囊	PKD1、PKD2、PKD3 基因突变；病变主要在肾皮质；肾单位的囊状扩张及肾脏增大	肾单位诱导停止，集合小管分化受损，肾单位无法正常发育；肾小管末端随意发育成异常的囊腔
畸形特征	双肾缺如	一侧肾缺如	一侧肾位于盆腔，常较正常肾小，伴旋转不良	双肾明显增大；可伴有肝纤维化	双肾可增大，皮质回声增强，缺乏特异性	肾多发性囊肿，无明显可辨识的肾实质
单侧/双侧	双侧	单侧	常为单侧	双侧	双侧	常为单侧
超声表现（肾脏）	双侧肾窝不显示肾脏，肾上腺"平卧征"，盆腔及其他部位也不显示异位肾脏图像	一侧肾窝不显示肾脏，肾上腺"平卧征"，且未发现异位肾脏，对侧肾脏代偿性增大	一侧肾窝不显示肾脏，肾上腺"平卧征"，对侧肾脏代偿性增大，盆腔内见肾脏样回声或仅为一实性低回声	双肾明显增大，髓质回声增强，海绵状；可能显示 1～2mm 小囊肿；皮、髓质边界不清晰	双肾可增大，皮质回声增强，可能由于内部存在微小囊肿；皮、髓质边界清晰；产前超声不易诊断，可结合父母双方是否有多囊肾家族史	肾脏形态失常，见多个囊性回声，大小不等，互不相通。正常肾皮质回声消失或很少
超声表现（肾动脉）	双侧未显示	健侧正常，患侧未显示	健侧正常，患侧可来源于主动脉、髂总动脉或髂外动脉	正常	正常	健侧正常，患侧可能难以显示
超声表现（膀胱）	膀胱不显示	正常	正常	后期可能不显示	正常	单侧病变正常，双侧病变不显示

项目	双侧肾缺如（图 12-4-22）	单侧肾缺如/孤立肾（图 12-4-23）	盆腔异位肾（图 12-4-24）	常染色体隐性遗传性/婴儿型多囊肾（Potter Ⅰ 型）（图 12-4-25）	常染色体显性遗传性/成人型多囊肾（Potter Ⅲ 型）（图 12-4-26）	多囊性肾发育不良（Potter Ⅱ 型）（图 12-4-27）
超声表现（羊水）	羊水过少或无羊水（16 周后）	正常	正常	后期出现羊水过少	多数正常	单侧病变正常；双侧病变羊水过少
合并其他异常	常合并其他畸形，常为综合征的表现	较少合并其他畸形	异位肾可伴肾积水、多囊性发育不良肾等	较少合并其他畸形	较少合并其他畸形	可合并其他异常，如梅克尔-格鲁贝尔（Meckel-Gruber）综合征
预后	致死性	未合并其他畸形者预后良好	未合并其他畸形者预后良好	围生期死亡率很高，预后与肾病变的发病年龄有关	产前能诊断者预后差；产前表现不明显者，多数在中年后出现高血压和肾功能不全	单侧受累者，预后取决于对侧肾发育及伴发畸形，通常预后良好；双侧受累者预后差

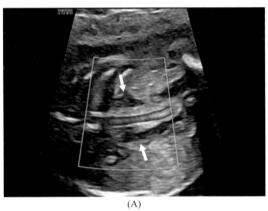
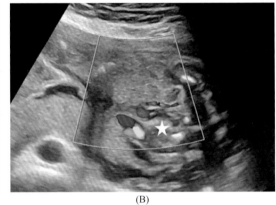

(A) (B)

图12-4-22　双侧肾缺如

（A）胎儿腹部冠状切面 CDFI 显示双肾窝未见双肾回声，双侧肾上腺缺乏肾脏支撑，呈长条形"平卧"在脊柱两侧（➡），腹主动脉未显示双侧肾动脉分支；（B）胎儿下腹部横切面 CDFI 显示两条脐动脉间的膀胱无回声未显示（★所在区域应为正常膀胱位置），几乎未见明显羊水回声

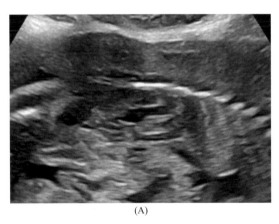
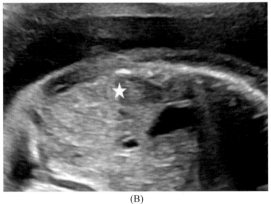

(A) (B)

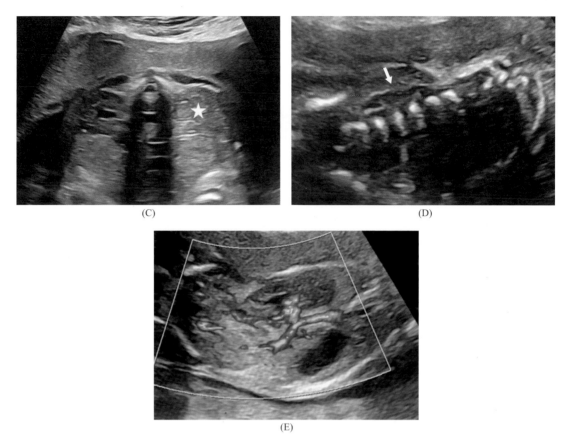

(C) (D)

(E)

图12-4-23 单侧肾缺如/孤立肾

（A）胎儿腹部矢状切面二维超声显示一侧肾窝处正常肾脏回声；（B）对侧肾窝处未显示肾脏回声（★所在区域应为正常肾脏位置）；（C）胎儿双肾水平横切面二维超声显示一侧正常肾脏，对侧肾脏未显示（★所在区域应为正常肾脏位置）；（D）胎儿腹部冠状切面二维超声显示脊柱一侧肾上腺"平卧征"（➡）；（E）胎儿腹部冠状切面CDFI显示一侧肾动脉正常，对侧肾动脉未显示

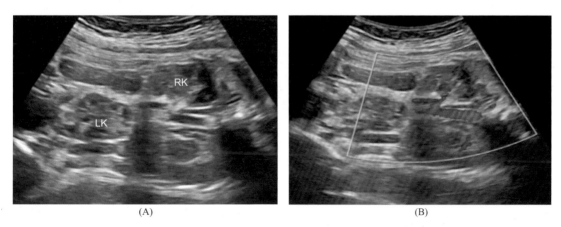

(A) (B)

图12-4-24 盆腔异位肾

（A）胎儿腹部冠状切面二维超声显示右侧肾脏（RK）位于肾窝处，左侧肾脏（LK）位于盆腔，异位的左侧肾脏大小正常；（B）胎儿腹部冠状切面CDFI显示双肾动脉未能同时显示，仅显示正常右肾动脉起自腹主动脉

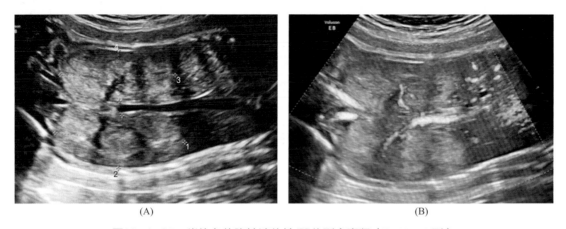

图12-4-25　常染色体隐性遗传性/婴儿型多囊肾（Potter Ⅰ型）

（A）胎儿腹部冠状切面二维超声显示双侧肾脏体积明显增大，整体回声增强，皮、髓质边界显示不清；（B）胎儿腹部冠状切面 CDFI 显示双肾动脉起自腹主动脉（感谢中国医科大学盛京医院杨泽宇教授赠图）

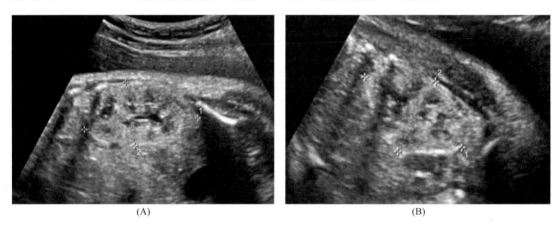

图12-4-26　常染色体显性遗传性/成人型多囊肾（Potter Ⅲ型）

（A）胎儿腹部冠状切面显示一侧肾脏体积中等增大，皮质回声增强，皮、髓质边界清晰；（B）对侧肾脏声像图一致

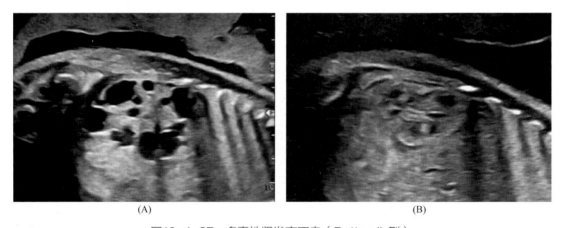

图12-4-27　多囊性肾发育不良（Potter Ⅱ型）

（A）胎儿腹部矢状切面显示一侧肾脏形态失常，见多个囊性回声，大小不等，互不相通，正常肾皮质回声显示不清晰；（B）对侧肾脏正常

（赵文静　刘艳君）

第13章

甲状腺疾病的鉴别诊断 »»»

13.1 甲状腺弥漫性疾病的鉴别诊断

项目	单纯性甲状腺肿 （图 13-1-1）	亚急性甲状腺炎 （图 13-1-2）	毒性弥漫性甲状腺肿 （Graves 病） （图 13-1-3）	慢性淋巴细胞性甲状腺炎 （桥本甲状腺炎） （图 13-1-4）
临床概述	单纯性甲状腺肿多无症状，重度肿大者可有压迫症状	多由流感病毒、柯萨奇病毒、腺病毒、腮腺炎病毒引起，因而在起病前 1～3 周患者多有病毒性咽炎、腮腺炎、麻疹或其他病毒感染病史。亚急性甲状腺炎的典型临床表现为颈部疼痛、质地硬、触痛明显	可引起甲状腺毒症的表现，包括高代谢综合征、精神神经系统疾病症状、心血管系统疾病症状、消化系统疾病症状、肌肉骨骼系统疾病症状、造血系统疾病症状和生殖系统疾病症状	慢性淋巴细胞性甲状腺炎多无临床症状，部分可有甲状腺对称性肿大，有的首发症状是甲状腺功能减退症
大小	甲状腺对称性、弥漫性肿大，较甲状腺功能亢进症（简称甲亢）增大明显，大者可达 3～5 倍甚至 10 倍以上	正常或肿大，后期可萎缩	甲状腺肿大，腺体边缘相对不规则，可呈分叶状	甲状腺弥漫性肿大，以前后径增大为主，有时呈分叶状，可伴峡部明显增厚；也可正常，后期腺体萎缩
回声	腺体内部回声可正常，也可增高、粗糙、不均匀	单发或多发低回声，边界模糊，从周围向中间回声逐渐减低。进展期低回声相互融合	腺体呈弥漫性低回声、不均匀，甲亢治愈后部分可能仍为低回声，部分可呈中等回声伴弥漫细小回声减低区，部分出现网状结构。部分患者腺体内会出现结节，类似结节性甲状腺肿的表现，部分可出现钙化	腺体回声减低，内呈网格样改变，超声表现为多发的条状高回声分隔。部分患者表现为甲状腺内局限性或结节样低回声
彩色血流	腺体内可见点状或少许分枝状血流信号	病灶区域低血供或无血供	多表现为火海样或网络样血流信号，少数表现为树枝状、短棒状或点状血流信号。甲状腺上动脉内径大于 2mm，收缩期峰值流速（PSV）升高，但界值各家报道不一（51～100cm/s）	腺体内血流呈轻、中度增加，部分会明显增多，尤其是在早期合并甲状腺毒症时，可伴有血管扩张，腺体内血流丰富，晚期甲状腺萎缩，血流减少或消失，但也可丰富。局限性或结节性患者显示低回声内充满彩色血流信号

项目	单纯性甲状腺肿 （图13-1-1）	亚急性甲状腺炎 （图13-1-2）	毒性弥漫性甲状腺肿 （Graves病） （图13-1-3）	慢性淋巴细胞性甲状腺炎 （桥本甲状腺炎） （图13-1-4）
甲状腺功能	T3、T4正常，促甲状腺激素（TSH）正常	T3、T4升高或正常，后期可降低；TSH降低或正常，后期可升高	TRAb（或TSAb）阳性，TGAb、TPOAb升高，T3、T4升高，TSH降低	TGAb、TPOAb升高，T3、T4升高、正常或降低，TSH降低、正常或升高
备注	—	—	本病可同时伴有格雷夫斯（Graves）眼病，表现为眼肌增厚，厚度>4mm，同时可观察到球后组织增厚、回声增强	

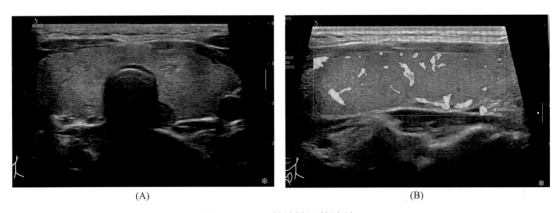

(A) (B)

图13-1-1 单纯性甲状腺肿

（A）二维超声示甲状腺肿大，回声较均匀，甲状腺功能正常；（B）CDFI示腺体内见正常彩色血流信号

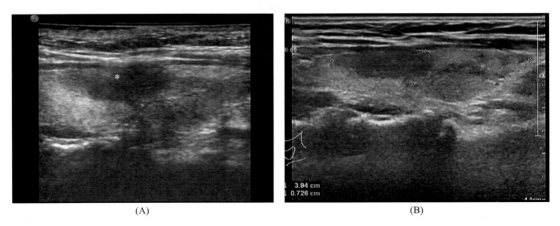

(A) (B)

图13-1-2 亚急性甲状腺炎

（A）患者右颈部压痛，二维超声显示甲状腺右叶腺体内片状低回声（＊），边界模糊；（B）1个月后复查，低回声区回声强度略增加，面积变小

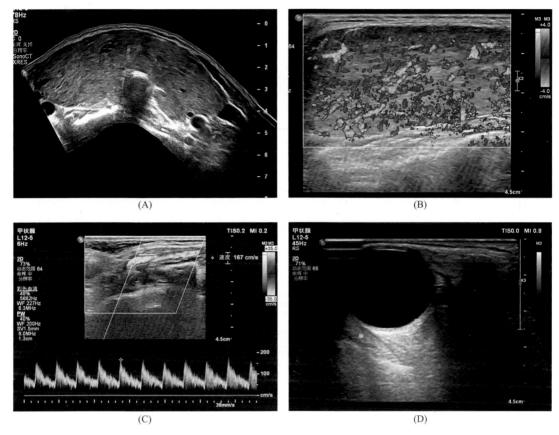

图13-1-3　毒性弥漫性甲状腺肿

（A）二维超声宽景成像示甲状腺肿大，回声减低，不均匀；（B）CDFI示腺体内可见丰富彩色血流信号，呈"火海征"；（C）频谱多普勒示甲状腺上动脉血流速度明显加快，PSV：167cm/s；（D）眼肌增厚（＊）

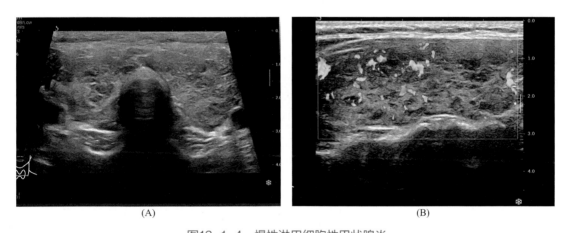

图13-1-4　慢性淋巴细胞性甲状腺炎

（A）二维超声示甲状腺回声减低，不均匀，呈网格样改变；（B）CDFI示腺体内见稀疏彩色血流信号

13.2 甲状腺结节的鉴别诊断

项目	结节性甲状腺肿（图13-2-1）	甲状腺腺瘤（图13-2-2）	甲状腺乳头状癌（图13-2-3）	甲状腺滤泡状癌（图13-2-4）	甲状腺髓样癌（图13-2-5）	甲状腺未分化癌（图13-2-6）	甲状腺淋巴瘤（图13-2-7）	甲状腺转移癌（图13-2-8）
临床概要	常为多发，无症状。结节较大时可有压迫症状。结节较大时有压迫症状	多单发，无症状。结节较大时可有压迫症状。有功能性腺瘤可引起甲状腺功能亢进症	甲状腺最常见的恶性肿瘤。分为多种亚型，多数预后良好，但非中高细胞亚型、柱状细胞亚型、弥漫硬化亚型、实体/岛状亚型、嗜酸细胞亚型为病理高危亚型	腺瘤和滤泡状癌的区别在于病理上包膜或血管是否出现浸润。细针抽吸及组织学穿刺活检均不能对二者进行鉴别诊断，只能通过对手术完整切除的标本行细观察才能进行鉴别	起源于滤泡旁细胞（C细胞）的肿瘤。多为散发性，可伴有遗传性肿瘤，可伴有嗜铬细胞瘤及甲状旁腺功能亢进。血钙降低、血钙升高，血降钙素升高	表现为颈部迅速增大的肿块。常出现颈部和纵隔淋巴结肿大，导致上呼吸道和消化道压迫或阻塞症状	多为非霍奇金淋巴瘤，50%～80%为弥漫大B细胞淋巴瘤	常见的原发肿瘤有恶性黑色素瘤、肾细胞癌、肺癌、乳腺癌、消化道和子宫的恶性肿瘤
位置	不固定	不固定	不固定	不固定	甲状腺上半部	多累及整个腺叶或腺体	弥漫分布或局部结节	累及整个腺叶或主要累及下极
成分	多呈囊性或囊实性，有的呈海绵样	多囊实性	多呈实性	多实性，少数囊实性	实性，偶有囊性变	实性	实性	实性
实性成分回声	实性部分多呈高回声或等回声	等回声、高回声或低回声	实性部分多呈低回声或极低回声	等回声或高回声，少数呈低回声	低回声	低回声	低回声，内部间有高回声带，后方回声增强	低回声或极低回声
形态	水平位	水平位	垂直位或水平位	多水平位	水平位或垂直位	多水平位	结节型多为水平位，弥漫型则双侧不对称	多水平位
边缘	边缘光滑	多有晕环	边缘模糊、不规则，分叶或向甲状腺外延伸	有宽晕环或窄晕环，也可无晕环	不规则	不规则	较规则	边缘模糊、不规则
强回声	大彗尾胶质，可有粗钙化、边缘钙化	少有钙化	微钙化、可有粗钙化、边缘钙化	偶有钙化	微钙化或粗钙化，多位于中心位置	少见	少见	少见
彩色血流	血流丰富或稀疏	多血流丰富，以周围型血流多见	丰富或稀疏	多血流丰富，以中央型血流多见	多血流丰富	血流丰富或稀疏	血流丰富或稀疏	血流丰富或稀疏
转移	无	无	多为颈部淋巴结转移，少数为血行转移（肺、骨、脑）	血行转移（肺、骨）	颈部淋巴结转移，血行转移（肝、肺、骨）	颈部淋巴结转移、血行转移（肺、胸膜）	可同时伴有颈部淋巴结改变	双侧颈部可见转移性肿大淋巴结

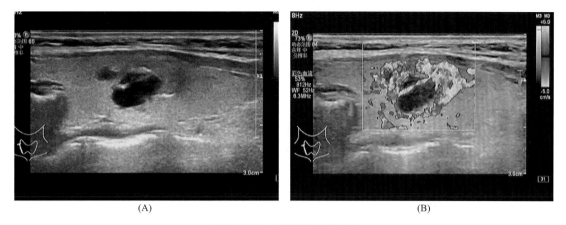

(A)　　　　　　　　　　　　　　　　　　　(B)

图13-2-1　结节性甲状腺肿

（A）二维超声示甲状腺右叶中部腺体内囊实混合性结节，边界清晰，形态规则，水平位；（B）CDFI示结节内见丰富彩色血流信号

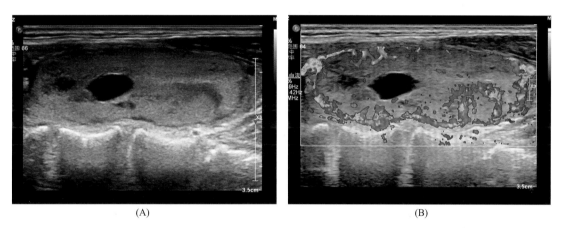

(A)　　　　　　　　　　　　　　　　　　　(B)

图13-2-2　甲状腺腺瘤

（A）二维超声示甲状腺右叶内囊实混合性结节，以实性等回声为主，形态规则，水平位，周围可见晕环；（B）CDFI示结节内见丰富彩色血流信号，以周围型为主

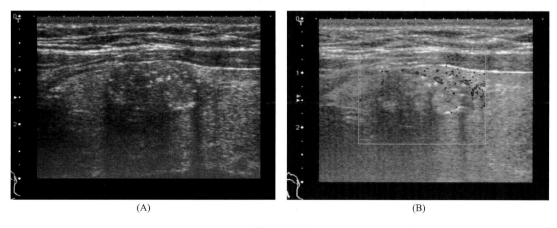

(A)　　　　　　　　　　　　　　　　　　　(B)

图13-2-3

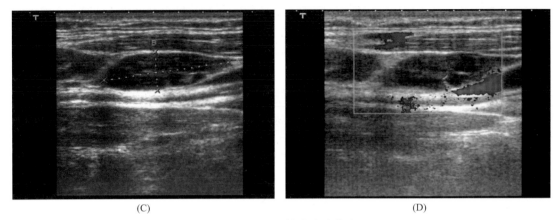

（C）　　　　　　　　　　　　　　　（D）

图13-2-3　甲状腺乳头状癌

（A）二维超声示甲状腺右叶中部结构腺体内低回声结节，边界模糊，形态不规则；（B）CDFI示结节内见稀疏彩色血流信号；（C）二维超声示同侧颈部淋巴结回声不均匀，可见无回声囊性变；（D）CDFI示淋巴结内见中央型彩色血流信号。手术病理证实为乳头状癌转移

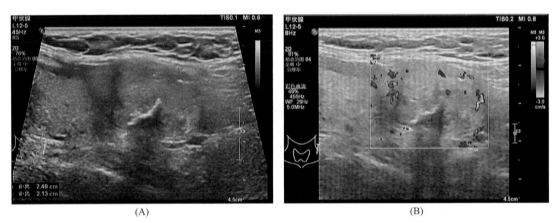

（A）　　　　　　　　　　　　　　　（B）

图13-2-4　甲状腺滤泡状癌

（A）二维超声示甲状腺左叶中下部腺体内等回声结节，局部分叶状，周围可见晕环，结节内见粗钙化；（B）CDFI示结节内见稀疏彩色血流信号

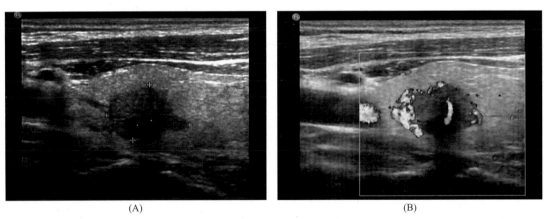

（A）　　　　　　　　　　　　　　　（B）

图13-2-5　甲状腺髓样癌

（A）二维超声示甲状腺左叶中上部腺体内低回声结节，形态不规则；（B）CDFI示结节内见较丰富彩色血流信号，主要集中于边缘。手术病理证实为髓样癌

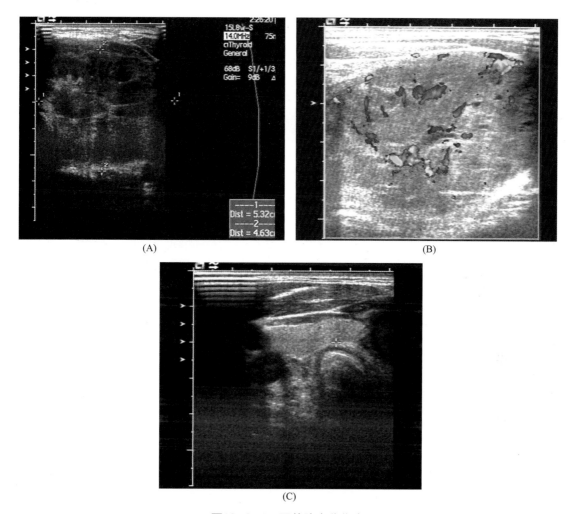

(A)   (B)

(C)

图13-2-6　甲状腺未分化癌

（A）二维超声示甲状腺左叶低回声结节，占据整个左叶腺体，内部回声不均匀；（B）CDFI示结节内见丰富彩色血流信号；（C）二维超声示甲状腺右叶回声正常。穿刺活检病理证实为未分化癌

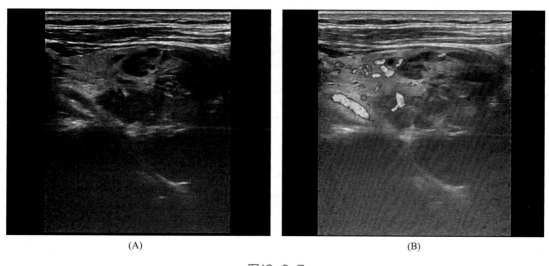

(A)   (B)

图13-2-7

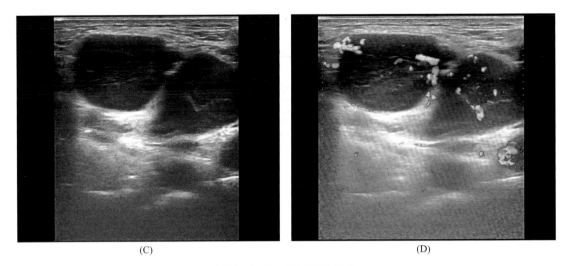

(C)　　　　　　　　　　　　　　　　　　　　　　(D)

图13-2-7　甲状腺淋巴瘤

（A）二维超声示甲状腺左叶内低回声，形态不规则，内见网格状高回声；（B）CDFI 示低回声内可见稀疏彩色血流信号；（C）二维超声示双侧颈部淋巴结肿大，内部回声不均匀，淋巴结门样高回声结构显示不清晰，可见网格状高回声；（D）CDFI 示淋巴结内可见丰富彩色血流信号

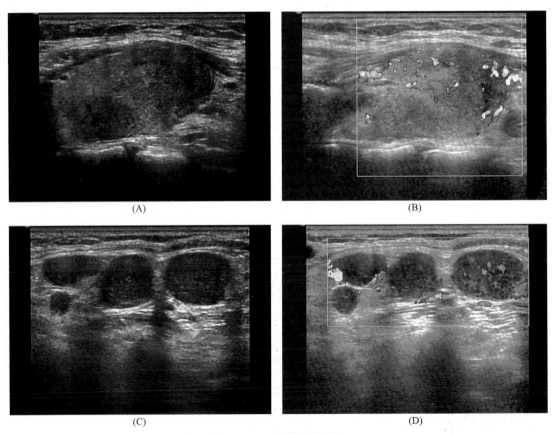

(A)　　　　　　　　　　　　　　　　　　　　　　(B)

(C)　　　　　　　　　　　　　　　　　　　　　　(D)

图13-2-8　甲状腺转移癌

（A）二维超声示甲状腺形态饱满，回声片状减低，不均匀；（B）CDFI 示腺体内见稀疏彩色血流信号；（C）二维超声示侧颈部见多发肿大淋巴结，圆形，内部回声不均匀，无淋巴结门结构；（D）CDFI 示淋巴结内见条状血流信号

（张云飞）

第 14 章

颈部淋巴结疾病的鉴别诊断 >>>

14.1 颈部淋巴结良性疾病的鉴别诊断

项目	急性淋巴结炎 （图 14-1-1）	淋巴结反应性增生 （图 14-1-2）	结核性淋巴结炎 （图 14-1-3）
病因	主要是由引流区域的器官或组织细菌、病毒及真菌等感染而引起	与机体免疫反应有关，可发生于感染性或免疫性疾病及相关器官、组织	结核分枝杆菌感染
年龄与性别	小儿易发	儿童常见，平均年龄 6.1 岁，80% 的患者年龄在 2～12 岁，5% 的患者小于 2 岁	多见于儿童和青年人，农村多于城市，女性多于男性
症状	局部淋巴结肿大，有明显触痛，皮肤红肿，严重者伴有发热	临床表现为局部淋巴结无痛性肿大，皮肤无红肿，预后好，可随相关原发病的痊愈而好转	早期症状不明显，患者多以颈部肿物就诊，部分可有乏力、低热、盗汗、食欲不振、消瘦等全身表现，可有其他部位的结核病灶或结核感染病史
大小	早期淋巴结明显增大，大小不等，多数长径 / 短径(L/S) > 2	淋巴结轻、中度增大，长径 / 短径(L/S) > 2	增大明显
形态	椭圆形或近类圆形	多呈椭圆形	呈椭圆形或类圆形
数目	多发	单发或多发	多发
被膜	光滑	光滑	不光滑
边界	少见融合，边界清晰	无融合，边界清晰	边界模糊，呈串珠样或融合成分叶状包块
内部结构	淋巴结门部或髓质明显增宽，淋巴结门无偏移。皮、髓质均匀性增大，多数结构清晰。皮质呈低回声，较均匀	淋巴结门呈高回声，位置居中，无明显增厚。皮质均匀增厚，回声减低，与淋巴结门分界清楚	内部回声减低、不均匀，部分可出现强回声，皮质不规则增厚，大部分由于髓质的破坏，淋巴结门狭窄、偏移或消失
CDFI	血流信号主要呈中央型，放射状分布，脓肿区无血流信号	血流信号大多数为轻度增多，呈点状、短棒状分布，以门部、实质为主	少数淋巴结皮质可见血流信号。坏死液化时，血流信号减少或消失。而混合型血供较多见，即同时出现边缘血管和中央或淋巴结门血管，大多数可出现淋巴结门血管移位
备注	如脓肿内部分液化时，可见无回声，内壁多不整齐，腔内有散在点状回声，挤压可流动	—	出现液化坏死时，淋巴结内出现无回声区，晚期或抗结核治疗后出现高回声区，伴有斑片状或团状钙化强回声

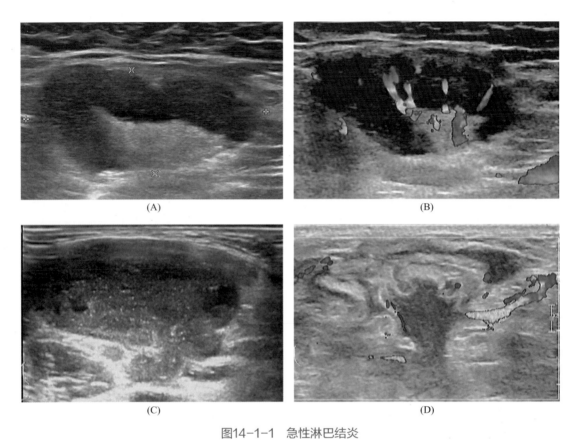

图14-1-1　急性淋巴结炎

（A）二维超声示淋巴结皮、髓质均匀增大；（B）CDFI 示中央型血流；（C）二维超声示皮质呈低回声，局部液化为无回声区；（D）CDFI 示脓肿区内无血流信号

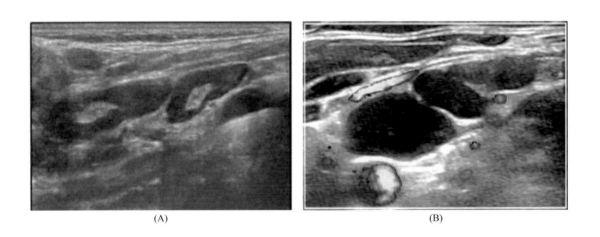

(A)　　　　　　　　　　　　　　　　　　(B)

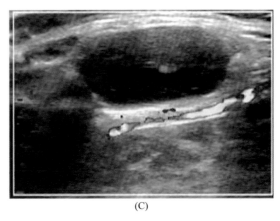

(C)

图14-1-2　颈部淋巴结反应性增生

（A）二维超声示淋巴结门部位置无偏移，呈高回声；（B）二维超声示皮质均匀增厚，回声减低；（B）、（C）CDFI示淋巴结内点状、短棒状血流信号

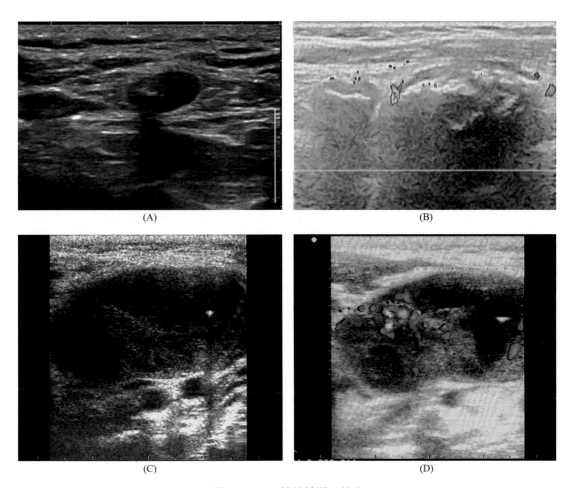

图14-1-3　结核性淋巴结炎

（A）二维超声示淋巴结内出现点状强回声；（B）CDFI示边缘少量血流信号；（C）二维超声示淋巴结增大，回声减低、不均匀，伴不规则无回声及点状强回声，门部显示不清晰；（D）CDFI示混合型血供

14.2 颈部淋巴结恶性疾病的鉴别诊断

项目	淋巴结转移癌（图14-2-1～图14-2-6）	淋巴瘤（图14-2-7～图14-2-9）
病因	原发灶主要来自口腔、鼻咽、甲状腺等器官	绝大多数为非霍奇金淋巴瘤，以B细胞多见
症状	早期局部可触及质硬、无痛的增大淋巴结，晚期淋巴结固定，与周围组织粘连，或伴有原发肿瘤的症状和体征	首发症状常是颈部淋巴结慢性、进行性、无痛性肿大，晚期可伴有发热、消瘦等症状
大小	短径增加，淋巴结长径/短径之比（L/S）< 2	明显肿大
形态	形态倾向于圆形	形态呈椭圆形、类圆形
数目	单个或多个	多数为多个
包膜	晚期可有淋巴结包膜回声不完整、融合，与大血管浸润、粘连	大多数包膜清晰
内部结构	淋巴结内部回声不均匀，多表现为低回声，无髓质或髓质偏心；高回声多为甲状腺乳头状癌转移；伴有无回声区的常由转移性鳞癌液化坏死、甲状腺囊性乳头状癌及鼻咽癌所致；微小钙化时注意甲状腺乳头状癌、髓样癌转移	皮质增厚，髓质偏心或消失。内部为较均匀的低回声，类似囊肿样回声，低回声内可见点状、线状、网格状高回声，通常无钙化、液化。大部分淋巴结门变形或显示不清晰
CDFI	淋巴结内部血流杂乱或以边缘血流分布为主	淋巴结内彩色血流丰富，多数为淋巴结门型血供，树权状分布，也可表现为周围型或中心型
弹性成像	由于不同超声设备测量方法不同，转移性淋巴结的弹性特征差异较大，但目前研究仍普遍认为转移性淋巴结的硬度增加	部分研究认为淋巴瘤弹性成像的硬度高于周围软组织，但低于转移性淋巴结，仍有待进一步研究
超声造影	转移性淋巴结多表现为从周边开始显著增强，但分布不均，内可见低或无增强区，部分表现为低增强或无增强，提示淋巴结内有坏死	颈部淋巴瘤大多数表现为整体高增强，少部分表现为无增强

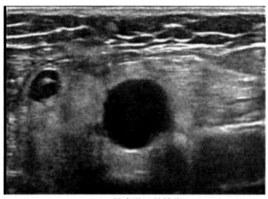

(A) 肺癌淋巴结转移

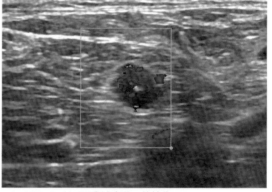

(B) 乳腺癌淋巴结转移

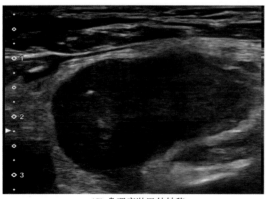

(C) 鼻咽癌淋巴结转移

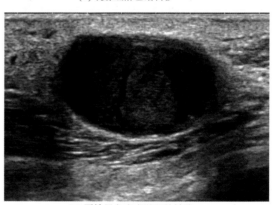

(D) 恶性黑色素瘤淋巴结转移

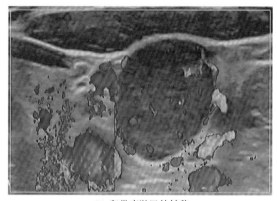

(E) 卵巢癌淋巴结转移

图14-2-1 淋巴结转移癌

（A）、（B）示淋巴结为近似圆形；（C）、（D）二维超声示淋巴结内为不均匀低回声，髓质显示不清晰；（B）、（E）CDFI示淋巴结内血流分布杂乱

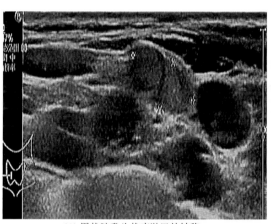

(A) 甲状腺乳头状癌淋巴结转移

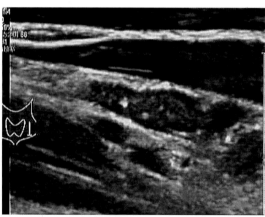

(B) 甲状腺髓样癌淋巴结转移

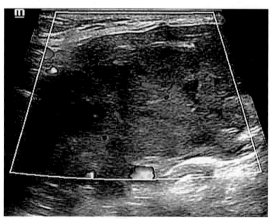

(C) 转移性鳞癌

图14-2-2 淋巴结转移癌

（A）二维超声示淋巴结内高回声；（B）二维超声示淋巴结内出现微钙化；（C）CDFI示淋巴结内部分液化

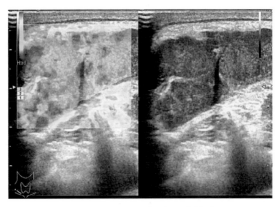

图14-2-3　肺癌淋巴结转移
应变式弹性成像示淋巴结整体硬度增大

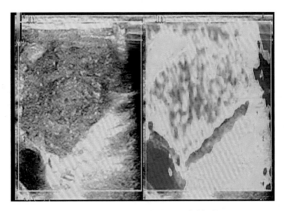

图14-2-4　鳞癌淋巴结转移
剪切波弹性成像示淋巴结整体硬度明显增大

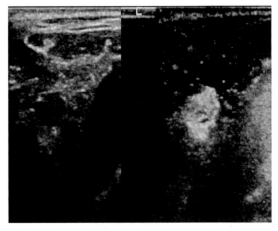

图14-2-5　甲状腺乳头状癌术后、淋巴结转移
超声造影示淋巴结整体呈不均匀高增强

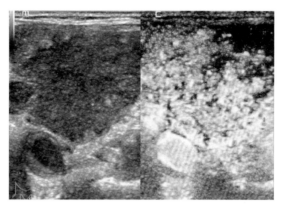

图14-2-6　鳞癌转移淋巴结
超声造影示淋巴结整体呈不均匀高增强，局部无增强

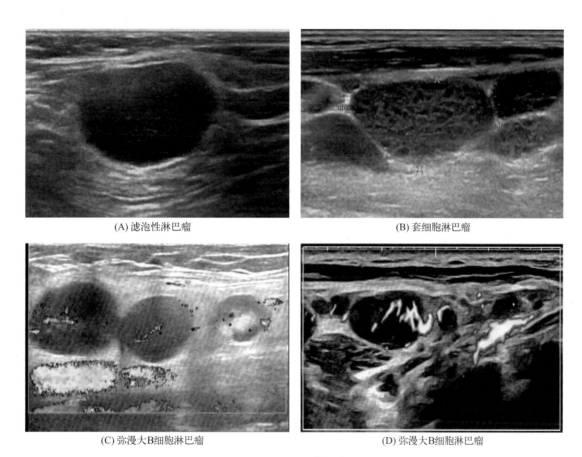

(A) 滤泡性淋巴瘤

(B) 套细胞淋巴瘤

(C) 弥漫大B细胞淋巴瘤

(D) 弥漫大B细胞淋巴瘤

图14-2-7　淋巴瘤

（A）、（C）示淋巴结呈低回声，近似囊肿回声；（B）二维超声示淋巴结内网格状高回声；（C）、（D）CDFI示淋巴结内以门样血流分布为主

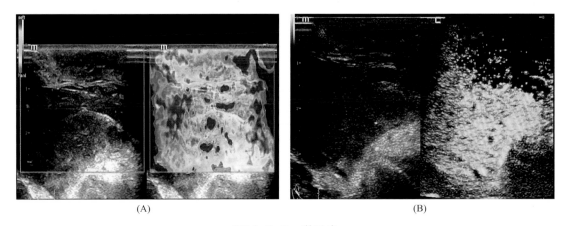

(A)   (B)

图14-2-8　淋巴瘤

（A）剪切波弹性成像示淋巴结内部弹性差异大，局部硬度大；（B）超声造影示淋巴结内部大部分高增强，部分由于坏死为低至无增强

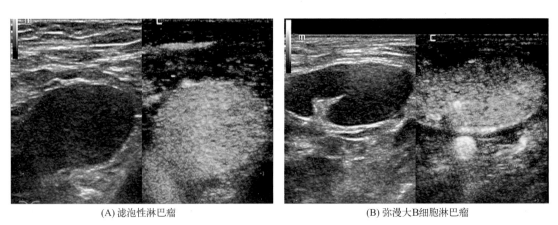

(A) 滤泡性淋巴瘤   (B) 弥漫大B细胞淋巴瘤

图14-2-9　颈部淋巴瘤

（A）、（B）超声造影动脉相均示淋巴结内部大部分高增强

（赵　磊）

第 15 章

乳腺疾病的鉴别诊断 ❯❯❯

15.1 乳腺炎性病变的鉴别诊断

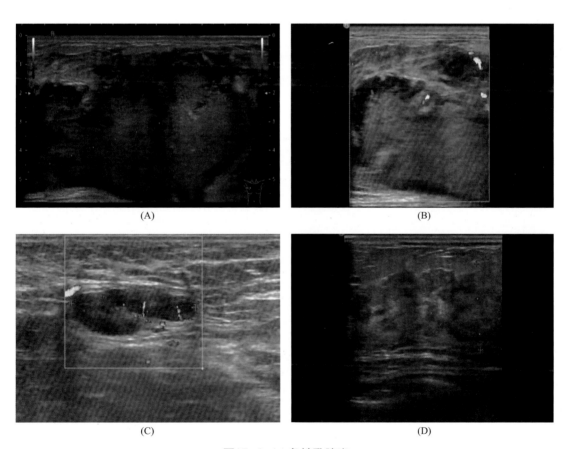

(A)

(B)

(C)

(D)

图15-1-1　急性乳腺炎

　　患者为哺乳期女性。（A）二维超声示右侧乳腺内上象限混合性回声，内充满密集点状回声漂浮；（B）CDFI 示病灶边缘条形血流；（C）CDFI 示右侧腋窝淋巴结皮质增厚，回声减低，淋巴结门变小；（D）二维超声示左侧乳腺腺体增厚，呈哺乳期乳腺改变

项目	急性乳腺炎（图15-1-1）	浆细胞性乳腺炎（图15-1-2）	肉芽肿性小叶乳腺炎（图15-1-3）	乳晕下脓肿（图15-1-4）	乳腺结核（图15-1-5）	隆乳剂性假瘤（图15-1-6）	乳腺脓肿（图15-1-7）	胸壁浅表血栓性静脉炎（图15-1-8）	乳腺脂肪坏死（图15-1-9）	积乳囊肿（图15-1-10）
好发人群	产后哺乳期女性，初产妇多见	非哺乳期经产女性：30~40岁多发	年轻经产妇，17~40岁多发	非哺乳期女性，15~60岁多发	年轻女性，20~40岁多发	中青年女性	多继发于乳腺炎患者	30~50岁女性较多见	年龄较大、肥胖或乳房下垂的女性	哺乳期或哺乳后女性
好发部位	乳腺外下象限	乳晕区	乳晕区外、外上象限多见	乳晕下	无特殊发病部位	多位于腺体后间隙，少数位于腺体及皮下脂肪层等	—	胸腹壁浅静脉	—	乳腺周边区域
全身症状	重，如寒战、高热	轻	轻	轻	多数无全身症状；若有结核史，有结核中毒症状	不明显	—	不明显	不明显	不明显
局部症状	乳房胀痛，触及压痛性肿块，局部皮肤红、肿、热、痛	①急性期：乳房疼痛、肿胀、皮肤红。②亚急性期：急性期症状减轻，乳房出现肿块。③慢性期：边界不清，活动性肿块，质硬，与皮肤粘连；可有乳头溢液	肿块大小不等，有时表现为乳腺组织肿胀，回声增厚，边界不清，质硬，不痛或微痛	乳晕下肿物，疼痛和红斑，乳头可有黏稠分泌物	初期乳房一个或多个无痛性肿块，界限不清，形成冷脓肿，并可破溃，流出干酪样物质	乳房不适，可触及边界不清的肿块，可引起乳房硬化变形	乳房区包块，质地软，位于浅表者有波动感，浅表脓肿可破溃贯流，深部脓肿还可向腺后延伸	病变区域突发疼痛，可触及条索状肿物	病变处皮肤瘀斑，可触及肿块，大小不等，质硬，有触痛	乳房触及包块，圆形或椭圆形，边界清晰，活动度好
病灶超声表现	①早期：声像图无特异性；②炎症扩展期，病变区乳腺增厚，回声减低，不均匀，压痛；③脓肿形成时则出现形态不规则无回声区，内可见点絮状回声，加压后有漩涡状回声，流动感	①导管扩张，管腔增厚，回声减低，透声差。②亚急性期和慢性期：病灶局限，边界清晰，内部回声低且不均匀；③形成脓肿时，无回声区内见大片状回声，加压后可见浑浊脓液，流动感	超声表现为多样，以小叶为中心，多灶分布，有时可表现为乳腺组织肿胀，回声增低，有时表现为混合回声结节，其内可见无回声状无回声，为微脓肿形成	乳晕区皮下低回声，无回声，界清晰，多呈倒三角形或漏斗形，脓液较多时，可见密集点状回声，加压有流动感	乳腺内实性低回声肿块，回声不均，形态不规则，可成坏死无回声区；破溃形成窦道时，皮肤与脓肿相通成管状无回声	乳腺区各层结构内见单个或多个病灶，呈非纯性回声，边界清晰，可见钙化	乳腺脓肿边界较清晰，无回声区内见点状低回声，破溃处可见与皮肤沟通的窦道	乳腺区皮下浅静脉扩张，表现为多处狭窄的管状回声	乳腺脂肪层无回声或感低回声，边界清晰，无回声，周边脂肪因伴炎症而回声增强	乳腺内无回声，边界清晰，囊壁光滑，囊壁计稀薄，无回声，乳汁黏稠时呈细密的回声，随着时间的变化，囊壁增厚或钙化，囊内回声也可变化

项目	急性乳腺炎（图15-1-1）	浆细胞性乳腺炎（图15-1-2）	肉芽肿性小叶性乳腺炎（图15-1-3）	乳晕下脓肿（图15-1-4）	乳腺结核（图15-1-5）	隆乳剂性假瘤（图15-1-6）	乳腺脓肿（图15-1-7）	胸壁浅表血栓性静脉炎（图15-1-8）	乳腺脂肪坏死（图15-1-9）	积乳囊肿（图15-1-10）
同侧腋窝淋巴结	可有反应性增生	可伴有反应性增生	可伴有反应性增生	可伴有反应性增生	反应性增生；合并腋窝淋巴结结核时，淋巴结中央为坏死组织，周边可见薄层实质	可伴有反应性增生	可伴有反应性增生	—	可伴有反应性增生	—
CDFI	炎症区血管增多，脓腔区无血流，脓腔周边血流增多，RI＜0.7	急性期血流丰富；慢性期血流不丰富，RI＜0.7，脓腔无血流	病灶血流信号增加	非脓肿区血流丰富，呈火焰状	病灶内可见血流，坏死区无血流，淋巴结血流丰富，坏死区无血流	无回声内无血流，病灶边缘可见少许血流	肿块内部及周边可见血流，液化坏死区无血流	管状无回声内无血流	无回声内无血流，周边脂肪可见血流	囊内乳汁无血流，囊壁可有少许血流
备注	—	病程长，反复发作	病程长	反复发作，不易治愈	—	—	—	自限性疾病	—	—

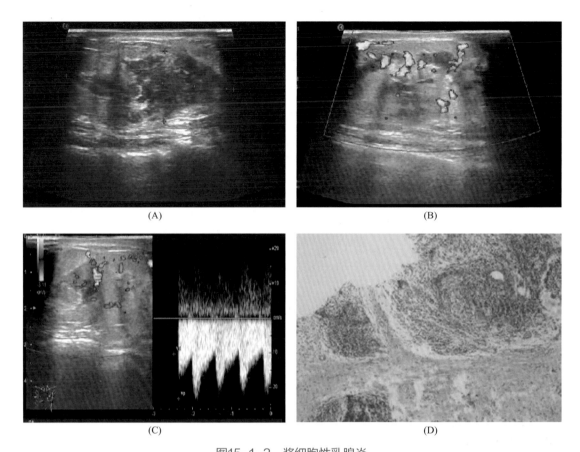

(A)   (B)

(C)   (D)

图15-1-2　浆细胞性乳腺炎

（A）二维超声示左乳内下象限乳晕旁混合性回声，沿导管走行，回声不均匀；（B）CDFI示病灶内血流丰富；（C）测及动脉频谱RI为0.56；（D）穿刺病理：浆细胞性乳腺炎

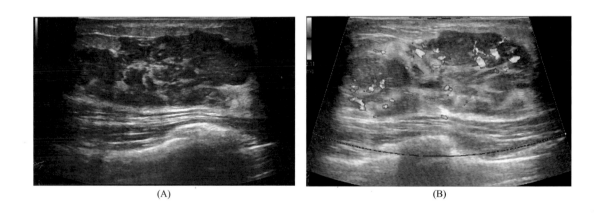

(A)   (B)

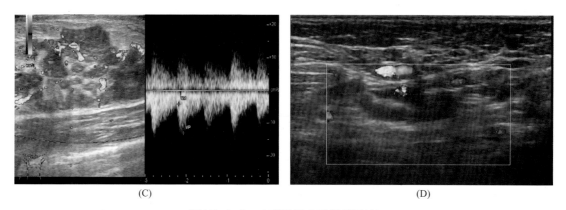

(C)   (D)

图15-1-3　肉芽肿性小叶性乳腺炎

（A）二维超声示右侧乳腺上象限腺体增厚，回声减低，其内可见小的无回声区；（B）CDFI 示病灶内血流丰富，无回声内无血流；（C）频谱多普勒示病灶内测及动脉频谱 RI 为 0.67；（D）二维超声及 CDFI 示右侧腋窝淋巴结皮质增厚，回声减低

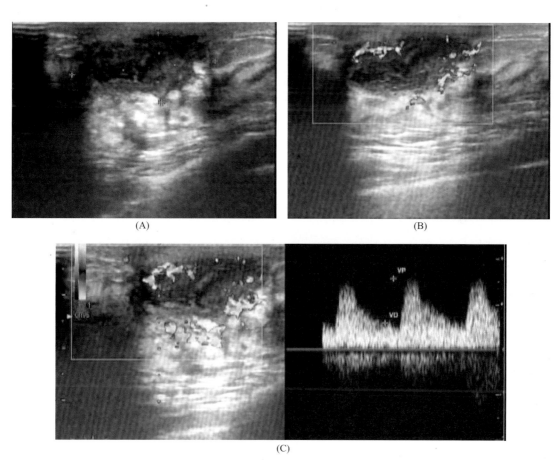

(A)   (B)

(C)

图15-1-4　乳晕下脓肿

（A）二维超声示右乳腺乳晕处皮下混合回声，呈倒三角形，边界清晰，内见点絮状回声，压之有流动感；（B）CDFI 示病灶内血流丰富，无回声内无血流；（C）频谱多普勒示病灶内测及动脉频谱 RI 为 0.63

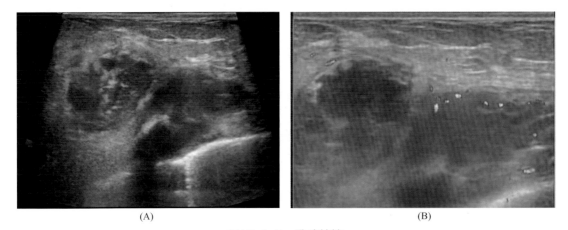

(A) (B)

图15-1-5 乳腺结核

（A）二维超声示右乳腺内下象限混合性回声，向腺体后方生长，局部达胸腔及肺表面，病灶大部分呈无回声，内见点状回声，加压有流动感；（B）CDFI示病灶边缘见血流信号，无回声内未探及血流信号。术后病理及实验室检查证实为结核

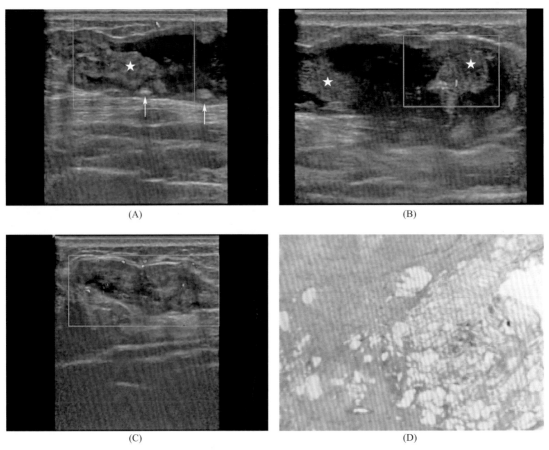

(A) (B)

(C) (D)

图15-1-6 隆乳剂性假瘤

患者自述注射奥美定隆乳8年。（A）二维超声及CDFI显示右乳腺外上象限腺体层混合性回声，边界清晰，无回声腔内不清晰，还可见团块状强回声（——），低回声（★）内见点状血流信号；（B）二维超声及CDFI显示右乳腺3点方向腺体层混合性回声，无回声腔内不清晰，内可见多发附壁团块样低回声（★），内见点状血流信号；（C）二维超声及CDFI显示左乳腺中央区混合性回声，以低回声为主，内见点状血流信号；（D）病理结果：双侧乳腺混合性回声，病理均为大量异物伴肉芽肿性炎

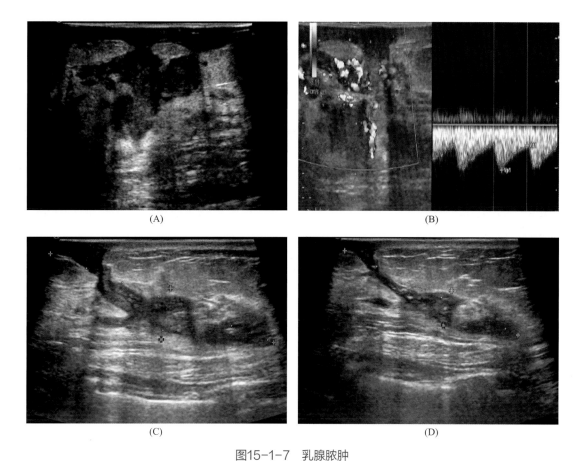

图15-1-7　乳腺脓肿

（A）二维超声示右乳腺内上象限混合性回声，局部与皮肤沟通，可见非均质性无回声区及密集点状回声；（B）CDFI及频谱多普勒示肿块实性回声内血流丰富，RI为0.55，脓肿内无血流；（C）患者经中医治疗后8个月复查，二维超声示右乳腺脓肿变小，局部与皮肤沟通，其内点状回声减少；（D）中医治疗后9个月复查，脓肿逐渐减小

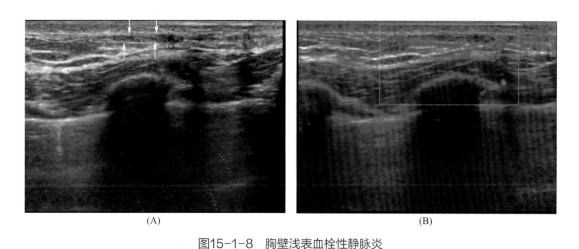

图15-1-8　胸壁浅表血栓性静脉炎

（A）二维超声示右乳腺7点皮下可见条索状无回声（ ➝ ），宽窄不一，轮廓边界欠清晰，管腔内不清晰；（B）CDFI示管腔内未探及血流信号

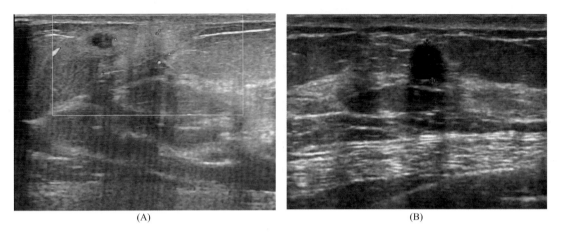

(A)   (B)

图15-1-9　乳腺脂肪坏死

（A）CDFI 示右乳腺 12 点处脂肪层回声增强，可见血流信号，内无回声区未见血流信号；（B）二维超声示左乳腺术后瘢痕下方脂肪层见无回声，边界清晰

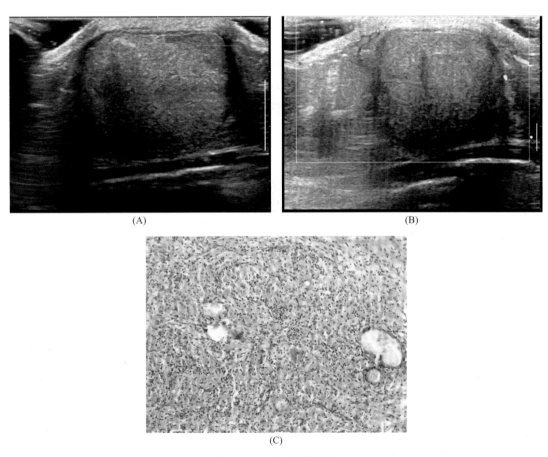

(A)   (B)

(C)

图15-1-10　积乳囊肿

（A）哺乳后，二维超声示右乳腺见等回声，形态较规则，边界清晰，内见细密点状回声；（B）CDFI 示等回声区边缘见点状血流信号；（C）剖开肿物见囊腔内黏稠乳酪状物，病理可见肉芽肿伴大量炎症细胞

（王　盈）

项目	乳腺纤维腺瘤（图15-2-1）	乳腺良性叶状肿瘤（图15-2-2）	乳腺错构瘤（图15-2-3）	乳腺腺病（图15-2-4）	乳腺脂肪瘤（图15-2-5）	乳腺导管内乳头状瘤（图15-2-6）
临床特点	好发于育龄期女性，发病有两个高峰年龄。第一个高峰发生在20~30岁，第二个高峰在40~50岁。妊娠期有时可出现肿瘤快速增长	叶状肿瘤发病高峰年龄为40~50岁，偶尔也发生于青少年	好发于育龄期女性，最常见于40岁左右的成年人	多发生于育龄期女性，绝经后女性也可发生，可伴有乳房胀痛，可随月经周期变化	可发生于任何年龄段，许多患有乳腺脂肪瘤的患者在身体其他部位也可以发现脂肪瘤。乳腺脂肪瘤很少有恶变，也不会增加乳腺癌风险	发病年龄较为广泛，发病高峰在50岁左右，被认为是乳头溢液最常见的病因。溢液多为浆液性或血性，也有部分病例可伴有乳头溢液
数目（单侧或双侧）	单发多见，约1/4患者呈多发	单发	单发	单发或多发	单发或多发	单发或多发
病灶回声	与脂肪组织相比呈低回声或等回声，内部回声较均匀，部分病例内部可出现无回声和条形高回声	多为低回声，回声较均匀（相较于交界性或恶性叶状肿瘤）；少见钙化；肿物内部可见裂隙状无回声或水平线状高回声	回声不均匀，高低相同	与脂肪层回声相比，多呈低回声，内部回声多较均匀	与周围正常的脂肪小叶相比呈高回声或等回声，内部可见大量纤细的、和皮肤表面平行的分隔	呈低回声，内部回声较均匀，部分典型病例中可见病灶位于扩张的导管内，部分病例则观察不到扩张导管，仅表现为低回声团
大小	通常直径<3cm。部分发生于青少年的巨大纤维腺瘤和幼年型纤维腺瘤较大，可达6~10cm	大小不一	大小不一	大小不一	大小不一，1~10cm以上均有可能	较小，通常直径<1cm
形态、边界	形态规则，呈椭圆形或大分叶状，边缘光整，可出现锐利的侧方声影	多呈分叶状或椭圆形；边界清楚，有时可见高回声包膜（非真正的包膜，为肿瘤挤压周围组织形成）	形态规则，边缘光整，有清晰的高回声包膜	形态多不甚规则，可呈片状、结节状或不规则形，边界欠光整，无包膜	形态规则，呈椭圆形；边缘光整，可有高回声包膜	形态多为类圆形，可见微小分叶，或呈沿导管走行的低回声，边界较清晰
CDFI	内部血供可丰富或不丰富；血供丰富的病例通常代表细胞增生活跃，短期复查病灶可能会出现增大	内部血供可丰富或不丰富	内部可见血流信号，通常不丰富	血供可丰富或不丰富	内部血供多数不丰富	内部血流丰富，部分病灶可见沿中心轴向走行的低回声，血管自病灶基底部伸入

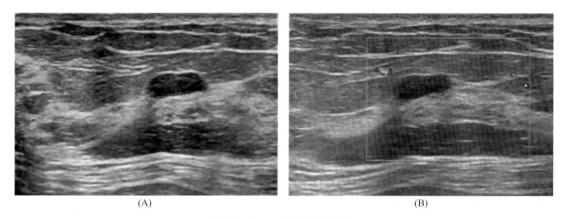

(A)   (B)

图15-2-1 乳腺纤维腺瘤

（A）二维超声示腺体内低回声肿物，形态规则，边缘光整，内部回声均匀，可见高回声包膜；（B）CDFI示低回声内无血流信号

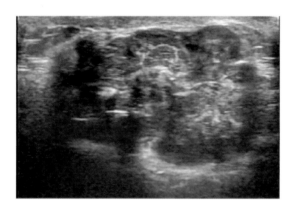

图15-2-2 乳腺良性叶状肿瘤

二维超声示肿瘤呈低回声，形态呈分叶状，可见包膜，内部见条状高回声及散在的裂隙样无回声

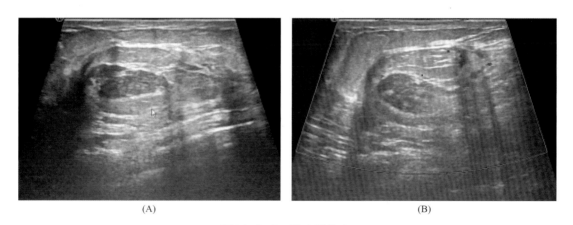

(A)   (B)

图15-2-3 乳房错构瘤

（A）二维超声示腺体内高低混合回声（➡），周边可见包膜；（B）CDFI示其内部血流信号稀疏，可见点状血流信号

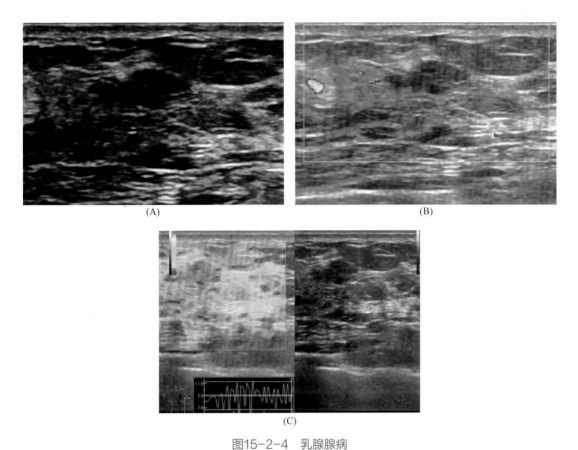

(A)

(B)

(C)

图15-2-4　乳腺腺病

（A）二维超声示腺体内低回声病灶，形态不规则，呈片状，边缘模糊不清；（B）CDFI示病灶内无血流信号；（C）弹性成像示病灶质软

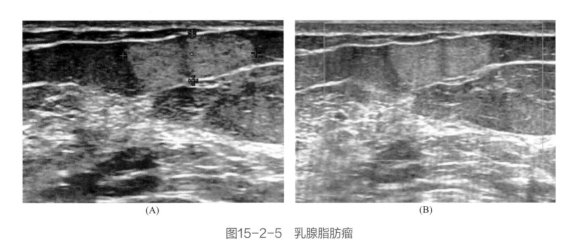

(A)

(B)

图15-2-5　乳腺脂肪瘤

（A）二维超声示脂肪层内高回声肿物，椭圆形，边缘光整，内部回声较均匀，可见少量条形高回声；（B）CDFI示肿物内无血流信号

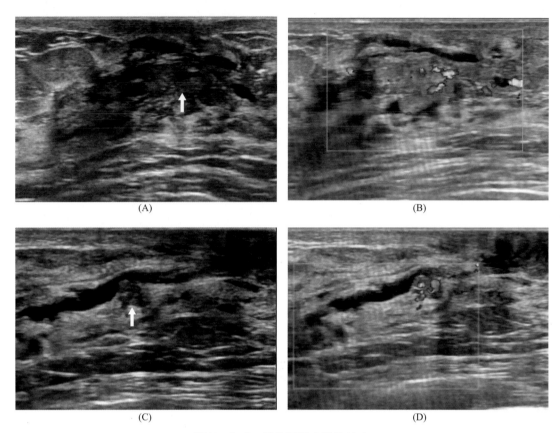

(A)　　　　　　　　　　　　　　　(B)

(C)　　　　　　　　　　　　　　　(D)

图15-2-6　乳腺导管内乳头状瘤

（A）二维超声示乳腺内下象限乳晕区可见一低回声肿物（➡），肿物形态不规则，可见分叶，周边可见多发导管扩张；（B）CDFI示肿物内血流信号丰富；（C）乳腺外上象限乳晕区也可见导管扩张，扩张导管内可见低回声小肿物（➡）；（D）CDFI示小肿物内可探及丰富血流信号，自病灶基底部伸入

（康姝）

15.3　乳腺恶性病变的鉴别诊断

项目	导管原位癌（图15-3-1）	小叶原位癌（图15-3-2）	浸润性导管癌（图15-3-3）	浸润性小叶癌（图15-3-4）	黏液癌（图15-3-5）	乳头乳晕湿疹样癌［乳腺佩吉特（Paget）病］（图15-3-6）	乳腺恶性叶状肿瘤（图15-3-7）	乳腺淋巴瘤（图15-3-8）
临床特点	育龄女性多见	育龄女性多见，预后较导管原位癌好	好发于40～60岁，是最常见的乳腺恶性肿瘤	好发于50～60岁女性，发病率仅次于浸润性导管癌，预后好于浸润性导管癌	多发生于40～60岁以上的绝经后女性	以乳头溢液、乳头乳晕区皮肤破溃红斑、乳头红肿瘙痒、糜烂为特征性表现	常见于35～55岁女性	高发年龄为50～60岁，病变进展较快，多短期内肿物明显增大
数目（单侧或双侧）	单侧	多中心，双侧发病	多为单侧	具有多灶性、多中心、双侧发病的特点	多为单侧	多为单侧	多为单侧	双侧，多发

项目	导管原位癌（图15-3-1）	小叶原位癌（图15-3-2）	浸润性导管癌（图15-3-3）	浸润性小叶癌（图15-3-4）	黏液癌（图15-3-5）	乳头乳晕湿疹样癌[乳腺佩吉特（Paget）病]（图15-3-6）	乳腺恶性叶状肿瘤（图15-3-7）	乳腺淋巴瘤（图15-3-8）
病灶回声	超声表现为低回声，多沿导管走行，常伴有多发微钙化	超声表现为低回声，后方可有衰减，钙化少见	超声表现为低回声，多沿导管走行，后方多有衰减，常伴有多发微钙化	多表现为低回声肿物，后方衰减是主要特征，钙化少见	超声多表现为低回声，低回声内回声不均匀，可见小的无回声区，后方回声增强或无明显衰减	乳头内可见低回声区；如果乳头后方有低回声区，沿导管走行，同时有微钙化，可能合并导管原位癌或浸润性导管癌	超声多表现为不均匀低回声，可有裂隙状或小的无回声区，钙化少见	超声多表现为低回声、网状低回声或高低混合回声，回声不均匀，后方回声增强，钙化少见，多伴腋窝淋巴结肿大
大小	大小不一	大小不一	大小不一	大小不一	大小不一	大小不一	平均大小为3～5 cm	大小不一
形态、边界	形态不规则，边界不清晰，有的呈肿块型，有的呈片状低回声，有的局部结构紊乱，有的表现为导管扩张	形态不规则，边界不清晰，可有边缘成角	形态不规则，边界不清晰，可呈多分叶状、毛刺状，边缘成角，纵横比≥1，周边可有高回声晕	形态不规则，边界不清晰，可呈多分叶状、毛刺状，边缘成角，纵横比＞1，周边可有高回声晕	多数形态规则，表面光滑，可有假包膜；如果有边缘毛刺，周边有高回声晕或后方衰减，需考虑混合癌	形态不规则，边界不清晰	形态可呈椭圆形、分叶状、圆形或不规则形，轮廓清晰，可有假包膜，后方可回声增强或无变化	形态不规则，边界不清晰
CDFI	血流多较丰富，有的可见穿支状血流，多数RI≥0.7	其内或周边可见血流	血流多较丰富、杂乱，可见穿支状血流，多数RI≥0.7	血流多不丰富，周边可见血流	血流多不丰富，有的其内可见条状或穿支状血流	血流多丰富	其内或周边可见血流	血流较丰富

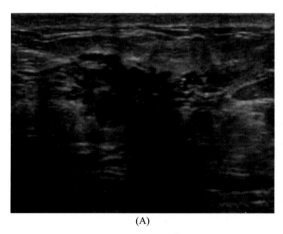
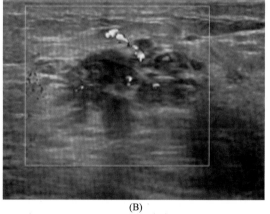

(A)　　　　　　　　　　　　　　　(B)

图15-3-1　导管原位癌

（A）二维超声显示左乳腺内沿导管走行可见低回声，边界不清晰，其内见点状强回声，后方无衰减；（B）CDFI显示低回声区血流较丰富

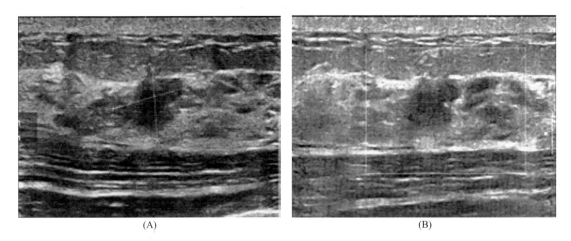

(A)　　　　　　　　　　　　　　　(B)

图15-3-2　小叶原位癌

（A）二维超声显示右乳腺内可见低回声，边缘成角，未见明显钙化；（B）CDFI显示肿物内及边缘血流信号

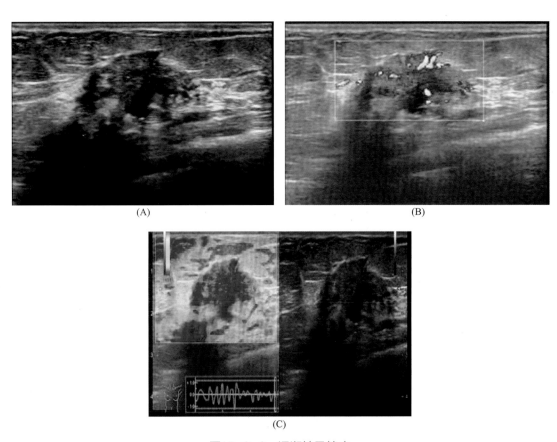

(A)　　　　　　　　　　　　　　　(B)

(C)

图15-3-3　浸润性导管癌

（A）二维超声示右乳腺10点处病灶边缘成角，其内可见微小钙化，周边有高回声晕，局部后方衰减；（B）CDFI示病灶内血流丰富；（C）弹性成像示病灶弹性评分4分，质硬

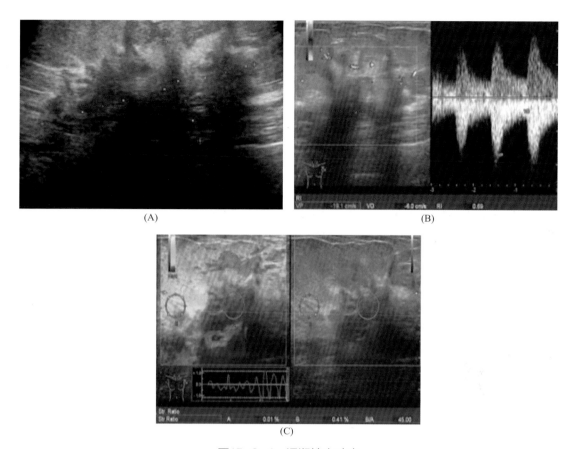

图15-3-4 浸润性小叶癌

（A）二维超声显示左乳腺内可见低回声，边界不清晰，毛刺状，后方衰减，未见明显钙化；（B）CDFI示边缘血流，RI：0.69，阻力指数偏高；（C）弹性成像示弹性评分4分，质硬，弹性应变率比值45

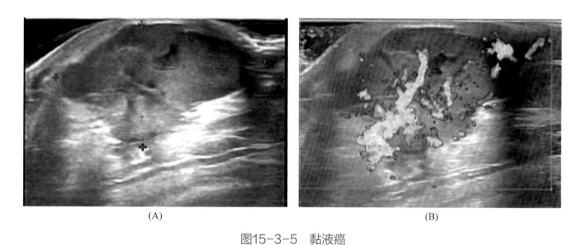

图15-3-5 黏液癌

（A）二维超声显示右乳腺可见低回声区，边界清晰，其内可见无回声区，未见明显钙化和毛刺，后方回声增强；（B）CDFI示肿物内血流丰富、杂乱

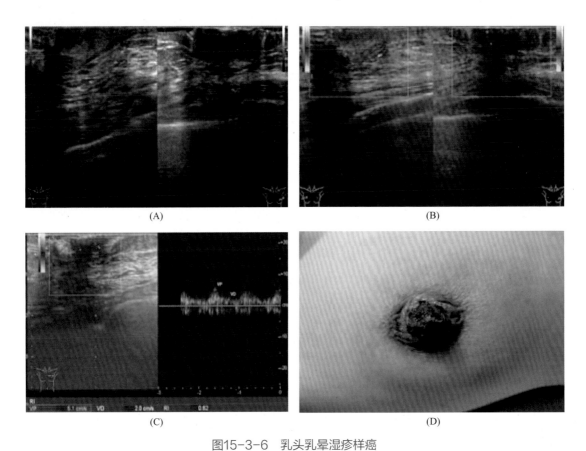

(A)　　　　　　　　　　　　　　　　　(B)

(C)　　　　　　　　　　　　　　　　　(D)

图15-3-6　乳头乳晕湿疹样癌

（A）二维超声显示左乳头较右乳头回声减低；（B）CDFI显示右乳头内无血流信号，左乳头内可见点状血流信号；（C）频谱多普勒示左乳头内可测及动脉频谱，RI：0.62；（D）左乳头反复破溃、脱屑、结痂

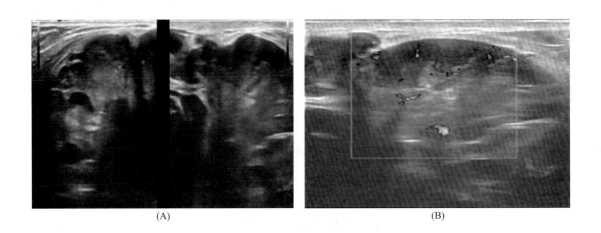

(A)　　　　　　　　　　　　　　　　　(B)

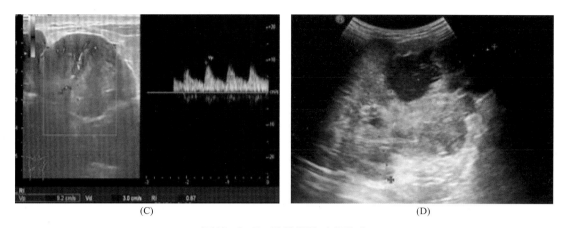

(C)   (D)

图15-3-7   乳腺恶性叶状肿瘤

（A）二维超声线阵探头显示右乳腺内巨大的低回声肿物，其内回声不均匀，多分叶状，其内见无回声区；（B）CDFI可见较丰富条状彩色血流；（C）频谱多普勒显示，可测及动脉频谱，RI：0.67；（D）二维超声凸阵探头显示右乳腺巨大肿物全貌，呈多分叶状，有无回声区

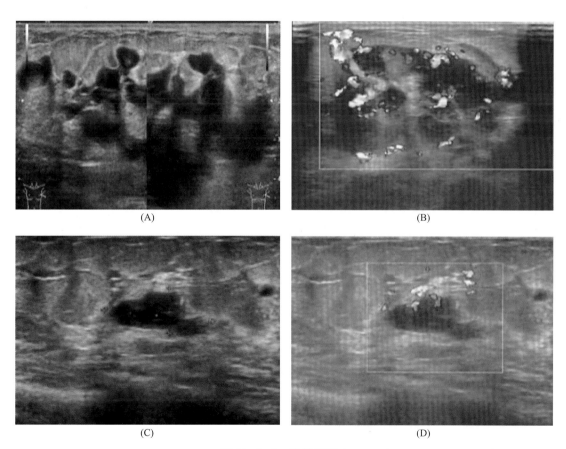

(A)   (B)

(C)   (D)

图15-3-8   乳腺淋巴瘤

（A）二维超声示左乳腺内高低混合回声，后方无衰减，未见明显钙化；（B）CDFI示血流丰富杂乱；（C）二维超声示左腋窝淋巴结呈低回声，未见淋巴结门；（D）CDFI示腋窝淋巴结血流较丰富

（张义侠）

第 16 章

浅表肿物的鉴别诊断 ▶▶▶

16.1 无回声病变的鉴别诊断

项目	舌根部囊肿 （图16-1-1）	甲状舌管囊肿 （图16-1-2）	鳃裂囊肿 （图16-1-3）	腱鞘囊肿 （图16-1-4）	滑膜囊肿 （图16-1-5）	腘窝囊肿 （图16-1-6）	子宫圆韧带囊肿 （图16-1-7）	囊性淋巴管瘤 （图16-1-8）
好发人群	口腔易感染者	儿童及青少年	儿童及青少年	中青年女性	50～60岁	35～75岁	中年女性	男童多发
好发部位	舌根部	舌骨周围中线部位	第二鳃裂	关节周围	关节及滑囊处	腘窝内侧	腹股沟区	颌下、颈部
数目	单发	单发	单发	单发	单发或多发	单发	单发	单发或多发
大小	常较小	大小不一	常较大	常较小	常较小	常较大	大小不一	常较大
超声表现	舌根部肌组织内囊性回声或均质低回声	舌骨周围囊性回声或均质低回声	颈部或腮腺区囊性回声	关节肌腱周围囊性回声，常伴分隔	关节囊或滑液囊周围囊性回声，可伴分隔	腘窝内侧肌间囊性回声，出现特异征象"逗号征"	腹股沟管囊性回声，腹环完整	表浅组织囊性回声，伴淋巴液淤积
CDFI	以上无回声病变均无血流							

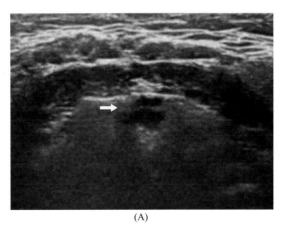
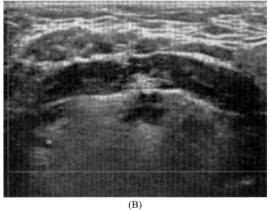

(A)   (B)

图16-1-1　舌根部囊肿

（A）二维超声显示舌根部肌组织内较小囊性回声（➡）；（B）CDFI示病变无血流信号

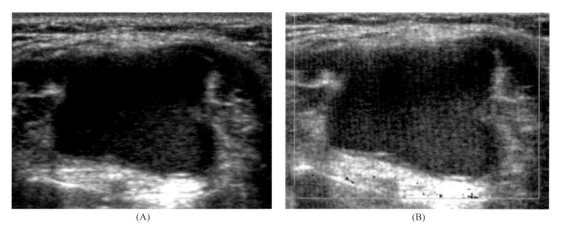

(A) (B)

图16-1-2　甲状舌管囊肿

（A）二维超声显示舌骨旁囊性回声，内伴密集点状低回声；（B）CDFI 显示病变无血流信号

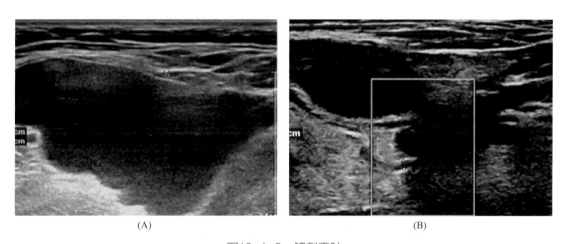

(A) (B)

图16-1-3　鳃裂囊肿

（A）二维超声显示下颌角不规则较大囊性回声，内伴点状低回声；（B）CDFI 显示病变无血流信号

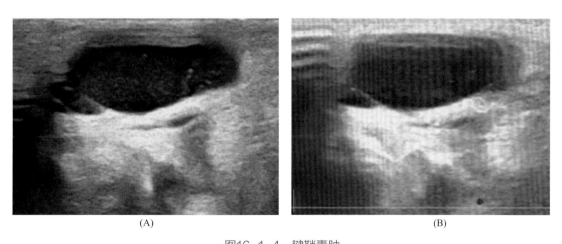

(A) (B)

图16-1-4　腱鞘囊肿

（A）二维超声显示腕关节背侧肌腱旁不规则囊性回声，内伴密集点状低回声及分隔；（B）CDFI 显示病变无血流信号

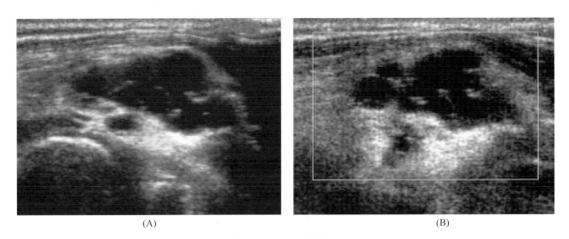

(A)

(B)

图16-1-5　滑膜囊肿

（A）二维超声显示腕关节背侧肌腱与关节骨之间不规则囊性回声，内伴分隔；（B）CDFI 显示病变无血流信号

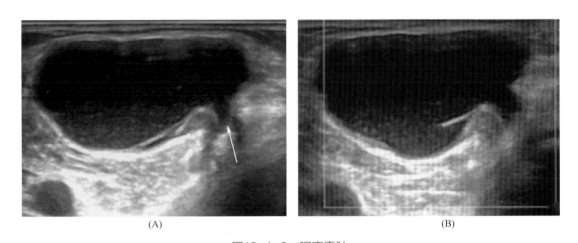

(A)

(B)

图16-1-6　腘窝囊肿

（A）二维超声显示腘窝内侧肌间不规则囊性回声，呈"逗号征"（➝），内伴密集点状低回声；（B）CDFI 显示病变无血流信号

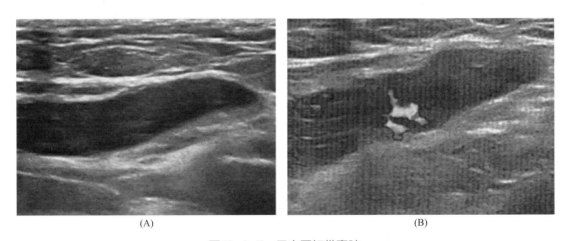

(A)

(B)

图16-1-7　子宫圆韧带囊肿

（A）二维超声显示腹股沟区条状囊性回声，内较清晰；（B）CDFI 显示病变无血流信号

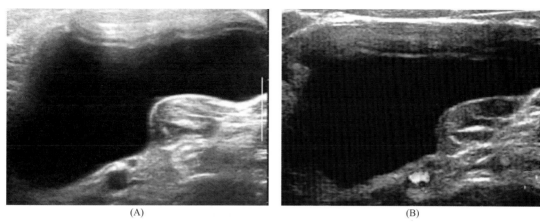

(A) (B)

图16-1-8 囊性淋巴管瘤

（A）二维超声显示颈部下段不规则囊性回声，内较清晰；（B）CDFI显示病变无血流信号

16.2 低回声病变的鉴别诊断

16.2.1 低回声病变的鉴别诊断（一）

项目	皮脂腺囊肿（图16-2-1）	表皮样囊肿（图16-2-2）	皮样囊肿（图16-2-3）	血管球瘤（图16-2-4）	结节性筋膜炎（图16-2-5）	隆突性皮肤纤维肉瘤（图16-2-6）
好发人群	青春发育期	成年人	0～12岁儿童	中青年，女性稍多	20～40岁成年人	中青年人，男性稍多
好发部位	头面部、背臀部	面部、躯干上部	眼眶、眉部、鼻部	手指、足趾、甲床	四肢，尤其前臂	躯干多见，其次是四肢
临床特点	—	—	—	常有触痛	生长迅速	皮肤红色或青紫色
超声表现	皮肤或皮下低回声，回声不均匀，特异征象为"苹果把征"	皮肤或皮下低回声，回声较均匀，特异征象为"裂隙征"	皮肤或皮下低回声，回声不均匀，可伴毛发、钙化、液化	皮下浅筋膜内低回声，回声不均匀	皮下浅筋膜内低回声，回声不均匀	皮肤及浅筋膜内低回声，回声不均匀
CDFI	无血流或边缘血流	无血流	无血流或少许血流	丰富血流	略丰富血流	较丰富血流

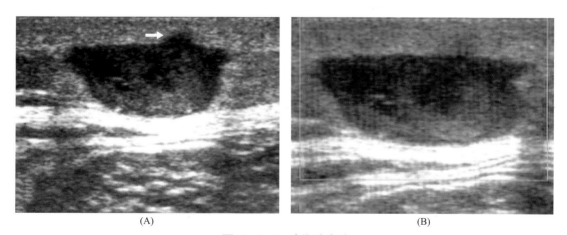

(A) (B)

图16-2-1 皮脂腺囊肿

（A）二维超声显示浅筋膜内低回声，局部呈条状低回声向皮肤延续，称"苹果把征"（➡）；（B）CDFI显示病变无血流信号

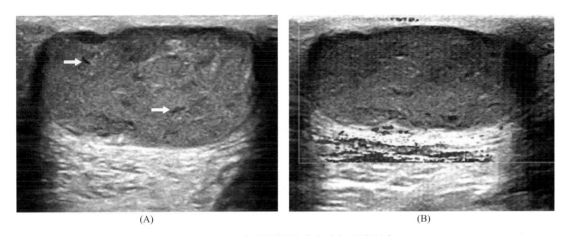

（A）   （B）

图16-2-2　表皮样囊肿（表皮包涵囊肿）

（A）二维超声显示浅筋膜内低回声，内见散在短条状极低回声，称"裂隙征"（➡）;（B）CDFI 显示病变无血流信号

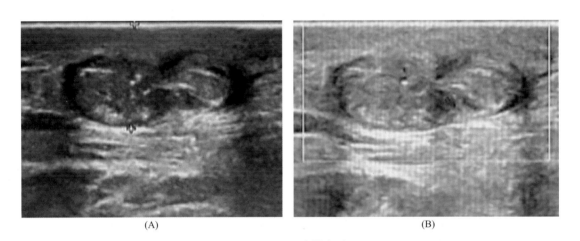

（A）   （B）

图16-2-3　皮样囊肿

（A）二维超声显示浅筋膜内低回声，回声不均匀，内见点条状稍强回声;（B）CDFI 显示病变可见点状血流信号

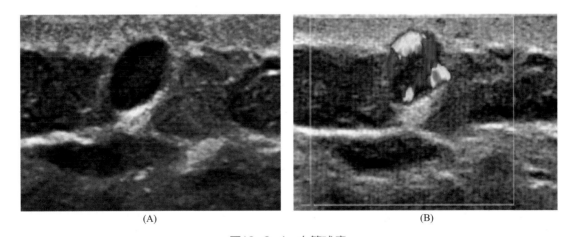

（A）   （B）

图16-2-4　血管球瘤

（A）二维超声显示浅筋膜内低回声，形态规则，多呈圆形或类圆形;（B）CDFI 显示病变可见丰富血流信号

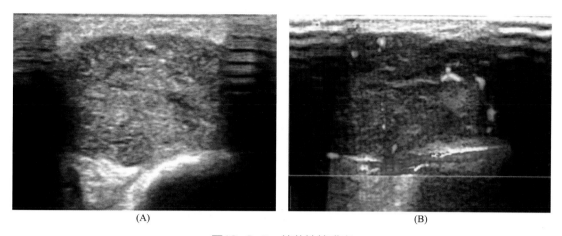

(A)   (B)

图16-2-5 结节性筋膜炎

（A）二维超声显示浅筋膜内低回声，回声不均匀，形态欠规则；（B）CDFI显示病变可见略丰富血流信号

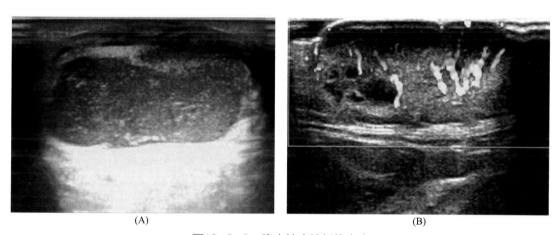

(A)   (B)

图16-2-6 隆突性皮肤纤维肉瘤

（A）二维超声显示皮肤及浅筋膜内低回声，回声不均匀，形态欠规则，部分可见隆起，皮肤呈红色或青紫色；（B）CDFI显示病变可见较丰富血流信号

16.2.2 低回声病变的鉴别诊断（二）

项目	神经鞘瘤（图16-2-7）	神经纤维瘤病（图16-2-8）	腱鞘巨细胞瘤（图16-2-9）	弹力纤维瘤（图16-2-10）	韧带样纤维瘤病（图16-2-11）	腹壁子宫内膜异位症（图16-2-12）	转移癌（图16-2-13）
好发人群	30～50岁中年人	家族遗传病史者	30～50岁，女性稍多	中老年女性	30～50岁，女性多见	中青年女性	原发恶性肿瘤者
好发部位	—	—	手腕部、足部	背部肩胛下角区	全身各部，腹壁多见	下腹壁前方	—
临床特点	触痛或远端肢体麻木	皮肤牛奶咖啡斑、腋窝雀斑	—	双侧对称发生	—	疼痛及病灶大小与月经周期相关	—
超声表现	软组织内低回声，可伴囊变，特异征象为"三角帽征"及"鼠尾征"	皮肤及软组织内低回声，结节样或弥漫分布	肌腱周围低回声，无包膜	肩胛下角区深部肌肉组织增厚，回声减低不均匀	肌肉组织内低回声，无包膜，多位于腹直肌	下腹壁前方脂肪深层或腹直肌低回声，可伴液化	软组织内低回声，回声不均匀，可伴液化坏死
CDFI	略丰富血流	少许或较丰富血流	少许血流	无血流	少许血流	少许血流	少许或较丰富血流

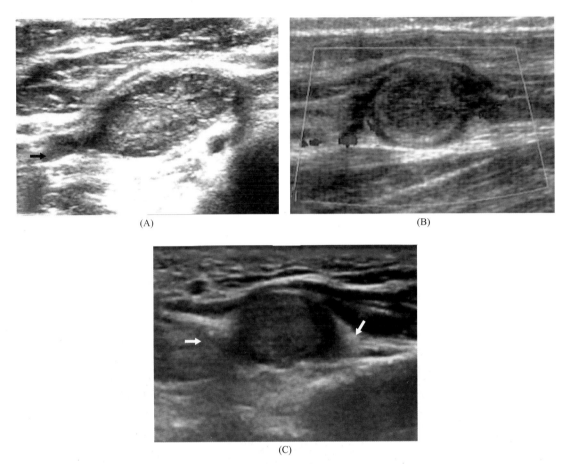

(A)

(B)

(C)

图16-2-7　神经鞘瘤

（A）二维超声显示深部软组织内低回声，形态规则，两端见条状低回声，称"鼠尾征"（➡）;（B）CDFI 显示病变可见少许血流信号;（C）二维超声显示深部软组织内低回声，形态规则，两端见三角形高回声，称"三角帽征"（➡）

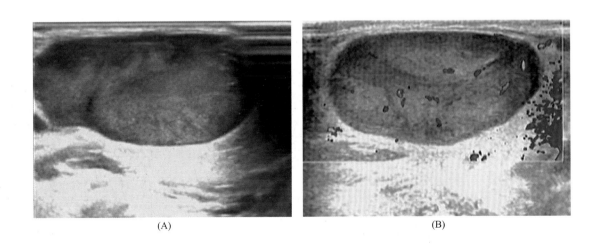

(A)

(B)

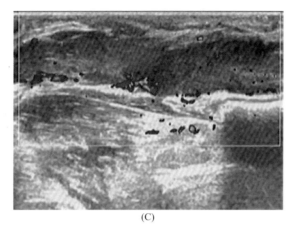

(C)

图16-2-8　神经纤维瘤病

（A）二维超声显示表浅组织内低回声，结节状，形态欠规则；（B）CDFI 显示病变可见少许血流信号；（C）CDFI 显示表浅组织内低回声，弥漫分布，形态不规则，可见少许血流信号

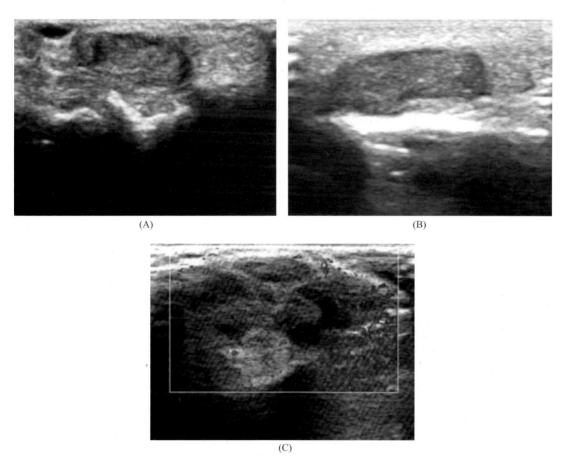

(A)　　　　　　　　　　　　　　　　　　　(B)

(C)

图16-2-9　腱鞘巨细胞瘤

（A）、（B）二维超声显示肌腱旁低回声，形态欠规则；（C）CDFI 显示病变可见点状血流信号

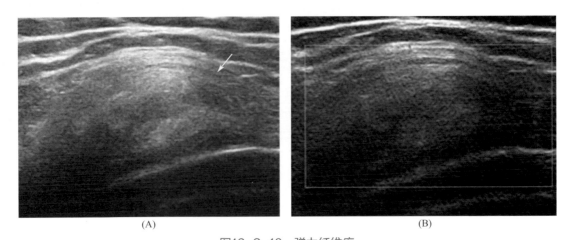

(A)

(B)

图16-2-10　弹力纤维瘤

（A）二维超声显示背部肩胛下角区深部肌肉组织增厚，呈高、低混合回声（➝），无明显边界及包膜；（B）CDFI
显示病变无血流信号

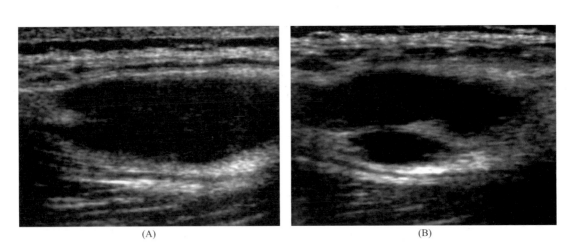

(A)

(B)

图16-2-11　韧带样纤维瘤病

（A）、（B）二维超声显示腹前壁腹直肌内低回声，回声不均匀，形态不规则

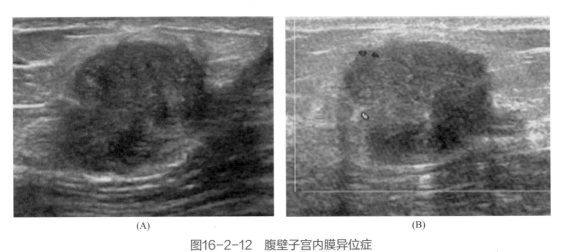

(A)

(B)

图16-2-12　腹壁子宫内膜异位症

（A）二维超声显示腹前壁脂肪深层低回声，回声不均匀，形态不规则；（B）CDFI显示病变可见少许血流信号

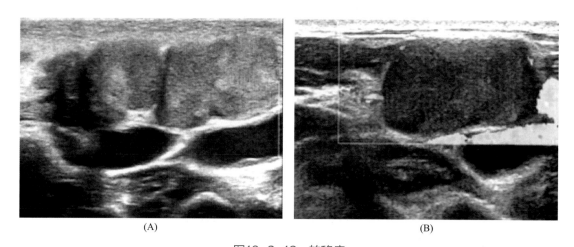

(A) (B)

图16-2-13 转移癌

（A）二维超声显示颈部表浅组织低回声，形态不规则，病理为皮肤鳞癌转移；（B）CDFI 显示病变可见少许血流信号

16.3 等回声病变的鉴别诊断

项目	脂肪瘤（图16-3-1）	新鲜血肿（图16-3-2）
好发人群	中年人	无特殊性
好发部位	全身各部位	常为损伤部位
临床特点	无明显症状，触及肿块，偶有疼痛	皮肤淤青，软组织肿胀、疼痛
数目	常多发	弥漫分布
超声表现	皮下脂肪或深部软组织内等回声，有包膜	软组织增厚，其内均匀点状等回声，加压则有流动感
形态	规则，边界清晰	不规则
CDFI	无血流或有少许血流	无血流

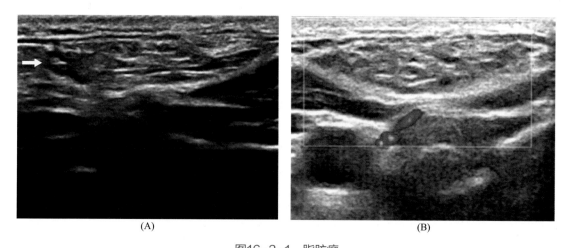

(A) (B)

图16-3-1 脂肪瘤

（A）二维超声显示脂肪层内等回声（➡），结节样，形态较规则；（B）CDFI 显示病变无血流信号

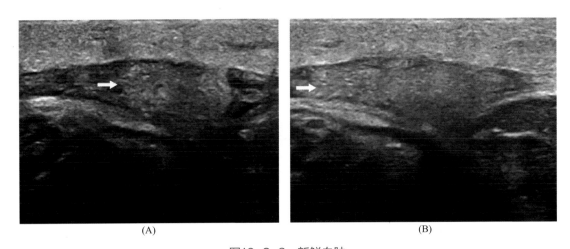

图16-3-2　新鲜血肿

（A）、（B）二维超声显示表浅组织内等回声（➡），呈均匀点状，结合外伤病史，诊断为新鲜血肿

16.4　高回声病变的鉴别诊断

项目	脂肪瘤（图16-4-1）	血管瘤（图16-4-2）	脂膜炎（图16-4-3）	脂肪肉瘤（图16-4-4）
好发人群	中年人	婴幼儿及中青年	青壮年女性	40～60岁，男性略多
好发部位	全身各部位	皮肤、头颈、躯干	躯干、四肢	下肢、腹膜后
临床特点	无明显症状，触及肿块，偶有疼痛	皮肤颜色变化或触及肿块，偶有不适	临床表现多样，常为皮下结节，可有触痛	无明显症状，触及无痛性肿块
超声表现	皮下脂肪或深部软组织内高回声，有包膜	皮肤或皮下软组织内等回声或高回声，常伴管状无回声	皮下脂肪内多发高回声，结节样，回声不均匀，无包膜	软组织内等回声或高回声，多位于肌间，回声不均匀，无包膜
形态	规则，边界清晰	不规则，边界多不清晰	不规则，边界欠清晰	不规则，边界欠清晰
CDFI	无血流或有少许血流	较丰富血流	少许血流	少许血流

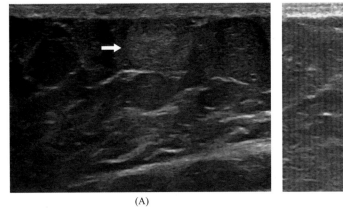
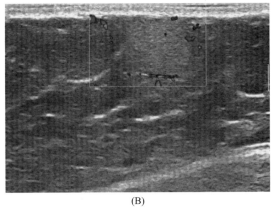

图16-4-1　脂肪瘤

（A）二维超声显示脂肪层高回声（➡），结节样，形态规则，边界清晰；（B）CDFI显示病变边缘少许血流信号

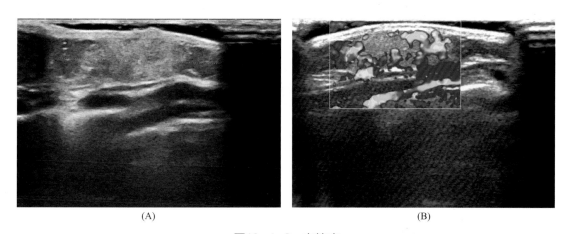

(A) (B)

图16-4-2 血管瘤

（A）二维超声显示脂肪层内高回声，结节样，形态不规则；（B）CDFI 显示病变可见丰富血流信号

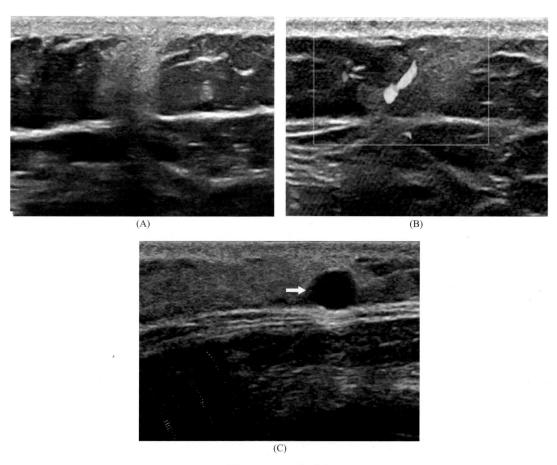

(A) (B)

(C)

图16-4-3 脂膜炎

（A）二维超声显示脂肪层内高回声，形态不规则，边界欠清晰；（B）CDFI 显示病变可见少许血流信号；（C）二维超声显示脂肪层回声增高，边界不清晰，内见类圆形近似无回声（➡为脂肪液化）

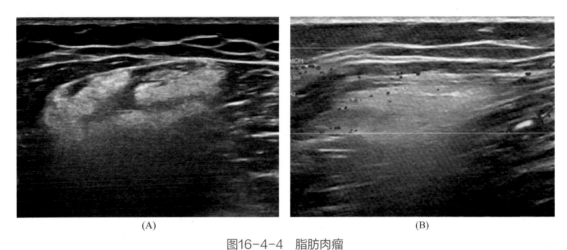

(A)   (B)

图16-4-4　脂肪肉瘤

（A）二维超声显示肌肉组织内高回声，形态不规则，无包膜，边界不清晰；（B）CDFI 显示病变可见少许血流信号

16.5　强回声病变的鉴别诊断

项目	钙化性脂膜炎 （图16-5-1）	皮脂腺囊肿钙化 （图16-5-2）	坏死性筋膜炎 （图16-5-3）	骨化性肌炎 （图16-5-4）	毛母质瘤 （图16-5-5）	表浅组织异物 （图16-5-6）
好发人群	青壮年女性	青春发育期	糖尿病、应用激素治疗者，男性多见	儿童、青年人	儿童、青少年	手术史、体力劳动者
好发部位	躯干、四肢	头面部、背臀部	下肢多见	四肢多见	头面颈部	—
临床特点	常为皮下结节，可有触痛；常有外伤和注射史	触及肿块，长期存在	皮肤苍白、青紫、坏死	慢性劳损	皮下肿物	局部疼痛、肿胀、触及肿物
超声表现	皮下脂肪条状或弧形强回声，有声影，无包膜感	真皮或皮下条状或弧形强回声，有声影，有包膜感	皮下表浅组织及筋膜处片状高回声或强回声，常伴气体，后方衰减	肌肉组织回声增高、增强，结节样，常伴强回声，有声影	皮肤及皮下浅筋膜低回声，常伴密集点状强回声	表浅组织强回声，周围可伴低回声的肉芽肿性炎
CDFI	无血流	无血流	坏死区无血流	无血流	有少许或较丰富血流	无血流或边缘有少许血流

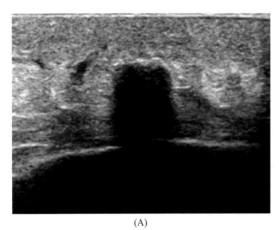
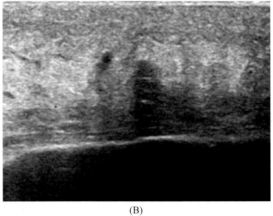

(A)   (B)

图16-5-1　钙化性脂膜炎

（A）、（B）二维超声显示脂肪层回声增高，不均匀，边界不清晰，内见多个强回声，有的伴声影

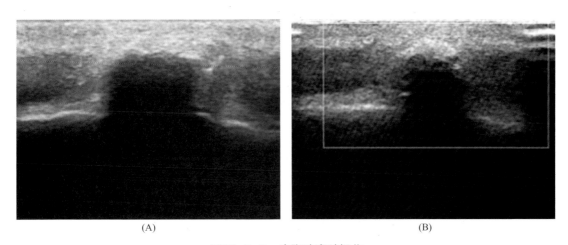

(A) (B)

图16-5-2　皮脂腺囊肿钙化

（A）二维超声显示真皮或脂肪浅层弧形强回声，有声影；（B）CDFI 显示病变无血流信号

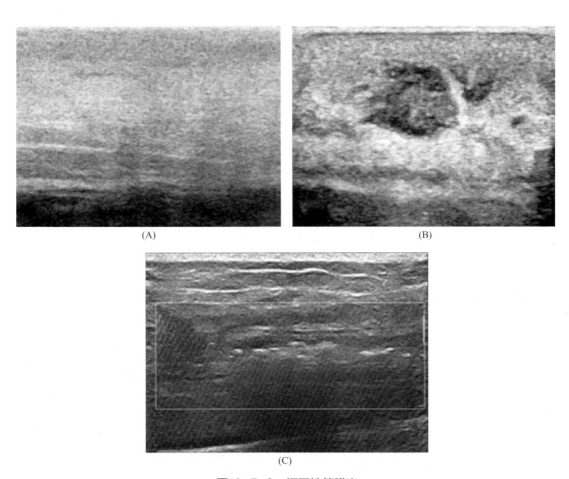

(A) (B)

(C)

图16-5-3　坏死性筋膜炎

（A）、（B）二维超声显示脂肪层回声增高，边界不清晰，内伴散在低回声；（C）CDFI 显示脂肪深层散在气体样强回声，后方回声衰减，坏死区无血流信号

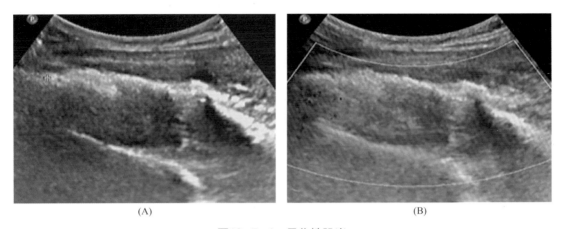

（A）　　　　　　　　　　　　　　（B）

图16-5-4　骨化性肌炎

（A）二维超声显示肌肉组织内散在强回声，后方衰减；（B）CDFI 显示病变无血流信号

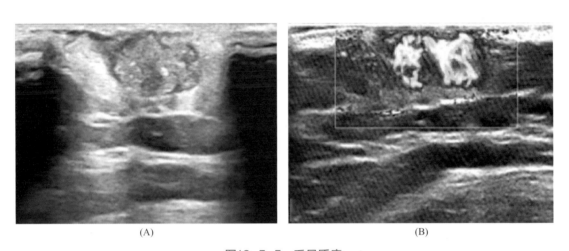

（A）　　　　　　　　　　　　　　（B）

图16-5-5　毛母质瘤

（A）二维超声显示真皮或脂肪层低回声，内伴散在点状强回声；（B）CDFI 显示病变可见较丰富血流信号

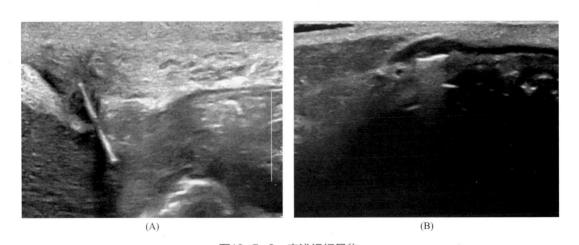

（A）　　　　　　　　　　　　　　（B）

图16-5-6　表浅组织异物

二维超声显示：（A）腹壁深层条状强回声，术后取出为钢针；（B）皮下脂肪层内条状强回声，术后取出为玻璃

16.6　混合回声病变的鉴别诊断

项目	血管瘤 （图16-6-1）	血肿 （图16-6-2）	转移癌 （图16-6-3）	炎症脓肿 （图16-6-4）	黏液纤维肉瘤 （图16-6-5）	藏毛窦 （图16-6-6）	骨巨细胞瘤 （图16-6-7）
好发人群	婴幼儿及中青年	—	原发恶性肿瘤者	—	中老年，男性多见	中青年，男性多发	20～40岁，女性多发
好发部位	皮肤、头颈、躯干	—	—	—	四肢、躯干、头颈部	骶尾部臀间裂上方	股骨远端、胫骨近端、桡骨远端
临床特点	皮肤颜色变化，可触及肿物	皮肤淤青或有外伤史	局部触及肿块，部分伴疼痛	局部红、肿、热、痛	缓慢生长的无痛性肿物	无明显症状，可伴红肿、疼痛	局部进行性疼痛肿胀
超声表现	皮肤或皮下软组织混合回声，常伴管状无回声	软组织囊实混合回声，网状，内伴点状回声，加压则混合回声区流动	软组织内囊实混合回声，可伴钙化液化	软组织内混合回声，回声不均匀，周围肌肉可受累	软组织内低回声或囊实混合回声，回声不均匀	表浅组织内低回声或囊实混合回声，伴毛发、液化	软组织深部囊实混合回声，可伴骨皮质破坏
CDFI	较丰富血流	无血流	少许或较丰富血流	较丰富血流	不同丰富程度的血流	不同丰富程度的血流	少许血流

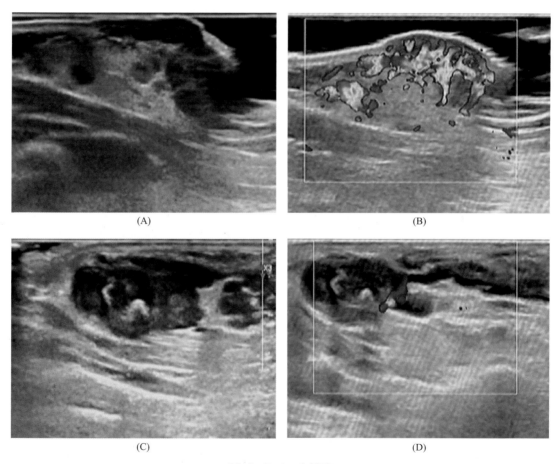

(A)　　　　　　　　　　　　　　　(B)

(C)　　　　　　　　　　　　　　　(D)

图16-6-1　血管瘤

（A）二维超声显示皮肤及皮下表浅组织高、低混合回声，边界不清晰，形态不规则，无包膜；（B）CDFI显示病变可见丰富血流信号；（C）二维超声显示皮肤及皮下表浅组织囊实混合回声，边界不清晰，形态不规则，无包膜，内伴强回声的静脉石；（D）CDFI显示病变可见少许血流信号

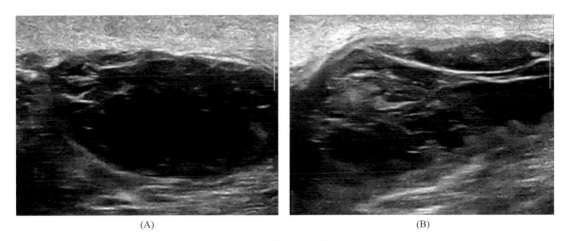

图16-6-2　血肿

（A）、（B）二维超声显示脂肪深层及肌外膜处囊实混合回声，边界尚清晰，形态不规则

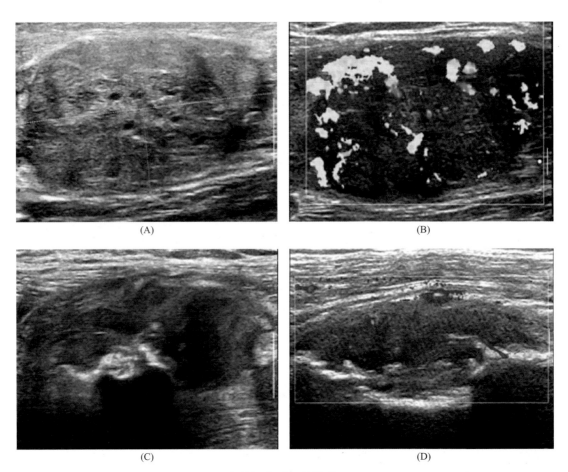

图16-6-3　转移癌

（A）二维超声显示表浅组织内囊实混合回声，实性为主，边界清晰，病理为肾透明细胞癌转移；（B）CDFI显示病变可见丰富血流信号；（C）二维超声显示肌组织内高、低混合回声，形态不规则，边界不清晰，邻近骨破坏，病理为肺癌转移；（D）CDFI显示病变可见略丰富血流信号

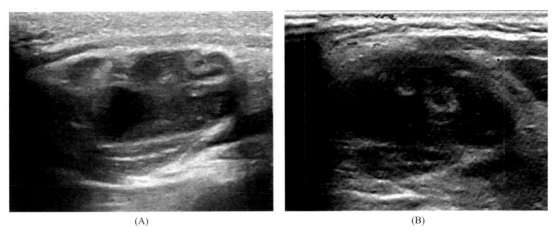

(A) (B)

图16-6-4 炎症脓肿

（A）二维超声显示软组织内囊实混合回声，边界清晰，形态不规则，内见脓肿液化无回声区；（B）CDFI显示病变可见点状血流信号

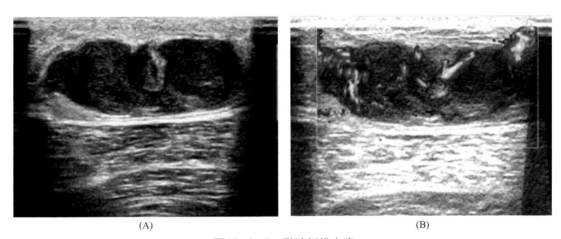

(A) (B)

图16-6-5 黏液纤维肉瘤

（A）二维超声显示表浅组织高、低混合回声，低回声为主，边界清晰，形态不规则；（B）CDFI显示病变可见较丰富血流信号

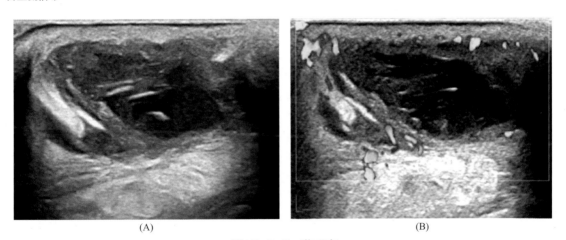

(A) (B)

图16-6-6 藏毛窦

（A）二维超声显示骶尾部表浅组织囊实混合回声，边界不清晰，形态不规则，内见毛发样强回声；（B）CDFI显示病灶边缘较丰富血流信号

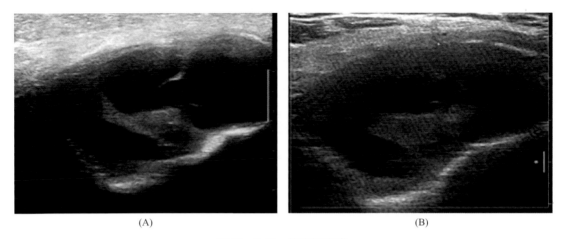

(A)　　　　　　　　　　　　　　(B)

图16-6-7　骨巨细胞瘤

（A）二维超声显示软组织深部囊实混合回声，边界清晰，形态不规则，局部骨破坏；（B）CDFI显示病灶边缘点状血流信号

（卞东林）

第 17 章

介入性超声 »»»

17.1　介入性超声的定义及操作原则

定义	实时超声引导下或监视下把穿刺针、导管或其他器械经皮或经内腔进入病灶或管道等处,进行抽液、活检、注药、置管引流、消融等操作,以达到诊断和治疗的目的
仪器设备	高分辨力实时彩色多普勒超声仪,配有穿刺引导功能,同时根据穿刺要求配置线阵、凸阵或相控阵穿刺探头
操作原则	在以安全为主的原则下,兼顾最佳疗效与最小损伤。操作时在超声图像上清晰显示穿刺路径和靶区,避免盲目操作引起并发症
临床应用	超声引导下经皮穿刺活检、抽液、置管、药物注射、脏器肿瘤或弥漫性病变的消融治疗、腔内超声、术中超声及其他
常见不良反应	疼痛、感染、发热、出血、邻近器官损伤、休克、肿瘤种植、穿刺诱发或加重其他疾病

（桑　亮）

17.2　超声引导下细针穿刺抽吸活检与粗针穿刺活检

	超声引导下细针穿刺抽吸活检 （fine needle aspiration biopsy, FNAB）	超声引导下粗针穿刺活检 （core needle biopsy, CNB）
定义	细针是指针的外径不超过 0.9mm 的穿刺针	粗针是指针的外径≥1mm 的穿刺针
应用范围	甲状腺、淋巴结等	甲状腺、乳腺、淋巴结、肌肉骨骼、胸腹部脏器等
麻醉方式	既可采用表皮麻醉、局部浸润麻醉,也可不麻醉	多采用局部浸润麻醉,必要时静脉麻醉
病理诊断	细胞学病理	组织学病理

（桑　亮）

	甲状腺良性结节（图17-3-1, 图17-3-2）	甲状旁腺功能亢进症（图17-3-3）	转移性淋巴结（图17-3-4）	乳腺结节（图17-3-5）	肝脏肿瘤（图17-3-6）	子宫肌瘤（图17-3-7）
目的	治疗符合适应证的甲状腺良性结节以及恶性结节，部分患者能达到与手术切除相近的治疗效果	灭活甲状旁腺病变，降低甲状旁腺激素水平，纠正钙、磷代谢紊乱，改善临床症状	治疗转移性淋巴结，达到根治或姑息治疗的目的	（1）减轻患者的临床症状与体征，提高生活质量。（2）灭活肿瘤，使结节缩小或消失，避免手术或随访带来的影响	（1）作为根治性手段用于肝脏肿瘤的治疗。（2）对不能根治的肝癌进行姑息性减瘤治疗。（3）与经导管动脉栓塞（TACE）等其他治疗方法联合应用，增强疗效。（4）作为肝移植前的桥梁治疗	将子宫肌瘤原位灭活，使其缩小或完全消失，减轻或消除临床症状，保留子宫及生育能力
适应证	1. 甲状腺良性结节：需同时满足以下第1、第2项并满足第3项之一者，可进行化学消融及热消融治疗，FNAB证实为良性的结节。（1）超声提示良性的结节。（2）经评估，自身条件不能接受外科手术治疗或主观拒绝外科手术治疗者。（3）同前标准满足以下条件之一：①甲节明显增长（1年内体积增大50%以上，或至少有2条径线增加超过20%或超过2mm）。②患者存在与结节相关的自觉症状（如异物感、颈部不适感）或影响美观的压迫症状。③结节明显外凸影响美观或患者要求治疗的。 2. 甲状腺微小癌：同时满足以下3项。（1）超声提示单发结节，直径<1cm，没有贴近内侧后包膜（与乳头<2mm），FNAB证实为乳头状癌，颈侧区没有可疑淋巴结转移。（2）经评估，患者自身条件不能接受外科手术或主观拒绝外科手术治疗的。（3）患者思想顾虑过重影响正常生活且拒绝临床观察。	1. 原发性甲状旁腺功能亢进症（PHPT）：（1）有症状的PHPT患者。（2）无症状的PHPT患者并以下任一情况：血钙高于正常上限0.25mmol/L；患者不愿意接受常规随访或药物治疗效果欠佳。（3）核素和超声相均可见PHPT病灶，或核素显像不显典型但超声及超声造影显示典型PHPT病灶影像学特征。（4）术前有明确病理诊断，或无术前明确病理诊断但有典型良性PHPT病灶影像学特征。（5）超声评估有安全进针入路。 2. 继发性甲状旁腺功能亢进症（SHPT）：（1）慢性肾功能不全合并SHPT。（2）药物抵抗或顽固性高钙血症或高磷血症。（3）经充分透析或药物治疗后，血清全段甲状旁腺激素（iPTH）>500pg/mL；或血清高钙血症，合并高磷血症，有典型临床症状。	颈部转移性淋巴结诊断同时满足以下条件之一，FNAB证实转移淋巴结的前提下：（1）行规范的根治性治疗后，超声或辅助检查提示有再次复发转移。（2）患者不适合外科手术或者主观意愿拒绝传统外科手术治疗。（3）病灶稳固，无重要血管及神经侵犯或转移。	（1）经常规超声诊断为BI-RADS 3类，或常规超声诊断为BI-RADS 4A类后，经超声造影或乳腺MRI判定为3类。（2）经粗针穿刺活检证实为良性的乳腺结节病灶，主要为纤维腺瘤。（3）乳腺结节最大径≤3.0cm；如最大径>3.0cm或数量过多患者有分次消融。（4）胸大肌距离≥0.5cm，及胸部位置消融可及。（5）因美容、惧怕心理原因拒绝手术或不能接受手术切除者。	（1）直径<5cm的单发肿瘤和最大直径<3cm数量在5个以内的原发，复发或转移性肝癌的原发，肝功能Child-Pugh分级A级或B级，无严重凝血功能障碍和心、肝、肾、脑功能障碍。（3）肿瘤距离膈肌、胆总管、左右肝管、胆囊、胃肠道0.5cm以上。（4）尤其适用于特殊部位肝高压切除困难，肝功能差或门脉高压不能耐受切除的肝癌的治疗。（5）肿瘤直径>5cm或数量>5个不适宜手术、热消融和TACE联合应用。（6）肿瘤近膈肌、肝总、左右肝管、胆囊、胃肠道<0.5cm者，热消融前与人工胸腹水或无水乙醇注射联合应用。（7）肝移植供体等待期的过渡治疗。 相对适应证：对于肿瘤体积较大、数目较多，但一般病情较好，无明显出血倾向，肝功能Child-Pugh分级A级或B级，不适宜手术切除和肝动脉化疗栓塞者，可行姑息性消融治疗，以减轻病情	满足以下全部条件的患者：①经超声共振成像和超声检查明确诊断的子宫肌瘤，国际妇产科联盟（Federation International of Gynecology and Obstetrics, FIGO）分级为0~6级。②伴月经过多或贫血，继发性贫血，腹痛、压迫等症状之一。③患者无顽固经期病变。④有安全的经腹壁穿刺路径。⑤拒绝其他治疗方法，自愿选择消融治疗者。

	甲状腺良恶性结节 （图17-3-1、图17-3-2）	甲状旁腺功能亢进症 （图17-3-3）	转移性淋巴结 （图17-3-4）	乳腺结节 （图17-3-5）	肝脏肿瘤 （图17-3-6）	子宫肌瘤 （图17-3-7）
适应证	此外，如果满足上述第2、第3条，对于直径1～2cm，侵犯被膜的甲状腺乳头状癌（PTC）（但未累及被膜外组织）、峡部PTC、多灶PTC（数量≤3个结节），可在仔细评估后行热消融治疗	（4）超声示至少1枚SHPT病灶，最大径>0.6cm。（5）核素扫描示早期和延迟期浓聚，或核素及影像学典型超声影像学特征。（6）术前有明确病理诊断，或无病理诊断但有典型良性SHPT病灶影像学特征。（7）超声评估有安全进针入路				
禁忌证	1. 甲状腺良性结节：符合下列任意一条即排除： （1）巨大胸骨后甲状腺肿瘤或大部分甲状腺结节位于胸骨后（相对禁忌，分次消融可考虑）。 （2）甲状腺内存在粗大钙化灶。 （3）病灶对侧声带功能不正常。 （4）严重凝血机制障碍。 （5）严重心肺疾病。 2. 甲状腺微小癌：符合下列任意一条即排除： （1）颈侧区发现可疑转移性淋巴结，并经穿刺活检证实。 （2）甲状腺微小癌内存在粗大钙化灶。 （3）病灶对侧声带功能不正常。 （4）严重凝血机制障碍。 （5）严重心肺疾病。	（1）精神异常或意识障碍不能配合治疗者。 （2）严重凝血功能障碍或口服抗凝药未达停药时间。 （3）严重心肺功能不全无法平卧配合手术。 （4）有明显恶性征象：病灶直径>3cm，生长速度快，回声不均匀，边缘不规则，被膜不光滑，周围异常肿大淋巴结等，超声影像显示特征为相对禁忌证	（1）首诊即存在颈部淋巴结转移者。 （2）无安全消融路径者。 （3）甲状腺癌手术未行规范性颈部淋巴结清扫者。 （4）凝血功能障碍和重要脏器功能不全者	（1）有较严重的凝血功能障碍者。 （2）全身其他任何部位在急性或活动性的感染性疾病患者。 （3）严重高血压、糖尿病及心肺功能不全者。 （4）肿块>30mm者（相对禁忌证）。 （5）妊娠或哺乳期。 （6）病理证实为恶性结节的（相对禁忌证）。 （7）超声不能显示的病变。 （8）乳腺内置假体病变。 （9）穿刺活检病理诊断不明确或临床怀疑不能排除者，包括分叶状肿瘤、乳头状瘤，不典型增生、硬化性腺病等	1. 绝对禁忌证 （1）严重的心、肺、肝、肾器官功能衰竭、意识障碍和难以控制者。 （2）存在不可纠正的凝血功能障碍和明显出血倾向。 （3）张高血压、糖尿病及心肺脏病无法控制。 （4）广泛门静脉癌栓、肝外胆管癌栓、肝静脉癌栓、下腔静脉癌栓。 （5）活动性胆系感染、败血症。 （6）广泛门静脉高压食管静脉曲张破裂大出血。 （7）对装有心脏起搏器者严禁实施单极射频消融。 2. 相对禁忌证 （1）肝功能Child-Pugh分级C级。 （2）血小板（PLT）<5×10⁹/L，凝血酶原活动度<60%。 （3）肿瘤外凸超过1/3。 （4）顽固性大量腹水。 （5）梗阻性黄疸	1. 绝对禁忌证 （1）患子宫恶性病变（子宫肉瘤、子宫肌瘤伴子宫颈癌或子宫内膜癌或卵巢癌等妇科恶性肿瘤）。 （2）月经期、妊娠期或哺乳期。 （3）FIGO分级7级及7级以下子宫肌瘤。 （4）无安全的经皮穿刺路径（病灶与肠管、膀胱、大血管等重要器官粘连且无法分开者）。 （5）有未被控制的急性盆腔多症。 （6）肝、肾等重要器官功能障碍。 （7）严重的出凝血功能障碍，血小板<50×10⁹/L，凝血酶原时间>25s，凝血酶原活动度<40%。 2. 相对禁忌证 子宫下段或子宫颈肌瘤直径>10cm，预计治疗后子宫肌瘤均径缩小50%[（长+宽+高）/3]仍大于5cm，治疗后肌瘤不能经阴道自然排出且患者有生育要求

	甲状腺良恶性结节（图17-3-1，图17-3-2）	甲状旁腺功能亢进症（图17-3-3）	转移性淋巴结（图17-3-4）	乳腺结节（图17-3-5）	肝脏肿瘤（图17-3-6）	子宫肌瘤（图17-3-7）
术前准备	（1）对患者进行相应体格检查，询问病史。（2）术前检查：血常规、血常规、凝血功能、甲状腺功能全套、生化全套、肿瘤标志物（PTH）、生化全套、胸片、心电图、超声等。（3）充分告知患者或其代理人治疗目的、治疗风险、治疗现状和替代治疗方法，并于术前签署知情同意书。（4）患者术前、术后均禁食6h以上，行局部麻醉镇痛，必要时静脉麻醉，以便患者更好地配合。（5）建立静脉通路，方便静脉给药	（1）对患者进行相应体格检查，询问病史。（2）术前检查：血常规、凝血功能、传染病等；PHPT相关检查：全段PTH、血钙、血磷、尿钙、尿磷、血清25-羟维生素D、ALP等；心电图、超声、肾穿刺扫描等。超声检查包括心脏、肺功能相关实验室检查。（3）充分告知患者或其代理人治疗目的、治疗风险、治疗现状和替代治疗方法，并于术前签署知情同意书。（4）患者术前、术后均禁食6h以上，行局部麻醉镇痛，必要时静脉麻醉，以便患者更好地配合。（5）建立静脉通路，方便静脉给药	（1）对患者进行相应体格检查，询问病史。（2）术前检查：血常规、血常规、凝血功能、传染病、甲状腺功能全套、生化全套、血清甲状腺球蛋白、血清甲状旁腺素原（降钙素原）、胸片、心电图、超声或MRI等。（3）充分告知患者或其代理人治疗目的、治疗风险、治疗现状和替代治疗方法，并于术前签署知情同意书。（4）患者术前、术后均禁食6h以上，行局部麻醉镇痛，必要时静脉麻醉，以便患者更好地配合。（5）建立静脉通路，方便静脉给药	（1）对患者进行相应体格检查，询问病史。（2）术前检查：血常规、血型、血常规、凝血功能、传染病、生化全套、心电图、X线胸片、超声或MRI等。（3）充分告知患者或其代理人治疗目的、治疗风险、治疗现状和替代治疗方法，并于术前签署知情同意书。（4）患者术前、术后均禁食6h以上，行局部麻醉镇痛，必要时静脉麻醉，以便患者更好地配合。（5）建立静脉通路，方便静脉给药	（1）对患者进行相应体格检查，询问病史。（2）术前检查：胸片、常规超声、CT或MRI、心电图、超声造影检查：血常规、血生化、凝血功能、肝肾功能、尿、大便常规、肿瘤标志物（AFP等）、血型等。（3）充分告知患者疾病或治疗目的、治疗风险、治疗现状和替代治疗方法，并于术前签署知情同意书。（4）患者术前、术后局部麻醉镇痛，必要时静脉麻醉，以便患者更好地配合。（5）建立静脉通路，方便静脉给药	（1）对患者进行相应体格检查，询问病史。（2）术前检查：宫颈液基薄层细胞学检查、X线胸片、盆腔MRI、盆腔超声、腹部超声、心电图检查、血常规、血生化、凝血功能、肝肾功能、尿、大便常规、肿瘤标志物、血CA125及CA19-9定量检测等。（3）充分告知患者疾病风险，当前治疗现状和替代治疗方法，并于术前签署知情同意书。（4）患者术前、行局部麻醉镇痛，必要时静脉麻醉，女性应在月经干净后3～5天手术。（5）建立静脉通路，方便静脉给药
治疗方法	（1）选择最佳体位，确定最佳穿刺切面与穿刺路径。（2）常规消毒，铺巾。（3）超声引导下以2%的利多卡因或其稀释液进行局部麻醉。（4）超声引导下于甲状腺周围组织注射隔离带，可用生理盐水或10%葡萄糖溶液。（5）超声引导下避开颈部血管、神经等重要结构，进行消融至病灶。（6）良性结节消融至气化强回声扩大消融范围，恶性结节消融完全覆盖病灶，待气化消散，再次评估评估消融范围，确保消融完全。（7）消融结束后拔出消融针，局部按压，卧床休息，注意观察生命体征	（1）选择最佳体位，确定最佳穿刺切面与穿刺路径。（2）常规消毒，铺巾。（3）在超声引导下以2%的利多卡因或其稀释液进行局部麻醉。（4）超声引导下于甲状旁腺周围注射隔离水或10%葡萄糖溶液。（5）超声引导下避开颈部血管、神经等重要结构，进行消融至全病灶。（6）消融至气化强回声完全覆盖病灶，待气化消散，再次评估评估消融范围，确保消融完全。（7）消融结束后拔出消融针，局部按压，卧床休息，注意观察生命体征	（1）选择最佳体位，确定最佳穿刺切面与穿刺路径。（2）常规消毒，铺巾。（3）超声引导下以2%的利多卡因或其稀释液进行局部麻醉。（4）超声引导下于淋巴结周围注射隔离带，可用生理盐水或10%葡萄糖溶液。（5）超声引导下避开颈部血管、气管、神经等重要结构，进行消融针至病灶。（6）消融至气化强回声完全覆盖病灶，待气化消散，再次评估评估消融范围，确保消融完全。（7）消融结束后拔出消融针，局部按压，卧床休息，注意观察生命体征	（1）选择最佳体位，确定最佳穿刺切面与穿刺路径。（2）常规消毒，铺巾。（3）超声引导下以2%的利多卡因或其稀释液进行局部麻醉。（4）超声引导下于乳腺结节周围方形及皮下或乳腺后间隙注射水或10%葡萄糖溶液以形成液体隔离带。（5）在超声引导下避开重要结构，进行消融针入至病灶。（6）消融至气化强回声完全覆盖病灶，待气化消散，再次评估评估消融范围，确保消融完全。（7）消融结束后拔出消融针，局部按压，卧床休息，注意观察生命体征	（1）选择最佳体位，确定最佳穿刺切面与穿刺路径。（2）采用静脉镇痛，术中密切监测生命体征。（3）常规消毒，铺巾，超声引导下用2%的利多卡因行局部麻醉。（4）超声引导下避开肝脏重要组织结构及胆管等，采用方法选择最佳穿刺路径，先确定安全进针后插入所有消融电极。（5）按计划逐点消融，直至覆盖整个肿瘤和安全边缘，防止出针道残留。（6）治疗完毕，待消融完全，超声造影评估治疗效果，再次扫查，确认消融完全。（7）消融结束以超声针道消融，并观察肝内有无积液、积血，卧床休息，注意观察生命体征，发现异常处理并发症	（1）选择最佳体位，确定最佳穿刺切面与穿刺路径，术中密切监测生命体征。（2）术前建立行宫颈镇痛，术中超声引导下局部麻醉。（3）常规消毒，铺巾，超声引导下用2%的利多卡因行局部麻醉。（4）超声引导下于子宫肌瘤与膀胱及大血管等重要组织结构，采用先避开，先确定易插入路径。（5）按计划逐点消融，直至消融电极覆盖整个肌瘤，尽可能消融无残留。（6）待气化消散，再次行超声评估消融范围。（7）消融结束以超声检查以评估消融无残留，造影结束后观察肝周及腹腔内有无积液、积血，注意针、下腹压迫，卧床休息，注意观察生命体征

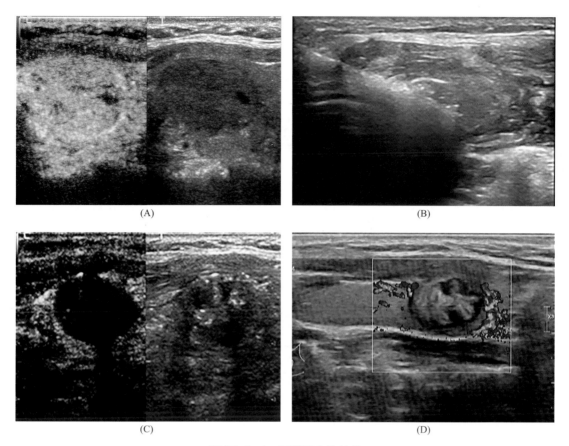

(A)

(B)

(C)

(D)

图17-3-1　甲状腺良性结节

（A）超声造影显示甲状腺结节边界清晰，造影呈高增强，周边环状增强；（B）二维超声引导下消融针穿刺至病灶内，采用移动消融，至气化完全覆盖病灶；（C）消融术后超声造影显示病灶灭活完全，无增强；（D）消融术后第3个月复查，病灶明显缩小，CDFI显示其内无血流信号

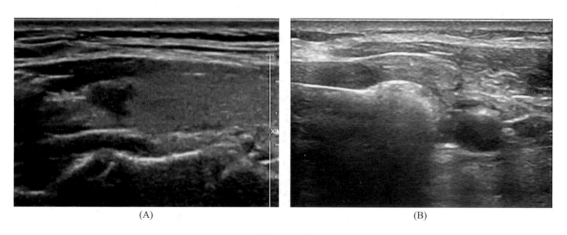

(A)

(B)

图17-3-2

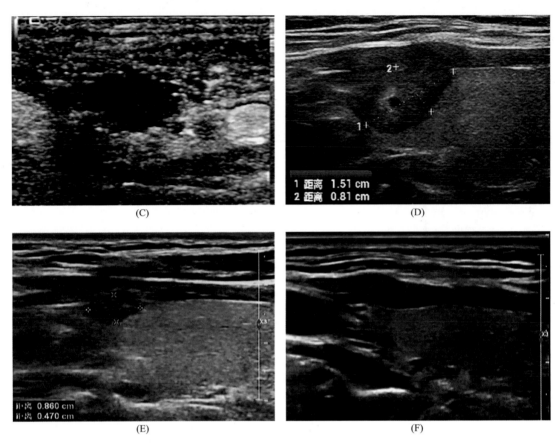

(C)　　　　　　　　　　　　　　　　　　(D)

1　距离　1.51 cm
2　距离　0.81 cm

距离　0.860 cm
距离　0.470 cm

(E)　　　　　　　　　　　　　　　　　　(F)

图17-3-2　甲状腺乳头状癌

（A）二维超声显示甲状腺内低回声结节，边缘不规则；（B）超声引导下消融针穿刺至病灶内，采用固定消融，至气化完全覆盖病灶；（C）消融术后超声造影显示病灶无增强区大于并完全覆盖原病灶，表现为扩大范围消融；（D）～（F）消融术后第1、第6、第12个月复查，二维超声显示消融瘢痕区逐渐缩小至完全吸收

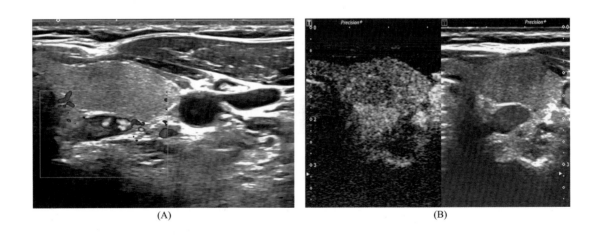

(A)　　　　　　　　　　　　　　　　　　(B)

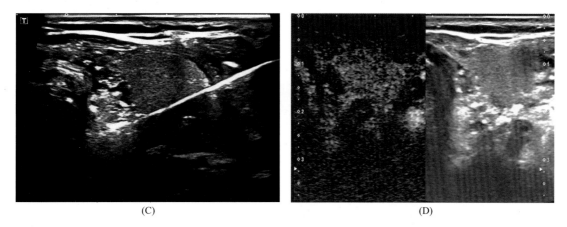

(C)   (D)

图17-3-3 甲状旁腺功能亢进症

（A）CDFI 显示甲状旁腺低回声内血流丰富；（B）甲状旁腺超声造影呈高增强；（C）超声引导下消融针穿刺至病灶内，消融至气化完全覆盖病灶；（D）消融术后超声造影显示病灶无增强

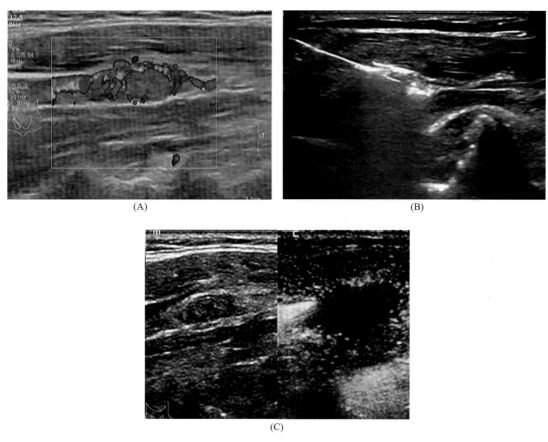

(A)   (B)

(C)

图17-3-4 转移性淋巴结

（A）甲状腺癌淋巴结清扫术后侧颈部淋巴结，回声增强不均匀，血流丰富；（B）超声引导下消融针穿刺至淋巴结内，消融至气化完全覆盖淋巴结；（C）消融术后超声造影显示淋巴结无增强

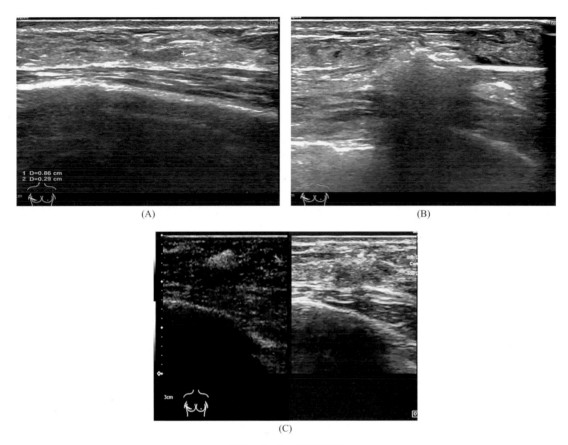

(A) (B)

(C)

图17-3-5　乳腺结节

（A）二维超声显示乳腺低回声结节，边界清晰；（B）超声引导下消融针穿刺至结节内，消融至气化完全覆盖结节；（C）乳腺结节消融术后超声造影显示无增强

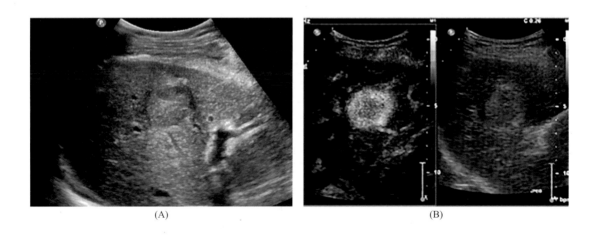

(A) (B)

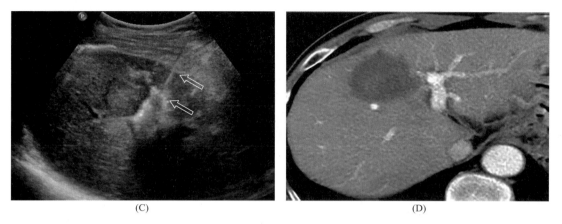

(C)   (D)

图17-3-6 肝细胞癌

（A）二维超声显示肝内可见低回声结节，其内不均匀，边界清晰；（B）超声造影显示肝内结节动脉相呈高增强；（C）超声引导下消融针（⇨）穿刺至结节后内侧边缘；（D）肝内结节消融后 CT 提示灭活完全，整体无增强

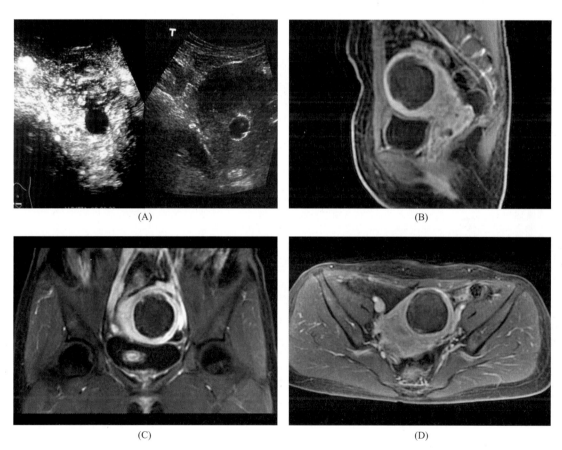

(A)   (B)

(C)   (D)

图17-3-7 子宫肌瘤

（A）超声造影显示子宫肌瘤周边环状增强；（B）～（D）术后第 3 天增强 MRI 显示子宫前壁肌瘤矢状位、冠状位、横轴位均无明显增强

（桑 亮 程慧芳）

17.4 超声引导下不同脏器囊肿的抽液硬化治疗

项目	肝囊肿（图17-4-1）	肾囊肿（图17-4-2）	甲状腺囊肿（图17-4-3）	卵巢囊肿（图17-4-4）
目的	使囊肿逐渐缩小甚至闭合，达到相应的症状改善，预防肝脏功能损伤	使囊肿逐渐缩小甚至闭合，达到相应的症状改善，预防肾脏功能损伤	使囊肿逐渐缩小甚至闭合，可减轻患者的压迫、疼痛，吞咽异物感甚至呼吸困难、声音改变等症状，达到美容效果，且更好地保留甲状腺功能	有效消除囊肿，消除临床症状，同时有利于保护卵巢组织
适应证	①肝囊肿最大直径≥5cm；②囊肿伴有出血及（或）感染者；③囊肿伴有压迫等症状者；④既往治疗后复发，伴有压迫症状或最大直径≥5cm者；⑤复杂性肝囊肿，肝包虫囊肿C0、C1型；⑥多囊肝较大囊肿造成压迫症状者	①肾囊肿最大直径≥5cm；②囊肿伴有出血及（或）感染者；③囊肿伴有压迫等症状者；④既往治疗后复发，伴有压迫症状或最大直径≥5cm者；⑤复杂性肾囊肿，CT检查Bosniak分级I级、II级者；⑥多囊肾大囊肿造成压迫症状者	①超声提示良性的囊性结节或以囊性为主的囊实性结节（囊性部分>50%），最大直径≥2cm；②行囊液脱落细胞学和实性部分细胞学检查，或术前组织活检病理证实为良性结节，或超声组织诊断良性病变；③具有结节相关疼痛、压迫症状和/或影响美容	卵巢单纯性囊肿、卵巢冠囊肿、卵巢子宫内膜异位囊肿等良性病变
禁忌证	（1）绝对禁忌证①先天性肝内胆管相通的肝源性囊肿患者；②聚桂醇、酒精过敏者；③有严重心脑血管疾病、严重精神障碍、依从性差，不能耐受治疗者；④抗凝治疗期间及有出血倾向、凝血功能障碍者；⑤肝门部血管瘤样扩张、假性动脉瘤、动静脉瘘等囊性病变患者；⑥没有安全穿刺路径，胆管及重要血管，胆管及重要结构者。（2）相对禁忌证①合并严重基础疾病者；②具有发热等临床症状者；③妊娠或哺乳期女性；④肝包虫囊肿C2、C3型	（1）绝对禁忌证①与输尿管相通的肾盂源性囊肿患者；②聚桂醇、酒精过敏者；③有严重心脑血管疾病、严重精神障碍、依从性差，不能耐受治疗者；④抗凝治疗期间及有出血倾向、凝血功能障碍者；⑤肾动静脉血管瘤样扩张、假性动脉瘤、动静脉瘘等囊性病变患者；⑥没有安全穿刺路径，不能避开重要血管及重要结构者。（2）相对禁忌证①合并严重基础疾病者；②具有发热等临床症状者；③妊娠或哺乳期女性	（1）绝对禁忌证①聚桂醇、酒精过敏者；②有严重心脑血管疾病、严重精神障碍，不能耐受治疗者；③抗凝治疗期间及有出血倾向、凝血功能障碍者。（2）相对禁忌证①哺乳期、妊娠期、月经期女性	（1）绝对禁忌证①聚桂醇、酒精过敏者；②凝血机制障碍者；③严重心、肺疾病者；④不能配合介入治疗者；⑤没有安全穿刺路径者；⑥临床诊断不明或难以排除恶性病变者。（2）相对禁忌证①合并严重基础性疾病者；②具有发热等临床症状者；③妊娠期或哺乳期女性

项目	肝囊肿（图17-4-1）	肾囊肿（图17-4-2）	甲状腺囊肿（图17-4-3）	卵巢囊肿（图17-4-4）
术前准备	①了解病史。 ②体格检查。 ③实验室检查：血、尿、便常规、凝血功能，术前血清传染病四项，心、肝、肾功能，电解质检查。 ④心电图，胸片及局部影像学检查（超声、CT、X线、MRI）。 ⑤器械及药物准备：聚桂醇注射液、2%盐酸利多卡因、生理盐水、三通阀、5～50mL注射器、18～21G的经皮经肝胆管造影（PTC）穿刺针、引流导管（5～8F）。 ⑥患者知情同意。术前告知患者介入治疗的必要性，治疗过程及术中注意事项，以及可能的不良反症及处理方法并签署知情同意书	同"肝囊肿"	①了解病史。 ②体格检查。 ③实验室检查：血常规，甲状腺功能[包括 T_3、T_4、TSH，抗甲状腺过氧化物酶自身抗体（anti-TPOAb），甲状腺球蛋白抗体（TGAb），降钙素（SCT）]。 ④心电图及超声检查。 ⑤药械及器械准备：聚桂醇注射液，2%盐酸利多卡因，生理盐水，三通阀，5～50mL注射器，延长管，穿刺针（16～18G）。 ⑥患者知情同意。术前告知患者介入治疗的必要性，治疗过程及术中注意事项，以及可能的不良反应及并发症及处理方法并签署知情同意书	①了解病史。 ②体格检查。 ③实验室检查：血常规，尿常规，肝、肾功能，肿瘤标志物等。建议患者在术前、术后3个月、术后6个月行查性激素六项。 ④心电图及局部影像学检查（超声、CT、X线、MRI）。 ⑤治疗时间为非月经期或月经干净后3～21天。 ⑥药械及器械准备：聚桂醇注射液，生理盐水，三通阀，5～50mL注射器，16～18G套管针或16～18G PTC穿刺针，穿刺包，延长管。 ⑦患者知情同意。术前告知患者介入治疗的必要性，治疗过程及术中注意事项，以及可能的不良反应并发症及处理方法并签署知情同意书
操作方法	①选择最佳体位，确定最佳穿刺切面与穿刺路径。 ②常规消毒，铺巾，用2%盐酸利多卡因局部麻醉至肾被膜。 ③超声实时引导将穿刺针进至囊肿中心位置，拔出针芯并以延长管连接注射器，尽量抽出大部分囊液干净后以硬化剂多次置换冲洗，直至囊液清亮。抽净残余液体，结束治疗。 ④治疗后穿刺点消毒包扎，注意观察患者生命体征	①选择最佳体位，确定最佳穿刺切面与穿刺路径。 ②常规消毒，铺巾，用2%盐酸利多卡因局部麻醉至肾被膜。 ③超声实时引导将穿刺针进至囊肿中心位置，拔出针芯以延长管连接注射器，尽量抽出囊液以硬化剂保留或多次置换冲洗，直至囊液清亮。抽净残余液体，结束治疗。 ④治疗后穿刺点消毒包扎，注意观察患者生命体征	①选择最佳体位，并适当垫高颈部，确定最佳穿刺切面与穿刺路径。 ②常规消毒，铺巾，用2%盐酸利多卡因对皮肤，皮下组织逐层行浸润麻醉，无须麻醉。 ③超声引导下将穿刺针刺入囊腔，拔出针芯连接注射器或延长管连接注射器进行抽液，尽量反复冲洗稀释后留取，对干酪糊囊液可用生理盐水反复冲洗后抽出，再用生理盐水反复置换冲洗，抽净残余液体，结束治疗。 ④无菌敷料覆盖穿刺点，包扎30min	①选择最佳体位，确定最佳穿刺路径。 ②经腹穿刺时需要常规消毒，铺巾，压2%盐酸利多卡因对皮肤，皮下组织逐层行浸润麻醉。经阴道穿刺，经阴道消毒外阴及阴道，无须麻醉。 ③超声引导下将穿刺针沿穿刺引导线进至囊腔中心，拔出针芯并以延长管连接注射至囊腔，抽净囊液，注入一定量硬化剂保留或留置残余液体，多次换液冲洗。 ④治疗结束后抽出穿刺针，经阴道穿刺时需要局部压迫止血。
疗效评价	术后第1、第3、第6、第12个月复查超声，囊肿体积二变或增大为无效；小于原体积2/3以上为显效；完全消失为临床治愈。如术后复发或者治疗无效，伤可以行第2次硬化治疗	同"肝囊肿"	同"肝囊肿"	同"肝囊肿"

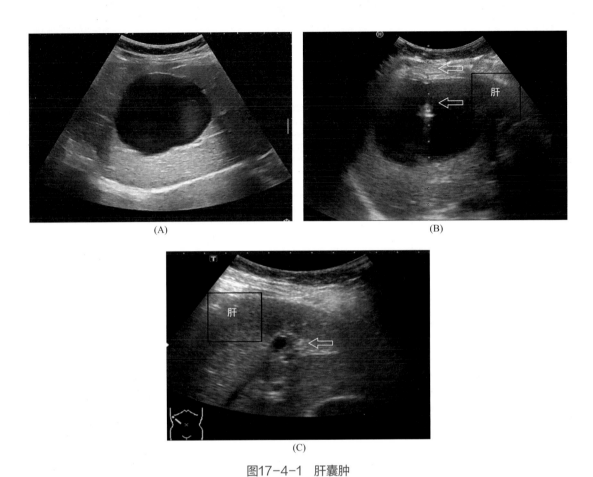

图17-4-1 肝囊肿

（A）二维超声显示肝内无回声，边界清晰，后方回声增强；（B）肝囊肿穿刺抽吸及硬化治疗（------：穿刺引导线；⇨：穿刺针）；（C）肝囊肿抽液硬化治疗一年半复查，治疗后囊肿体积缩小90%以上（⇨）

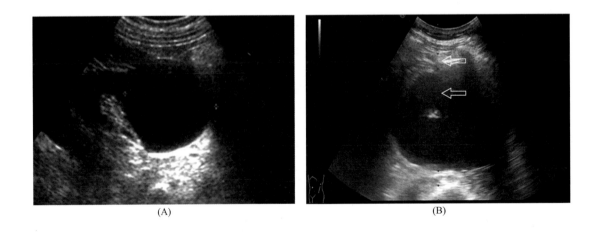

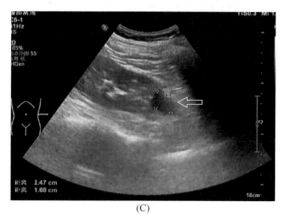

(C)

图17-4-2 肾囊肿

（A）二维超声显示肾内无回声，边界清晰，后方回声增强；（B）肾囊肿穿刺抽吸及硬化治疗（-----：穿刺引导线；➡：穿刺针）；（C）肾囊肿抽液硬化治疗半年复查，治疗后囊肿体积缩小 90% 以上（➡）

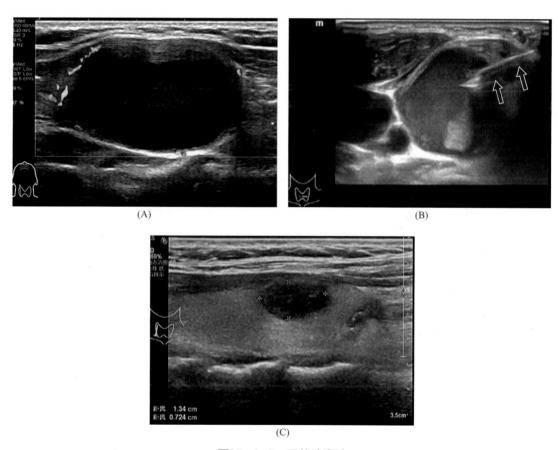

(A)   (B)

(C)

图17-4-3 甲状腺囊肿

（A）甲状腺内无回声，内不清晰，后方回声增强，内部无血流信号；（B）甲状腺囊肿穿刺抽吸及硬化治疗（➡：穿刺针）；（C）甲状腺囊肿抽液硬化治疗 2 个月复查，体积缩小 90% 以上

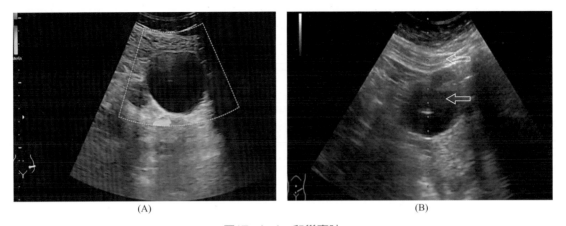

(A)　　　　　　　　　　　　　(B)

图17-4-4　卵巢囊肿

（A）卵巢内无回声，边界清晰，后方回声增强，内部无血流信号；（B）卵巢囊肿穿刺抽吸及硬化治疗（-----：穿刺引导线；⇨：穿刺针）

（桑　亮　黄琨博）

第18章

超声造影 ▶▶▶

肝脏病变超声造影鉴别（图18-0-1）

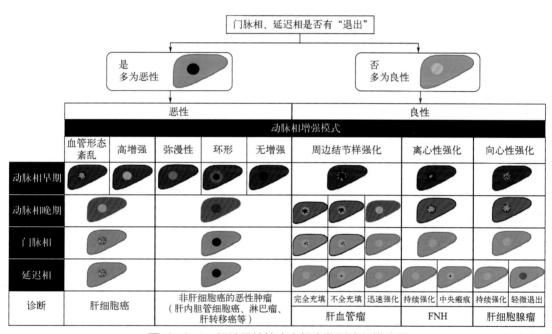

图18-0-1　肝脏局灶性病变超声鉴别诊断模式图

项目	肝细胞癌 （图18-0-2）	肝内胆管 细胞癌 （图18-0-3）	肝转移癌 （图18-0-4）	肝血管瘤 （图18-0-5）	肝脏局灶性结节 性增生（FNH） （图18-0-6）	肝细胞腺瘤 （图18-0-7）	肝内局灶性脂肪 沉积或少脂区 （图18-0-8）
造影特征	快进快退	环状或弥漫 快进快退	快进快退，消退 明显，呈"黑洞征"	结节状向心性强 化，快进慢退	轮辐状离心性 强化，快进慢退	完全强化， 快进快退	等进等退
动脉相 早期	高增强，血管 进入形态紊乱	环状或弥漫 高增强	环状高增强至整 体完全增强	周边结节状或 环状增强	中心部开始增 强、完全高增强	整体开始 增强	与肝实质同 步增强
动脉相 晚期	高增强	低增强	低增强	强化范围向心 填充	强化范围扩 散至整个病灶	完全高增 强	等增强

项目	肝细胞癌 （图18-0-2）	肝内胆管 细胞癌 （图18-0-3）	肝转移癌 （图18-0-4）	肝血管瘤 （图18-0-5）	肝脏局灶性结节 性增生（FNH） （图18-0-6）	肝细胞腺瘤 （图18-0-7）	肝内局灶性脂肪 沉积或少脂区 （图18-0-8）
门脉相	等增强	低增强	低增强或无增强	部分增强或完全 向心性填充等增强	高增强	高增强或 等增强	等增强
延迟相	低增强或无 增强	低增强或无 增强	低增强或无增强	不完全或完全 等增强	等增强或高 增强	等增强或 轻微低增强	等增强
存在无增 强区	是	是	可	可	中心可见无 强化瘢痕	是	无

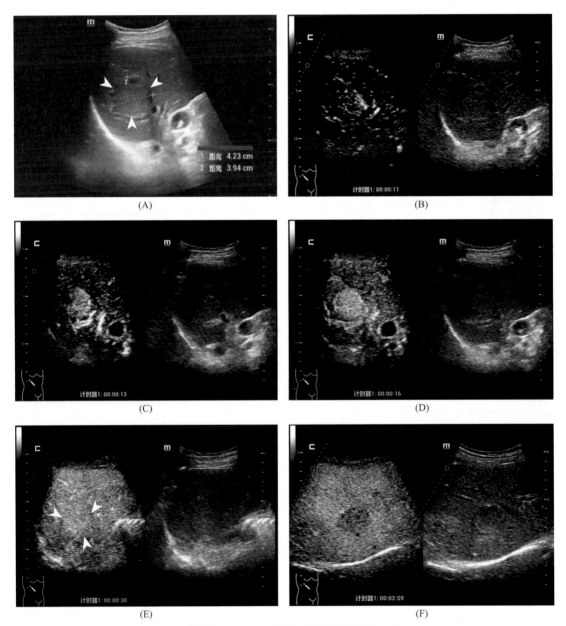

(A)　　　　　　　　　　　　　　　　(B)

(C)　　　　　　　　　　　　　　　　(D)

(E)　　　　　　　　　　　　　　　　(F)

图18-0-2　肝细胞癌超声造影图像

　　患者，男，64岁，穿刺病理提示为高分化肝细胞癌。（A）肝右后叶显示等回声病灶（➤）；（B）～（D）动脉相显示病灶内血管无规则进入，并快速增强至整个病灶；（E）门脉相病灶呈等增强（➤）；（F）延迟相病灶呈低增强

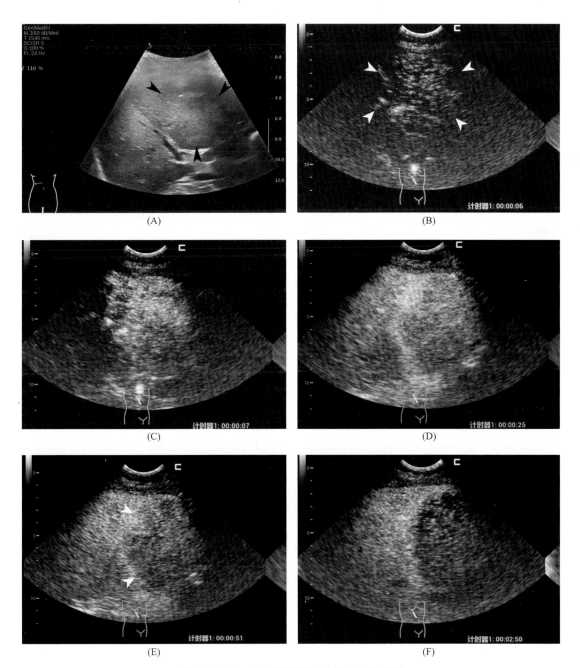

图18-0-3　肝内胆管细胞癌超声造影图像

患者，女，59岁，穿刺病理提示为胆管细胞癌。（A）肝 S4、S5 段显示等回声病灶（➤）；（B）、（C）动脉相早期显示病灶弥漫性快速强化，表现为高增强；（D）动脉相晚期病灶即开始消退，表现为低增强；（E）门脉相病灶呈低增强（➤）；（F）延迟相病灶仍然呈低增强

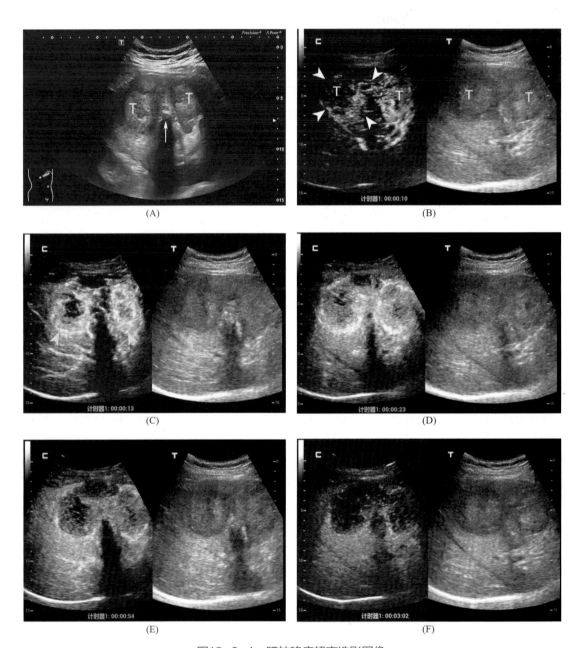

（A）

（B）

（C）

（D）

（E）

（F）

图18-0-4 肝转移癌超声造影图像

患者，男，60岁，胆囊神经内分泌癌肝转移。（A）肝内显示低回声病灶（T），胆囊边界不清晰，内见结石强回声，伴声影（ ➞ ）；（B）～（D）动脉相显示病灶呈环状高增强至完全增强，中心部显示无增强区；（E）门脉相病灶呈低增强；（F）延迟相病灶几乎完全消退，呈现"黑洞征"改变

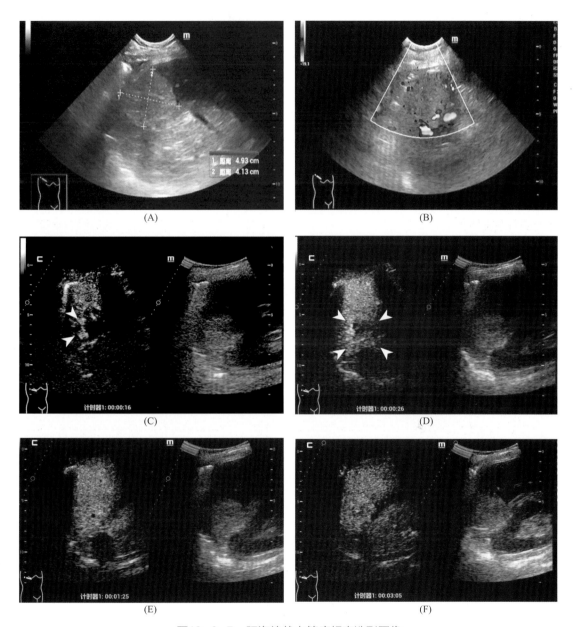

图18-0-5　肝海绵状血管瘤超声造影图像

　　患者，男，70岁，病理诊断：肝海绵状血管瘤。（A）肝内显示高回声病灶；（B）CDFI探及病灶内部及周边点状血流信号；（C）动脉相早期显示病灶周边呈结节样增强；（D）动脉相晚期病灶增强范围逐渐向中心部扩散；（E）门脉相病灶呈等增强；（F）延迟相病灶仍呈等增强

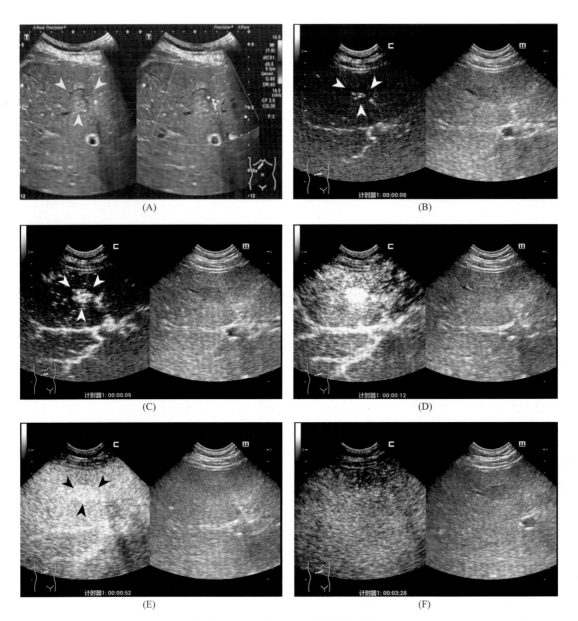

（A）　　　　　　　　　　　　　　　　（B）

（C）　　　　　　　　　　　　　　　　（D）

（E）　　　　　　　　　　　　　　　　（F）

图18-0-6　肝脏FNH超声造影图像

　　患者，男，41岁，体验发现肝脏结节，穿刺病理提示FNH。（A）肝内显示等回声病灶（➤），CDFI显示病灶内未探及确切血流信号；（B）～（D）动脉相病灶自中心向周边呈离心性增强（➤）；（E）门脉相病灶呈高增强；（F）延迟相病灶呈等增强

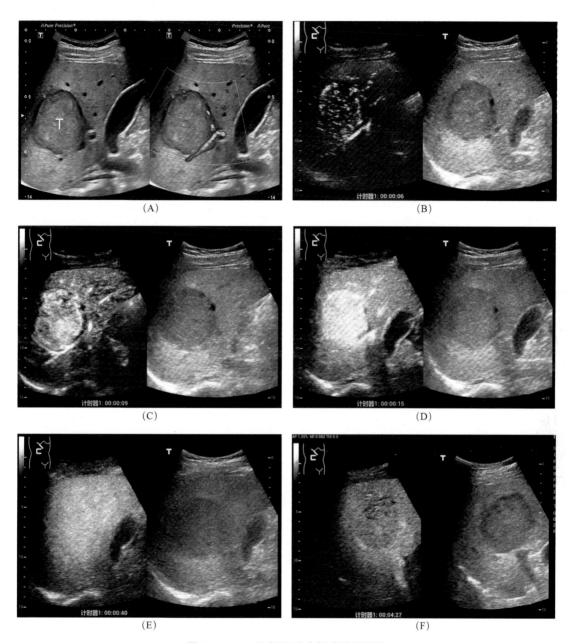

图18-0-7　肝细胞腺瘤超声造影图像

患者，男，23岁，体验发现肝脏结节，穿刺病理提示肝细胞腺瘤。（A）肝内显示稍低回声病灶（T），CDFI显示病灶周边可探及血流信号；（B）～（D）动脉相病灶自周边开始呈弥漫性完全增强；（E）门脉相病灶呈等增强；（F）延迟相病灶呈稍低增强

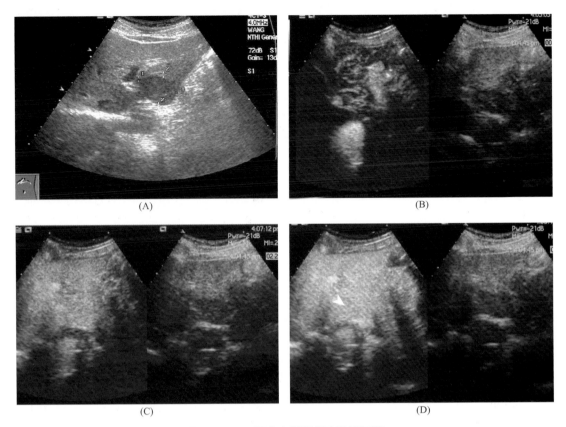

(A)

(B)

(C)

(D)

图18-0-8　肝内少脂区超声造影图像

患者，女，37岁，体验发现肝脏结节。（A）肝左外叶显示低回声病灶；（B）～（D）病灶造影全程与肝脏实质同步增强，呈等增强

（李　响）

参考文献

［1］ 刘延玲，熊鉴然．临床超声心动图学［M］.4 版 .北京：科学出版社，2022.

［2］ 王新房，谢明星．超声心动图学［M］.5 版 .北京：人民卫生出版社，2016.

［3］ 任卫东，张玉奇，舒先红．心血管畸形胚胎学基础与超声诊断［M］.北京：人民卫生出版社，2015.

［4］ Baumgartner H Chair, Hung J Co-Chair, Bermejo J, et al. Recommendations on the echocardiographic assessment of aortic valve stenosis : a focused update from the European Association of Cardiovascular Imaging and the American Society of Echocardiography［J］.Eur Heart J Cardiovasc Imaging, 2017, 18（3）: 254-275.

［5］ Zoghbi WA, Adams D, Bonow RO, et al. Recommendations for Noninvasive Evaluation of Native Valvular Regurgitation : A Report from the American Society of Echocardiography Developed in Collaboration with the Society for Cardiovascular Magnetic Resonance［J］.J Am Soc Echocardiogr, 2017, 30（4）: 303-371.

［6］ Ommen SR, Mital S, Burke MA, et al. 2020 AHA/ACC Guideline for the Diagnosis and Treatment of Patients With Hypertrophic Cardiomyopathy : Executive Summary : A Report of the American College of Cardiology/American Heart Association Joint Committee on Clinical Practice Guidelines［J］.Circulation, 2020, 142（25）: e533-e557.

［7］ McDonald EG, Aggrey G, Tarik Aslan A, et al. Guidelines for Diagnosis and Management of Infective Endocarditis in Adults: A WikiGuidelines Group Consensus Statement［J］.JAMA Netw Open, 2023, 6（7）: e2326366.

［8］ Allen HD, Driseoll DJ, Shaddy RE, et al. Moss and Adams' Heart Disease in Infants, Children, and Adolescents Including the Fetus and Young Adult［M］. 8th ed. Philadelphia, PA : Lippincott Williams & Wilkins, 2013.

［9］ van Wijngaarden AL, Kruithof BPT, Vinella T, et al. Characterization of Degenerative Mitral Valve Disease : Differences between Fibroelastic Deficiency and Barlow's Disease［J］. J Cardiovasc Dev Dis, 2021, 8（2）: 23.

［10］ Levine RA, Hagége AA, Judge DP, et al. Leducq Mitral Transatlantic Network. Mitral valve disease-morphology and mechanisms［J］. Nat Rev Cardiol, 2015, 12（12）: 689-710.

［11］ Deferm S, Bertrand PB, Verbrugge FH, et al. Atrial Functional Mitral Regurgitation : JACC Review Topic of the Week［J］. J Am Coll Cardiol, 2019, 73（19）: 2465-2476.

［12］ Kagawa S, Omori T, Uno G, et al. Clinical and echocardiographic differences in three different etiologies of severe mitral stenosis［J］. Echocardiography, 2022, 39（5）: 691-700.

［13］ Pressman GS, Ranjan R, Park DH, et al. Degenerative Mitral Stenosis Versus Rheumatic Mitral Stenosis ［J］. Am J Cardiol, 2020, 125（10）: 1536-1542.

［14］ Roldan CA, Tolstrup K, Macias L, et al. Libman-Sacks Endocarditis : Detection, Characterization, and Clinical Correlates by Three-Dimensional Transesophageal Echocardiography［J］. J Am Soc Echocardiogr, 2015, 28（7）: 770-779.

［15］ Afonso L, Kottam A, Reddy V, et al. Echocardiography in Infective Endocarditis : State of the Art［J］. Curr Cardiol Rep, 2017, 19（12）: 127.

［16］ Quintero-Martinez JA, Hindy JR, El Zein S, et al. Contemporary demographics, diagnostics and outcomes in non-bacterial thrombotic endocarditis［J］. Heart, 2022 : heartjnl-2022-320970.

［17］ Arbelo E, Protonotarios A, Gimeno JR, et al. 2023 ESC Guidelines for the management of cardiomyopathies［J］. Eur Heart J, 2023, 44（37）: 3503-3626.

［18］ Allan L Klein, Suhny Abbara, Deborah A Agler, et al. American Society of Echocardiography clinical recommendations for multimodality cardiovascular imaging of patients with pericardial disease : endorsed by the Society for Cardiovascular Magnetic Resonance and Society of Cardiovascular Computed Tomography［J］. J Am Soc Echocardiogr, 2013, 26（9）: 965-1012, e15.

［19］ Allan L Klein, Tom Kai Ming Wang, Paul C Cremer, et al. Pericardial Diseases : International Position

Statement on New Concepts and Advances in Multimodality Cardiac Imaging［J］.JACC Cardiovasc Imaging, 2024, 17（8）: 937-988.

［20］ Michael Chetrit, Bo Xu, Deborah H Kwon, et al. Imaging-Guided Therapies for Pericardial Diseases［J］. JACC Cardiovasc Imaging, 2020, 13（6）: 1422-1437.

［21］ Aggeli C, Dimitroglou Y, Raftopoulos L, et al. Cardiac Masses: The Role of Cardiovascular Imaging in the Differential Diagnosis［J］. Diagnostics（Basel）, 2020, 10（12）: 1088.

［22］ Isselbacher EM, Preventza O, Hamilton Black J 3rd, et al. 2022 ACC/AHA Guideline for the Diagnosis and Management of Aortic Disease: Executive Summary［J］. J Am Coll Cardiol, 2022, 80（24）: 2149-2198.

［23］ Braverman AC, Harris KM, Kovacs RJ, et al. 2020 ACC/AHA Guideline for the Management of Patients With Valvular Heart Disease: Executive Summary: A Report of the American College of Cardiology/ American Heart Association Joint Committee on Clinical Practice Guidelines［J］. Circulation, 2021, 143（5）: e35-e71.

［24］ Chaikof EL, Dalman RL, Eskandari MK, et al. The Society for Vascular Surgery practice guidelines on the care of patients with an abdominal aortic aneurysm［J］. J Vasc Surg, 2018, 67（1）: 2-77, e2.

［25］ 俞洪锐, 何建国. 大动脉炎肺动脉受累所致肺动脉高压的治疗研究进展［J］. 中华医学杂志, 2024, 104（28）: 2657-2662.

［26］ Alen Brkic, Lene Terslev, Uffe Møller Døhn, et al. Clinical Applicability of Ultrasound in Systemic Large Vessel Vasculitides［J］. Arthritis Rheumatol, 2019, 71（11）: 1780-1787.

［27］ John Anagnostakos, Brajesh K Lal. Abdominal aortic aneurysms［J］. Prog Cardiovasc Dis, 2021, 65: 34-43.

［28］ Xin Li, Daniel Staub, Vasileios Rafailidis, et al. Contrast-enhanced ultrasound of the abdominal aorta-current status and future perspectives［J］. Vasa, 2019, 48（2）: 115-125.

［29］ Chang Lv, Jun-Na Zhang, Cui-Ya Wang, et al. The cause of abdominal pain checklist in the differential diagnosis of vascular diseases primarily presenting with abdominal pain［J］. Asian J Surg, 2022, 45（3）: 954-956.

［30］ 包凌云, 贾凌云, 李朝军, 等. 腹部及外周静脉血管超声若干临床常见问题专家共识［J］. 中国超声医学杂志, 2020, 36（11）: 961-968.

［31］ 顾建平, 楼文胜, 徐克, 等. 下腔静脉滤器置入术和取出术规范的专家共识［J］. 中华医学杂志, 2020, 100（27）: 2092-2101.

［32］ David S Shin, Claire K Sandstrom, Christopher R Ingraham, et al. The inferior vena cava: a pictorial review of embryology, anatomy, pathology, and interventions. Abdom Radiol［J］, 2019, 44（7）: 2511-2527.

［33］ （美）兹韦尔. 血管超声经典教程［M］. 7版. 北京: 科学出版社, 2021: 311.

［34］ 国家卫生健康委员会脑卒中防治专家委员会血管超声专业委员会, 中国超声医学工程学会浅表器官及外周血管超声专业委员会, 中国超声医学工程学会, 颅脑及颈部血管超声专业委员会. 头颈部血管超声若干问题的专家共识（颈动脉部分）［J］. 中国脑血管病杂志, 2020, 18（17）: 346-353.

［35］ Ross Naylor, Barbara Rantner, Stefano Ancetti, et al. European Society for Vascular Surgery（ESVS）2023 Clinical Practice Guidelines on the Management of Atherosclerotic Carotid and Vertebral Artery Disease［J］. Eur J Vasc Endovasc Surg, 2023, 65（1）: 7-111.

［36］ Konstantinos Spanos, Ioannis Tzorbatzoglou, Paraskevi Lazari, et al. Carotid artery plaque echomorphology and its association with histopathologic characteristics［J］. J Vasc Surg, 2018, 68（6）: 1772-1780.

［37］ （美）约翰·S. 佩勒里托, 约瑟夫·F. 宝莱克. 血管超声经典教程［M］. 7版. 温朝阳, 华扬, 童一砂, 译. 北京: 科学出版社, 2021: 71-110.

［38］ Clevert DA, Kubisch C, Meimarakis G, et al. Improved visualization of carotid-jugular arteriovenous fistula by contrast-enhanced ultrasound［J］. Ultraschall Med, 2010, 31（6）: 610-612.

［39］ Shixiao Liang, Peixin Qin, Lili Xie, et al. The carotid web: Current research status and imaging features

［J］. Front Neurosci, 2023, 17 : 1-7.

［40］ Sidhu P S, Cantisani V, Dietrich C F, et al. The EFSUMB Guidelines and Recommendations for the Clinical Practice of Contrast-Enhanced Ultrasound（CEUS）in Non-Hepatic Applications : Update 2017（Short Version）［J］. Ultraschall Med, 2018, 39（2）: 154-180.

［41］ 任卫东, 唐力. 血管超声诊断基础与临床［M］. 北京 : 人民军医出版社, 2005.

［42］ 张峰, 钟经馨. 血管超声解剖及临床应用手册［M］. 北京 : 科学技术文献出版社, 2022.

［43］ Wilhelm Schäberle.Ultrasonography in Vascular Diagnosis［M］.Berlin : Springer, 2016.

［44］ Schäberle W. Ultrasonography in vascular diagnosis : a therapy-oriented textbook and atlas［M］.3rd ed. Berlin : Springer, 2018 : 89-92.

［45］ Dawson J, Fitridge R. Update on aneurysm disease : current insights and controversies : peripheral aneurysms : when to intervene - is rupture really a danger ?［J］. Prog Cardiovasc Dis, 2013, 56（1）: 26-35.

［46］ Abou Diwan R, Kaadi L, Hachem S, et al. Pseudoaneurysms : Different ultrasound patterns, aetiologies and locations［J］. Australas J Ultrasound Med, 2023, 26（4）: 258-266.

［47］ Bautista-Sánchez J, Cuipal-Alcalde JD, Bellido-Yarlequé D, et al. True Brachial Aneurysm in an Older Female Patient. A Case Report and Review of Literature［J］. Ann Vasc Surg, 2021, 78 : 378.e1-378.e8.

［48］ Hall HA, Minc S, Babrowski T. Peripheral artery aneurysm［J］. Surgical Clinics, 2013, 93（4）: 911-923.

［49］ 朱好辉, 马春燕, 张巍. 下肢慢性静脉疾病超声诊断从基础到临床［M］. 北京 : 科学技术文献出版社, 2024.

［50］ 中国微循环学会周围血管疾病专业委员会. 原发性下肢浅静脉曲张诊治专家共识（2021 版）［J］. 血管与腔内血管外科杂志, 2021, 7（7）: 762-772.

［51］ Wilhelm Schäberle.Ultrasonography in Vascular Diagnosis［M］.Berlin : Springer, 2016.

［52］ 中华医学会整形外科分会血管瘤脉管畸形学组. 血管瘤与脉管畸形诊疗指南（2024 版）［J］. 组织工程与重建外科, 2024, 20（01）: 1-50.

［53］ 卢漫, 戴九龙. 皮肤超声图谱［M］. 北京 : 中国科学技术出版社, 2022 : 78-80.

［54］ 中华医学会超声医学分会血管与浅表学组. 肾动脉狭窄的超声诊断专家共识［J］. 中华医学超声杂志 : 电子版, 2021, 18（6）: 543-553.

［55］ 祝志强. 原发性肾动静脉瘘 1 例报道及文献复习［J］. 现代医药卫生, 2018, 34（22）: 3580-3582.

［56］ 魏淑萍. 肾动脉瘤彩色多普勒超声及超声造影表现［J］. 中华医学超声杂志 : 电子版, 2016, 13（09）: 700-703.

［57］ 唐杰, 郭万学. 超声医学 .7 版 . 北京 : 科学出版社, 2024.

［58］ 周永昌, 郭万学. 超声医学 .4 版 . 北京 : 科学技术文献出版社, 2006.

［59］ 张岐山, 郭应禄. 泌尿系超声诊断治疗学 . 北京 : 科学技术文献出版社, 2001.

［60］ 张华斌. 胃肠道充盈超声检查［J］. 中国医学前沿杂志 : 电子版, 2023, 15（07）: 9-13.

［61］ 中华医学会妇产科学分会, 中国医师协会妇产科医师分会女性生殖道畸形学组. 女性生殖器官畸形命名及定义修订的中国专家共识（2022 版）［J］. 中华妇产科杂志, 2022, 57（8）: 575-580.

［62］ 黎琼岚, 林立夫, 梁江吉, 等. 超声诊断子宫畸形分型联合腹部及盆腔 CT 和 MRI 影像学表现［J］. 中国 CT 和 MRI 杂志, 2023, 21（06）: 128-129.

［63］ 吕发金, 王璐. 影像学检查在子宫良恶性病变鉴别诊断中的价值［J］. 中国实用妇科与产科杂志, 2024, 40（09）: 895-898.

［64］ 陈烨, 魏梅梅, 李小心, 等. 常规超声联合声辐射力脉冲成像在子宫肌层病变诊断中的应用效果［J］. 中国临床医生杂志, 2024, 52（10）: 1235-1238.

［65］ 陈丽雯, 葛典. 经阴道超声检查在卵巢囊肿患者中的诊断价值［J］. 医疗装备, 2023, 36（13）: 23-26.

［66］ 丁璐璟, 龚亚红, 李顺珍, 等. 彩色多普勒超声检测在卵巢良恶性肿瘤鉴别诊断中的价值［J］. 中国超声医学杂志, 2022, 38（04）: 418-421.

［67］ 程广文, 漆玖玲, 丁红. 超声医学在卵巢肿瘤诊断和化疗效果评估中应用的研究进展［J］. 复旦学报 : 医学版, 2021, 48（04）: 545-550.

［68］ 张志波.彩色多普勒超声检查对卵巢囊腺瘤的诊断价值［J］.影像研究与医学应用，2022，6（23）：130-132.

［69］ 赖海宇，陈绍敏.彩色多普勒超声诊断卵巢肿瘤良恶性的价值分析［J］.影像研究与医学应用，2023，7（19）：163-165.

［70］ 谢红宁.妊娠滋养细胞疾病的超声特征与诊断［J］.肿瘤影像学，2017，26（03）：161-164.

［71］ 郑宇觐，戴晴.妊娠滋养细胞疾病的超声诊断价值及进展［J］.中华医学超声杂志：电子版，2017，14（02）：88-90.

［72］ 彭美莲，林开武，翁宗杰，等.妊娠滋养细胞疾病的影像学特征与意义［J］.中国实用妇科与产科杂志，2022，38（7）：680-684.

［73］ 国家超声医学质量控制中心，北京市超声医学质量控制和改进中心.子宫病变超声质量控制指标专家共识［J］.中华医学超声杂志：电子版，2023，20（07）：679-684.

［74］ 中国医师协会妇产科医师分会妇科肿瘤学组，中国医师协会微无创医学专业委员会.低危妊娠滋养细胞肿瘤诊治中国专家共识（2024 年版），中国实用妇科与产科杂志，2024，40（9）：918-923.

［75］ 李胜利，罗国阳.胎儿产前畸形超声诊断学［M］.北京：科学出版社，2017.

［76］ Norton M. E., Feldstein V.A., & Scoutt L. M.Callen's Ultrasonography in Obstetrics and Gynecology.6th ed. Philadelphia Elsevier，2017.

［77］ 燕山，詹维伟，周建桥.甲状腺与甲状旁腺超声影像学［M］.北京：科学技术文献出版，2009.

［78］ 李泉水.浅表器官超声医学［M］.北京：人民军医出版社，2013：244-248.

［79］ 张冕.颈部常见肿瘤超声诊断图谱［M］.天津：天津科技翻译出版有限公司，2021：126-134.

［80］ 中国医师协会超声医师分会.中国超声造影临床应用指南［M］.北京：人民卫生出版社，2017：36-37.

［81］ 梁奎.二维剪切波弹性成像在颈部不同病理类型淋巴结鉴别诊断中的价值［J］.中国医药导报，2020，17（25）：29-32.

［82］ 朱佳琳.超声造影在颈部淋巴结病变诊断和治疗中的应用研究进展［J］.国际医学放射学杂志，2022，45（01）：65-70.

［83］ Scott DM. Inflammatory diseases of the breast. Best Pract Res Clin Obstet Gynaecol，2022，83：72-87. DOI：10.1016/j.bpobgyn.2021.11.013. Epub 2021 Dec 8. PMID：34991976.

［84］ Blackmon MM, Nguyen H, Mukherji P. Acute Mastitis. 2023 Jul 21. In：StatPearls［Internet］. Treasure Island（FL）：StatPearls Publishing；2024 Jan-. PMID：32491714.

［85］ Gada PB, Bakhshi G. Galactocele. 2023 Jan 16. In：StatPearls［Internet］. Treasure Island（FL）：StatPearls Publishing；2024 Jan-. PMID：35201708.

［86］ Yamaguchi T. Mondor disease of the breast. Cleve Clin J Med，2022，89（7）：371-372. DOI：10.3949/ccjm.89a.21097. PMID：35777840.

［87］ Omranipour R，Vasigh M Mastitis，Breast Abscess，and Granulomatous Mastitis. Adv Exp Med Biol，2020，1252：53-61. DOI：10.1007/978-3-030-41596-9_7. PMID：32816262.

［88］ Boland-Rodríguez E，Parra-Herrera JL，Romero-González I. Tuberculous Mastitis. JAMA Dermatol，2024，160（8）：888. DOI：10.1001/jamadermatol.2024.1838. PMID：38959015.

［89］ Snider HC. Management of Mastitis, Abscess, and Fistula. Surg Clin North Am，2022，102（6）：1103-1116. DOI：10.1016/j.suc.2022.06.007. PMID：36335928.

［90］ 刘小红，杜翠琴，林敏.浆细胞性乳腺炎的超声诊断及鉴别诊断探讨［J］.现代医用影像学，2023，32（11）：2032-2034.

［91］ 岳林先.实用浅表器官和软组织超声诊断学［M］.北京：人民卫生出版社，2011.

［92］ 轩维锋，徐晓红，张建兴.乳腺超声与病理诊断［M］.北京：科学技术文献出版社，2019.

［93］（美）A.托马斯·斯塔夫罗斯，等.乳腺超声经典诊断学［M］.王知力，译.北京：科学出版社，2017：411.

［94］ Ni YB, Tse GM. Pathological criteria and practical issues in papillary lesions of the breast - a review［J］. Histopathology，2016，68（1）：22-32.

［95］ 毛敏，邝月园.彩色多普勒超声对浅表软组织肿块的诊断价值［J］.影像研究与医学应用，2023，7（23）：137-139.